Ultraschallfibel
Orthopädie Traumatologie Rheumatologie

Springer
*Berlin
Heidelberg
New York
Barcelona
Budapest
Hongkong
London
Mailand
Paris
Singapur
Tokio*

U. Harland   H. Sattler

Ultraschallfibel

Orthopädie
Traumatologie
Rheumatologie

Unter Mitarbeit von
R. Graf, P. Schuler, Ch. Tschauner, K. Lercher,
H.-R. Casser und M. Füsting

Zweite, überarbeitete und erweiterte Auflage
mit 349 Abbildungen in 675 Einzeldarstellungen

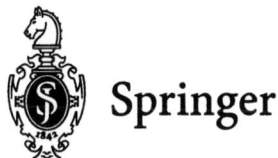

Springer

Prof. Dr. Ulrich Harland
Orthopädische Klinik, Saarbrücker Winterbergkliniken
Theodor-Heuss-Str. 122, D-66119 Saarbrücken

Dr. Horst Sattler
Park-Klinik, Salinenstr. 19, D-67098 Bad Dürkheim

ISBN-13: 978-3-642-64152-7   e-ISBN-13: 978-3-642-59853-1
DOI: 10.1007/978-3-642-59853-1

Die Deutsche Bibliothek – CIP-Einheitsaufnahme
Ultraschallfibel Orthopädie, Traumatologie, Rheumatologie / Ulrich Harland ;
Horst Sattler. – 2. Aufl. – Berlin ; Heidelberg ; New York ; Barcelona ; Budapest ;
Hongkong ; London ; Mailand ; Paris ; Singapur ; Tokio : Springer, 1999.
ISBN-13: 978-3-642-64152-7

Dieses Werk ist urheberrechtlich geschützt. Die dadurch begründeten Rechte, insbesondere die der Übersetzung, des Nachdrucks, des Vortrags, der Entnahme von Abbildungen und Tabellen, der Funksendung, der Mikroverfilmung oder der Vervielfältigung auf anderen Wegen und der Speicherung in Datenverarbeitungsanlagen, bleiben, auch bei nur auszugsweiser Verwertung, vorbehalten. Eine Vervielfältigung dieses Werkes oder von Teilen dieses Werkes ist auch im Einzelfall nur in den Grenzen der gesetzlichen Bestimmungen des Urheberrechtsgesetzes der Bundesrepublik Deutschland vom 9. September 1965 in der jeweils geltenden Fassung zulässig. Sie ist grundsätzlich vergütungspflichtig. Zuwiderhandlungen unterliegen den Strafbestimmungen des Urheberrechtsgesetzes.

Springer-Verlag Berlin Heidelberg 1991, 1999
Softcover reprint of the hardcover 1st edition 1999

Die Wiedergabe von Gebrauchsnamen, Handelsnamen, Warenbezeichnungen usw. in diesem Werk berechtigt auch ohne besondere Kennzeichnung nicht zu der Annahme, daß solche Namen im Sinne der Warenzeichen- und Markenschutz-Gesetzgebung als frei zu betrachten wären und daher von jedermann benutzt werden dürften.
Produkthaftung: Für Angaben über Dosierungsanweisungen und Applikationsformen kann vom Verlag keine Gewähr übernommen werden. Derartige Angaben müssen vom jeweiligen Anwender im Einzelfall anhand anderer Literaturstellen auf ihre Richtigkeit überprüft werden.

Umschlaggestaltung: Erich Kirchner, Heidelberg
Satzherstellung: Fotosatz-Service Köhler GmbH, Würzburg
Druck: Saladruck, Berlin
Bindearbeiten: Lüderitz & Bauer, Berlin
SPIN 10544420   21/3135 – 5 4 3 2 1 0 – Gedruckt auf säurefreiem Papier

Vorwort zur zweiten Auflage

Aufgrund der positiven Resonanz haben wir uns nun zu dieser Neuauflage entschlossen.

Die ständige Erweiterung unserer Erkenntnisse in der Arthrosonographie erforderte eine Überarbeitung der 1. Auflage der *Ultraschallfibel: Orthopädie – Traumatologie – Rheumatologie*. In den bisher „grauen" Alltag der Sonographie kommt im wahrsten Sinne des Wortes Farbe: Die farbkodierte Duplexsonographie wird nun auch bei den Gelenken angewendet, mit vielen Möglichkeiten des Einsatzes.

Das Buch ist ein Leitfaden der arthrosonographischen Diagnostik und richtet sich an Orthopäden, Internisten, Allgemeinmediziner, Sportmediziner, Chirurgen, Unfallchirurgen und Radiologen sowie alle im Bereich der Rehabilitationsmedizin tätigen Ärzte.

Wie schon in der 1. Auflage wurde eine knappe und präzise Darstellung angestrebt, wobei wir versuchten, uns auf die Sonographie zu konzentrieren und auf klinische sowie radiologische Ergänzungen zu verzichten.

Neu aufgenommen wurden erweiterte Schnittführungen wie der axilläre Schulterschnitt und die dorsalen Schnitte des Hüftgelenkes, die für eine vollständige Untersuchung unerläßlich sind.

Das Konzept des Buches wurde bei der Überarbeitung und Aktualisierung beibehalten. Die meisten Kapitel sind mit neuem Bildmaterial ausgestattet und inhaltlich aktualisiert. Um den derzeitigen Stand der Diskussion widerzuspiegeln, wurde das Literaturverzeichnis um wichtige neue Beiträge ergänzt.

Allen mitwirkenden Autoren möchten wir für die Arbeit an der Neuauflage danken. Es ist nicht immer leicht, neben der täglichen Arbeit die Zeit aufzubringen, die erforderlich ist, um einen Buchbeitrag zu schreiben und zu überarbeiten. Besonderer Dank gilt auch all jenen ungenannten Patienten, die durch ihre Geduld und Kooperation bei der Untersuchung zur Gewinnung eines reichen Bilderfundus beigetragen haben.

Bad Dürkheim	H. Sattler
und Saarbrücken im September 1998	U. Harland

Inhaltsverzeichnis

1	**Einleitung**	
1.1	Apparative Voraussetzungen für die Untersuchung	1
1.1.1	Übersicht über verwendete Frequenzen	1
1.1.2	Die farbkodierte Duplexsonographie im Rahmen der Arthrosonographie	2
1.1.3	Prä- und Postprocessing	2
1.2	Physikalische Grundlagen	2
1.3	Normale Darstellung der Elemente der Stütz- und Bewegungsorgane	4
1.4	Beurteilungskriterien	8
1.5	Artefakte und Phänomene	10
2	**Weichteile**	
2.1	Veränderungen der Sehnen	13
2.1.1	Degenerative Veränderungen	14
2.1.2	Rupturen oder andere Verletzungen	16
2.1.3	Entzündlich-rheumatische Veränderungen	18
2.2	Veränderungen der Muskeln	20
2.2.1	Rupturen und andere Verletzungen	22
2.2.2	Myopathien	24
2.3	Fremdkörperverletzungen und Einlagerungen von körpereigenem Material	25
2.3.1	Fremdkörper	25
2.3.2	Gichttophus	25
2.3.3	Rheumaknoten	25
2.3.4	Hämatome	27
2.3.5	Entzündungen und Abszesse	27
2.4	Tumoren	27
2.4.1	Von Weichteilgeweben ausgehende Tumoren	29
2.4.2	Weichteil- und Knochenmetastasen	34
2.4.3	Knochenbildende Tumoren	34
2.4.4	Knorpelbildende Tumoren	36
2.4.5	Knochenmarksgeschwülste	37
2.4.6	Riesenzellgeschwülste	38
2.4.7	Tumorähnliche Läsionen	39
2.5	Stellenwert	39

2.6	Dokumentation	40
	Literatur	41

3 Schulter

3.1	Indikation zur Untersuchung	45
3.2	Lagerung	45
3.3	Untersuchungsgang	45
3.3.1	Standarduntersuchung	45
3.3.2	Zusatzschnittführungen	45
3.3.3	Stabilitätsprüfung	45
3.3.4	Retrotorsionswinkelbestimmung	46
3.4	Meßpunkte	48
3.5	Untersuchungshindernisse	48
3.6	Normale Sonoanatomie	48
3.6.1	Dorsaler Horizontalschnitt	49
3.6.2	Dorsaler Vertikalschnitt	49
3.6.3	Lateraler Vertikalschnitt	51
3.6.4	Lateraler Horizontalschnitt	52
3.6.5	Ventraler Horizontalschnitt	53
3.6.6	Ventraler Vertikalschnitt	54
3.6.7	Pektoralisrandschnitt	55
3.6.8	AC-Gelenk	55
3.6.9	Axillärer Längsschnitt	57
3.6.10	Axillärer Querschnitt	57
3.7	Beurteilungskriterien	58
3.8	Krankheitsbilder	58
3.8.1	Sogenannte degenerative Veränderungen der Rotatorenmanschette	58
3.8.2	Rotatorenrupturen	64
3.8.3	Schultergelenkbefall bei Erkrankungen des rheumatischen Formenkreises	71
3.8.4	Schulterinstabilitäten	76
3.8.5	Schulterluxationen	77
3.8.6	Frakturen des proximalen Humerus	83
3.8.7	AC-Gelenk-Veränderungen	83
3.8.8	Tumoren	83
3.9	Stellenwert	84
3.10	Dokumentation	85
	Literatur	95

4 Ellenbogen

4.1	Indikation zur Untersuchung	97
4.2	Lagerung und Untersuchungsgang	97
4.3	Untersuchungshindernisse	97
4.4	Normale Sonoanatomie	97

4.4.1	Dorsaler Längsschnitt über der Fossa olecrani	97
4.4.2	Dorsaler Querschnitt über der Fossa olecrani	97
4.4.3	Ventraler Längsschnitt über dem Humeroradialgelenk	99
4.4.4	Ventraler Längsschnitt über dem Humeroulnargelenk	101
4.4.5	Ventraler Querschnitt über dem distalen Humerus	101
4.5	Beurteilungskriterien	101
4.6	Krankheitsbilder	102
4.6.1	Kubitalarthritis	102
4.6.2	Bursitis olecrani	102
4.6.3	Kubitalarthrose	104
4.6.4	Osteonekrose	105
4.6.5	Freie Gelenkkörper	106
4.6.6	Weichteilveränderungen	106
4.7	Stellenwert	106
4.8	Dokumentation	108
	Literatur	110

5 Hand

5.1	Indikation zur Untersuchung	111
5.2	Lagerung und Untersuchungsgang	111
5.3	Normale Sonoanatomie	111
5.3.1	Volare Längsschnitte über dem Thenar	111
5.3.2	Volare Längsschnitte über dem Hypothenar	111
5.3.3	Volare Längsschnitte über der Handwurzel	112
5.3.4	Dorsale Längsschnitte	113
5.4	Beurteilungskriterien	113
5.5	Krankheitsbilder	113
5.5.1	Karpalarthritis	113
5.5.2	Tenosynovialitis (Tenovaginitis)	114
5.5.3	Caput-ulnae-Syndrom	115
5.5.4	Veränderungen im Canalis carpi (Karpaltunnelsyndrom)	115
5.5.5	Tumoren im Bereich der Hand- und Fingergelenke	116
5.6	Stellenwert	117
	Literatur	118

6 Säuglingshüfte
R. Graf, P. Schuler, Ch. Tschauner und K. Lercher

6.1	Technik der Untersuchung	119
6.1.1	Geräte	119
6.1.2	Lagerung	120
6.1.3	Abtasttechnik	120
6.2	Normale Sonoanatomie	124
6.3	Beurteilungskriterien	126

6.3.1	Voraussetzungen für die Beurteilung eines Sonogramms	126
6.3.2	Befundbeschreibung	127
6.3.3	Beurteilung mit Meßlinien und Winkel	127
6.4	Klassifikation sonographischer Hüftgelenkbefunde	128
6.5	Sonometer und Reifungskurve	130
6.6	Streßtest (sog. „dynamische" Untersuchung)	133
6.7	Typische Handlingsprobleme und Kippfehler	133
6.8	Sonographische Vorsorgeuntersuchung (sog. Neugeborenenscreening)	137
6.9	Sonographiegesteuerte Behandlung	137
6.10	Ausblicke und Zukunftsperspektiven	139
	Literatur	139

7 Hüftgelenk

7.1	Indikation zur Untersuchung	141
7.2	Lagerung	141
7.3	Untersuchungsgang	141
7.3.1	Standarduntersuchung	141
7.3.2	Antetorsionswinkelbestimmung	142
7.4	Meßpunkte	143
7.5	Untersuchungshindernisse	143
7.6	Normale Sonoanatomie	144
7.7	Beurteilungskriterien	145
7.8	Krankheitsbilder	146
7.8.1	Morbus Perthes	146
7.8.2	Enchondrale Dysostosen	149
7.8.3	Epiphysiolysis capitis femoris	149
7.8.4	Hüftkopfnekrose	151
7.8.5	Koxarthrose	151
7.8.6	Totalendoprothesen	153
7.8.7	Coxitis fugax	155
7.8.8	Eitrige Koxitis	156
7.8.9	Hüftgelenkbefall bei Erkrankungen des rheumatischen Formenkreises	157
7.8.10	Periartikuläre Weichteilveränderungen	158
7.9	Stellenwert	160
7.10	Dokumentation	160
	Literatur	161

8 Knie

8.1	Indikation zur Untersuchung	163
8.2	Lagerung	163
8.3	Untersuchungsgang	163
8.3.1	Standarduntersuchung	163

8.3.2	Tibiatorsionswinkelbestimmung	164
8.4	Normale Sonoanatomie	165
8.4.1	Ventrale Schnittführungen	165
8.4.2	Seitliche Schnittführungen	168
8.4.3	Dorsale Schnittführungen	169
8.5	Beurteilungskriterien	174
8.6	Krankheitsbilder	174
8.6.1	Kniegelenkerguß	174
8.6.2	Kniegelenkbefall bei Erkrankungen des rheumatischen Formenkreises	175
8.6.3	Gonarthrose	179
8.6.4	Knochennekrosen	180
8.6.5	Freie Gelenkkörper	182
8.6.6	Bandverletzungen	182
8.6.7	Sehnenverletzungen, Tendopathien	186
8.6.8	Bursitiden	186
8.6.9	Zystenbildungen	189
8.6.10	Gefäßalterationen	190
8.7	Stellenwert	191
8.8	Dokumentation	191
	Literatur	193

9	**Meniskus** H.-R. Casser und M. Füsting	
9.1	Indikation zur Untersuchung	195
9.2	Untersuchungstechnik	195
9.2.1	Gerätetechnik	195
9.2.2	Technik der dynamischen Ultraschalluntersuchung	195
9.2.3	Dokumentation	197
9.3	Normale Sonoanatomie	198
9.4	Beurteilungskriterien	201
9.5	Krankheitsbilder	201
9.5.1	Meniskusriß	201
9.5.2	Meniskusganglion	206
9.6	Abschließende Bewertung	206
	Literatur	207

10	**Sprunggelenk und Fuß**	
10.1	Indikation zur Untersuchung	209
10.2	Lagerung und Untersuchungsgang	209
10.3	Normale Sonoanatomie	209
10.3.1	Dorsaler Längsschnitt über der Achillessehne	209
10.3.2	Lateraler Längsschnitt	209
10.3.3	Ventraler Längsschnitt	209
10.3.4	Querschnitt über den Zehengrundgelenken	212

10.4	Beurteilungskriterien	212
10.5	Krankheitsbilder	212
10.5.1	Sprunggelenkarthritis	212
10.5.2	Vorfußarthritis	214
10.5.3	Diabetischer Vorfuß	215
10.5.4	Fibromatosis nodularis plantaris (Morbus Ledderhose)	215
10.5.5	Bandverletzungen	215
10.6	Stellenwert	216
	Literatur	217

11 Technische Weiterentwicklung

11.1	Farbkodierte Duplexsonographie	219
11.2	Panoramabilder	220

Anhang

1	Schnittführung und Indikationen	223
	Schulter	223
	Ellenbogen	223
	Hand	224
	Säuglingshüfte	224
	Hüfte	224
	Knie	224
	Sprunggelenk	225
	Weichteile	225
2	Dokumentationsbögen	226

Sachverzeichnis 231

Mitarbeiterverzeichnis

Prof. Dr. Hans-Raimund Casser
Klinikum Staffelstein, Am Kurpark 11, D-96231 Staffelstein

Dr. Manfred Füsting
Herforderstr. 18a, D-50737 Köln

Prof. Dr. Reinhard Graf
Allgemeines und orthopädisches Landeskrankenhaus Stolzalpe
Abteilung für Orthopädie, A-8852 Stolzalpe

Prof. Dr. Ulrich Harland
Orthopädische Klinik, Saarbrücker Winterbergkliniken
Theoder-Heuss-Str. 122, D-66119 Saarbrücken

Kurt Lercher, RTA
Allgemeines und orthopädisches Landeskrankenhaus Stolzalpe
Abteilung Röntgen, A-8852 Stolzalpe

Dr. Horst Sattler
Park-Klinik, Salinenstr. 19, D-67098 Bad Dürkheim

Prof. Dr. Peter Schuler
Orthopädische Klinik, Steinhäuserstr. 18, D-76135 Karlsruhe

PD OA Dr. Christian Tschauner
Allgemeines und orthopädisches Landeskrankenhaus Stolzalpe
Abteilung für Orthopädie, A-8852 Stolzalpe

1 Einleitung

Die Sonographie stellt nur einen Baustein in der Diagnostik von Erkrankungen der Stütz- und Bewegungsorgane dar. Nur die Zusammenfassung und richtige Bewertung aller diagnostischen Kriterien wie Anamnese, klinische Untersuchung, Sonographie, Röntgenuntersuchung und andere bildgebende Verfahren erlauben eine differenzierte diagnostische Aussage.

1.1 Apparative Voraussetzungen für die Untersuchung

Das Angebot der Geräte, die in der Ultraschalldiagnostik zur Anwendung gelangen, ist umfangreich. Die Auswahl des Gerätes wird sich letztlich an den Bedürfnissen und finanziellen Möglichkeiten des jeweiligen Anwenders orientieren.

Bei der Wahl eines Gerätetpyes gilt es, folgende Fragestellungen zu klären:

- Welche Art des Schallkopfes wird benötigt? Verspricht in dem Arbeitsgebiet der Sektorscan, Linearscan, Curved array, Anual array usw. gegenüber den anderen Vorteile für die gestellte Frage?
- Welcher Frequenzbereich eignet sich für das Untersuchungsgebiet am besten? Prinzipiell bieten höherfrequente Schallköpfe eine bessere Auflösung, die jedoch mit einer geringeren Eindringtiefe erkauft wird.
- In welchem Maß muß das Gerät Möglichkeiten bieten, die gewonnenen Signale komfortabel und einfach auswerten zu können, und dabei eine optimale Dokumentationsmöglichkeit gewährleisten?
- Ist eine Vorlaufstrecke erforderlich, weil z.B. vor dem Fokusbereich liegende Strukturen unmittelbar unter der Hautoberfläche untersucht werden sollen oder weil uneben gestaltete Körperoberflächen eine ungenügende Ankoppelungsfläche bieten?

Die Anforderungen im Bereich der Stütz- und Bewegungsorgane sind sehr unterschiedlich, bedingt durch die verschiedenartigen anatomischen Strukturen, die es darzustellen gilt. Hiervon ist auch die Frage, welche Schallkopfart (Linear, Sektor, Curved array usw.) benutzt werden sollte, abhängig.

In den letzten Jahren hat sich eine weitere Tendenz zur Verwendung höher frequenter Schallköpfe ergeben. Einige Hersteller bieten Schallköpfe mit wechselnden Frequenzen an.

1.1.1 Übersicht über verwendete Frequenzen

In der Sonographie werden folgende Frequenzbereiche wichtig:

- 13,5 MHz: im Einzelfall bei sehr kleinen oberflächlich gelegenen Gelenken (Fingergelenke) notwendig.
- 10 MHz: günstig für kleine Gelenke, noch selten im Einsatz.
- 7–7,5 MHz: am häufigsten eingesetzt.
- 5 MHz: notwendig bei erhöhter Eindringtiefe wie am Hüft- und Kniegelenk.
- 3,5 MHz: im Einzelfall bei Darstellung großer Muskeldefekte, z.B. in Glutealregion sinnvoll.

Derzeit stellt ein 7-MHz-Schallkopf mit einer Breite von ca. 6 cm den besten Kompromiß dar. Die Auflösung für die Abbildung der Strukturen der Stütz- und Bewegungsorgane ist ausreichend: bei tiefergelegenen Strukturen (z. B. an der Erwachsenenhüfte) genügt in der Regel ein 5-MHz-Schallkopf.

Je nach Gerätewahl (unterschiedliche Fokusbereiche) ist die zusätzliche Verwendung einer Vorlaufstrecke erforderlich, wobei darauf geachtet werden sollte, daß die Vorrichtung am Schallkopf fest arretierbar ist, um die Handhabung zu erleichtern.

Nach wie vor steigt der Informtionsgehalt durch Zunahme der Grauwertabstufung. Je mehr Grauwertstufen vorhanden sind, desto besser gelingt eine Differenzierung der dargestellten Gewebstrukturen.

1.1.2 Die farbkodierte Duplexsonographie im Rahmen der Arthrosonographie

Die Darstellung kleiner und kleinster Gefäße, die durch hochsensible farbkodierte Duplexgeräte möglich ist, erlaubt, die vaskuläre Versorgung braditropher Strukturen wie Sehnen, Bänder und Menisci darzustellen. Die Abbildung der Gefäße im Pannus eröffnet neue Perspektiven. Möglicherweise läßt sich dadurch die Proliferation von der Exsudation trennen. Wie spezielle Medikamente auf die Vaskularisation im entzündlichen Substrat wirken, ist noch völlig unbekannt.

Die farbkodierte Duplexsonographie hat nach ersten Erfahrungen folgende Verbesserung gebracht:

- Die Darstellung kleiner und kleinster Gefäße erlaubt eine Verbesserung der anatomischen Zuordnung.
- Sie erlaubt eine Aussage über die vaskuläre Versorgung braditropher Strukturen wie Sehnen und Bänder.
- Sie erlaubt möglicherweise die bessere Differenzierung zwischen Proliferation und Exsudation im Entzündungsprozeß.

Die Erkenntnisse über die Möglichkeiten der farbkodierten Duplexsonographie sind noch spärlich und müssen weiterentwickelt werden.

1.1.3 Prä- und Postprocessing

Eine Prä- und Postprocessingeinrichtung erlaubt die Veränderung des Bildcharakters und kann zur Verdeutlichung einzelner Bildanteile beitragen.

Am Bewegungsapparat werden wichtige Befunde in vielen Fällen nur in der Bewegung erkannt. Zur optimalen Dokumentation ist die Nutzung einer sog. „Cine-loop" oder „Memory"-Einrichtung sinnvoll. Eine Videoaufzeichnung stellt die bestmögliche Dokumentation in der Arthrosonographie dar.

1.2 Physikalische Grundlagen

Die vorhandene Grundverstärkung (Gain) regelt die Beschallung des gesamten Areals. Der *Tiefenausgleich* ermöglicht es, bestimmte Bereiche des Beschallungsfeldes besonders zu betonen. Es ermöglicht eine gleichmäßige Darstellung des Bildes von der Oberfläche bis in die Tiefe. Der Intensitätsverlust der reflektierten Schallwellen aus den tiefergelegenen Regionen wird durch die gesteigerte Apparateempfindlichkeit ausgeglichen.

Die Untersuchung ist vergleichbar mit der Ausleuchtung eines Raumes durch einen Scheinwerfer. Dort, wo der Scheinwerfer optimal plaziert wird, kann das jeweilige Raumareal („region of interest") besonders gut ausgeleuchtet werden, während benachbarte Strukturen weniger gut dargestellt werden können. Der Schallstrahl muß dabei auf die jeweils besonders interessierende Struktur ausgerichtet werden. Durch Bewegungen wird das Zusammenspiel der einzelnen Strukturen und die funktionelle Bedeutung pathologischer Veränderungen verdeutlicht. Die Wahl der optimalen Untersuchungstechnik der Gelenke wird in den jeweiligen Kapiteln behandelt.

Für die Entstehung eines Ultraschallbildes ist der *Impedanzunterschied*, d.h. die unterschiedliche Schalleitungsgeschwindigkeit zweier benachbarter Medien, von entscheidender Bedeutung. Er führt zu einer verwertbaren Reflexion, wenn nur 1% Unterschied in der Schalleitungsgeschwindigkeit vorliegt. Gewebe gleicher Schalleitungsgeschwindigkeit und damit gleichen akustischen Verhaltens, sind nicht mehr unterscheidbar, sie sind akustisch homogen.

Die Sonographie beruht also auf der *Auslotung akustischer Grenzflächen*. Verschiedene physikalische Phänomene an diesen Grenzflächen (Reflexion, Brechung, Beugung, Streuung, Absorbtion, Dämpfung) führen zu Signaländerungen, die in optische Signale umgesetzt werden. Die so entstandenen Bilder stimmen weitgehend mit den makroskopisch-anatomischen Strukturen überein. Je kleiner ein Areal gewählt wird, um so schwieriger wird die Differenzierung zwischen an anatomischen Grenzfällen entstandenen Reflexionen und artifiziell entstandenen Signalen. Die Interpretation einzelner Bildpunkte ist nicht möglich. Für die Entstehung eines sonographischen Bildes spielen viele physikalische Gesetzmäßigkeiten eine Rolle, von denen einige wichtige erwähnt werden sollen:

Reflexion. An der Grenze zweier Medien mit unterschiedlichen Schalleitungsgeschwindigkeiten kommt es zu Veränderungen des Schallstrahles. Ein Teil der Schallenergie wird zurückgeworfen und wird als Informationsträger zum Bildaufbau genutzt. Wir sprechen von der Reflexion.

Brechung. Ultraschallwellen werden beim Übertritt von einem zum anderen Medium entsprechend dem akustischen Unterschied verändert. Die Welle wird zum schneller leitenden Medium hin „gebrochen". Die Brechung der Ultraschallwellen läßt sich aus dem Verhältnis ihrer Ausbreitungsgeschwindigkeit berechnen.

Beugung. In einem homogenen Medium breiten sich die Ultraschallwellen geradlinig aus. Wird dagegen ein Hindernis in den Schallstrahl eingebracht, werden die Wellen in den Schallschatten hineingebeugt. Die Beugung ist von der Wellenlänge und von der Frequenz abhängig. Bei steigender Frequenz nehmen die Beugungserscheinungen ab.

Streuung. Alle Grenzflächen haben eine mehr oder minder hohe „Rauhigkeit". Da es im Organismus keine physikalisch „glatten" Oberflächen gibt, kommt Streuung an fast allen Grenzflächen vor. Sie führt zu Energieverlust der Schallwellen. Die Streuung ist frequenzabhängig, d.h. sie nimmt mit steigender Frequenz zu.

Absorption. Beim Durchtritt der Schallwellen durch Gewebe wird ein Teil der Energie vom Gewebe absorbiert und in Wärme umgewandelt. Um ein möglichst gleichmäßiges Bild über die gesamte Eindringtiefe zu erhalten, ist es notwendig, Schallreflexionen aus tieferen Gewebsschichten durch einen Tiefenausgleichsregler und durch eine laufzeitabhängige Verstärkung anzuheben. Durch dieses Verfahren wird der absorptionsbedingte Energieverlust kompensiert. Es entsteht ein in der Intensität gleichförmiger Bildaufbau.

Sogenannte Schallverstärkung. Schallwellen werden innerhalb von Flüßigkeiten nicht reflektiert und absorbiert. Sie verlieren deshalb nur wenig Energie verglichen mit den benachbarten Regionen. Dies führt dazu, daß eine sog. „Schallverstärkung" hinter der Flüssigkeit auftritt (s. Abb. 8.48). Richtiger wäre es, von einer „verminderten Schalldämpfung" innerhalb der Flüssigkeit zu sprechen, da keine echte Verstärkung im Sinne einer Energiezufuhr zustande kommt. Die Schallverstärkung ist charakteristisch für Zysten oder Ergüsse.

Tiefenausgleich. Aus tieferen Körperschichten müssen die ankommenden Echos so verstärkt werden, daß ihre Intensität der der Oberflächenechos gleich ist, um ein möglichst homogenes Bild zu erhalten. Dies wird dadurch erreicht, daß aus der Tiefe zurücklaufende Echos proportional angehoben werden.

Laterale Auflösung. Als „laterale Auflösung" bezeichnen wir den Mindestabstand zweier quer zur Schallstrahlrichtung gelegener Objekte, die eben noch voneinander unterscheidbar sind. Die laterale Auflösung ist abhängig von der Schallkopfgeometrie, der Frequenz und der Impulsdauer. Sie ist umgekehrt proportional zur Breite des Schallstrahles.

Axiale Auflösung. Sie bezeichnet den Mindestabstand zweier Objekte, die, in Schallstrahlrichtung gelegen, eben noch voneinander unterscheidbar sind. Auch die axiale Auflösung wird von der Impulsdauer beeinflußt und nimmt mit steigender Frequenz zu.

Fokussierung. Durch eine sog. akustische Linse kann der Schallstrahl für einen bestimmten Bereich gebündelt werden. Für diesen Bereich ist das Auflösungsvermögen besonders hoch. Die beste Abbildung gelingt dann, wenn eine Struktur am Ende des Nahfeldes in der Achse des Schallbündels liegt. Hier ist der Bereich der optimalen Fokussicherung (Abb. 1.1).

Schallschattenbildung. Schallwellen werden an einer akustischen Grenzfläche reflektiert und absorbiert. Kommt es durch die Absorption zu einer Totalauslöschung der Schallenergie, so entsteht hinter dem Objekt eine Schattenzone. Solche Schallschatten sind sehr charakteristisch und treten auf an Knochen, Konkrementen und Verkalkungen (s. Abb. 8.54 und 3.32). Sie sind ebenfalls vorhanden bei Gasansammlungen (Luft- oder Darmgasbildung), jedoch weniger stark ausgeprägt. Durch Beugung des Schallstrahles zum bes-

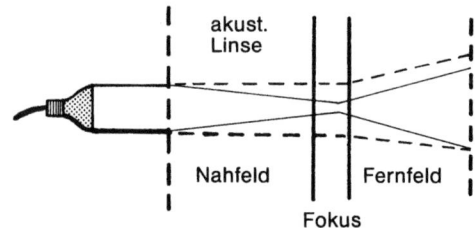

Abb. 1.1. Schallfeld eines Ultraschallimpulses (Apertur). Es beschreibt die geometrische Ausdehnung der aktiven Fläche eines Ultraschallwandlers. Es muß das Nahfeld zum fokussierten Bereich und zum Fernfeld abgegrenzt werden. Nur im fokussierten Bereich ist eine optimale Trennschärfe zweier Bildpunkte zu erwarten

ser leitenden Medium können Schallschatten auch an lateralen Zystenwandungen auftreten (s. Abb. 8.48).

Die Summe vieler physikalischer Eigenschaften führt dazu, daß Bildpunkte entstehen. Auf welches der physikalischen Gesetze es im Einzelfall zurückzuführen ist, daß ein einzelner Bildpunkt an einer bestimmten Stelle erscheint, läßt sich nie mit Sicherheit zurückverfolgen.

1.3 Normale Darstellung der Elemente der Stütz- und Bewegungsorgane

Die einzelnen Bauelemente der Stütz- und Bewegungsorgane haben ein unterschiedliches sonographisches Erscheinungsbild. Einige dieser Strukturen lassen sich sonographisch besonders gut darstellen und dienen als Leitstrukturen.

Knochen. Er stellt sich bei senkrechter Beschallung als kräftiger, echodichter Reflex dar. Die Absorption der Schallwelle im Knochen ist zu groß und der Teil der reflektierten Welle zu klein, um verwertbare Informationen aus dem Knochen erhalten zu können. Die Knochenoberfläche stellt somit die untere Begrenzung des verwertbaren sonographischen Bildes dar. Nur wenn durch Erkrankungen die Knochenoberfläche ver-

1.3 Normale Darstellung der Elemente der Stütz- und Bewegungsorgane

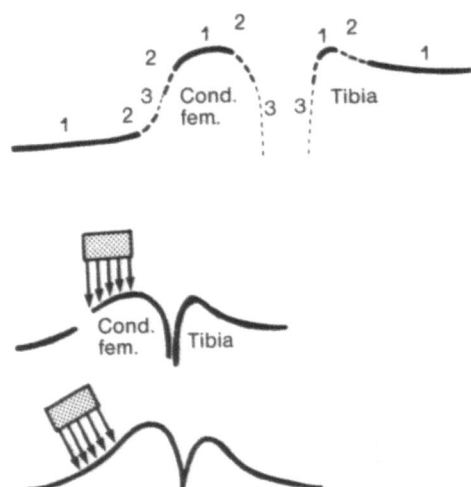

Abb. 1.2. Am Beispiel eines bogenförmig verlaufenden Knochenteils werden die unterschiedlichen Projektionsverhältnisse angegeben: *Bereich 1* günstige Projektion, sie führt zur Darstellung einer intakten Knochenoberfläche; *Bereich 2* ungünstige Projektion, sie führt zu unscharfer und teilweise unterbrochener Knochenoberfläche; *Bereich 3* fehlende Projektion, die Knochenoberfläche steht zu schräg zur einfallenden Schallwellenfront und kann nicht abgebildet werden: Dieser Bereich kann als Knochenläsion (Pseudousur) fehlgedeutet werden. (Durch Kippen des Applikators in die Bereiche 2 und 3 kann die intakte Knochenoberfläche in günstigeren Projektionen untersucht werden)

ändert ist, können Schallwellen aus tieferen Regionen verwertbare Informationen liefern. An den langen Röhrenknochen ist die Oberfläche im diaphysären Bereich eher glatt, während sie im epiphysären Bereich, besonders dann, wenn hier kräftige Muskelgruppen entspringen oder ansetzen, eher rauh ist. Der Übergang der überknorpelten Gelenkflächen zu den nichtüberknorpelten Knochenanteilen kann stufig sein, was bei der Interpretation von osteophytären Veränderungen zu beachten ist (Abb. 1.2 s. auch Abb. 1.4 und 1.6).

Gefäße. Sie stellen sich als nahezu echofreie tubuläre Strukturen dar. Arterien lassen sich leicht an ihren typischen Pulsationen erkennen, während die Venen an den Extremitäten meist erst nach Füllung ausreichend gut darstellbar werden (s. Abb. 8.16). Dies ist an den Beinen z.B. durch Untersuchung im Stehen, an den Armen bei herunterhängenden Armen oder durch Kompression proximaler Extremitätenabschnitte möglich.

Muskulatur. Sie ist insgesamt sehr echoarm und zeigt in den Längs- und Querschnitten typische Echogenitätsmuster. Bei Darstellung in Längsrichtung weisen die meisten Muskeln eine Fiederung mit parallel verlaufenden Muskelsepten auf, die in Faszien oder Sehnen einstrahlen (s. Abb. 2.10). Im Querverlauf führen diese Septen zu einer Tüpfelung des Muskelbildes. Größere Muskeln sind von kräftigen, echodichten Faszien umgeben. Bei jüngeren, sportlich aktiven Personen ist die Muskulatur in der Regel echoärmer und durch die kräftige Septierung gut gegen die Umgebung abgrenzbar, während sie bei älteren, sportlich inaktiven Personen echodichter wird und die Abgrenzung gegen die Umgebung schlechter wird.

Hyaliner Knorpel. Er ist nahezu echofrei. Bei Kindern ist er im Bereich der Epiphysen sehr kräftig. Die hyalinen Gelenkflächen sind manchmal durch einen Flüssigkeitsfilm voneinander getrent, so daß hyaline Teile des konkaven und konvexen Gelenkpartners unterschieden werden (s. Abb. 7.9). Die Dicke des normalen Gelenkknorpels liegt im Bereich weniger Millimeter und ist unter anderem abhängig von der Richtung, in der die Gelenkfläche angeschallt wird. Der Knorpel wird optimal dargestellt, wenn seine Grenzflächen senkrecht getroffen werden, was bei gekrümmtem Verlauf nur in einem engen Bereich möglich ist. Epiphysenfugen führen zu einer Unterbrechung der Knorpeloberfläche und dürfen nicht mit Usuren verwechselt werden.

Sehnen. Sie sind dort echoreich, wo sie senkrecht von Schallwellen getroffen werden (Abb. 1.3–1.6). Treffen Schallwellen schräg auf die Sehne, erscheint sie echoarm. Diese

Bedingungen gelten für die Längs- und Querdarstellung der Sehne. Da Sehnen manchmal gegen umgebendes Bindegewebe, das ebenfalls echodicht erscheint, schlecht abgegrenzt werden können, empfiehlt es sich dann, die Sehne schräg anzuschallen, da sie sich dann als echoarmes Band gegen die echodichte Umgebung abhebt.

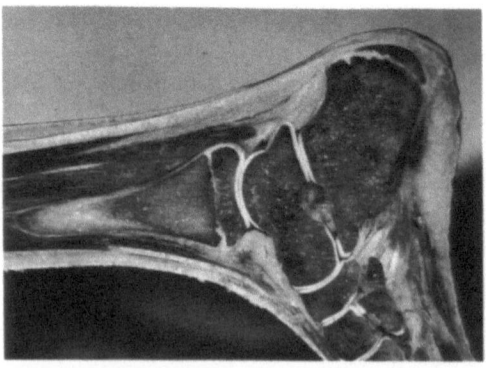
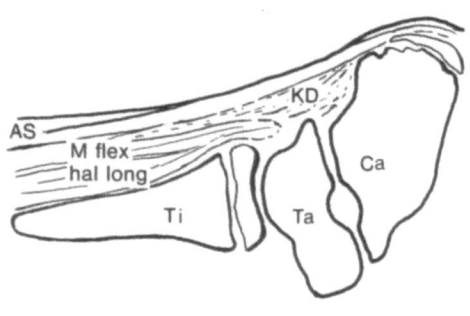

Abb. 1.3. Sagittalschnitt durch den Unterschenkel eines 12jährigen Jungen. Dorsal liegt die Achillessehne unmittelbar subkutan, tiefer schließen sich das Kager-Dreieck und die Zehenbeugemuskulatur an. An der distalen Tibia und dem Calcaneus sind die noch offenen Wachstumsfugen zu erkennen. (*Ti* Tibia, *Ta* talus, *Ca* Calcaneus, *M flex hal long* Flexor hallucis longus, *KD* Kager-Dreieck, *AS* Achillessehne)

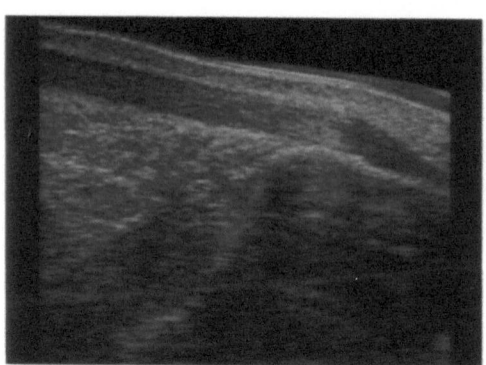
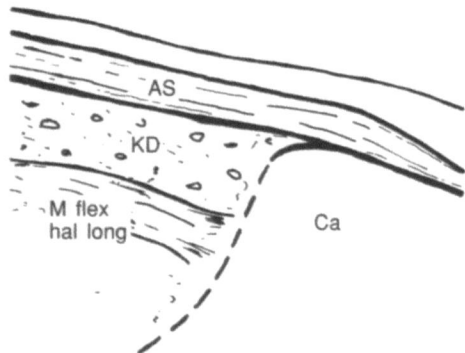

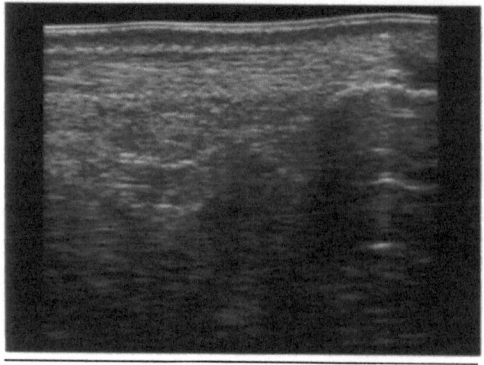
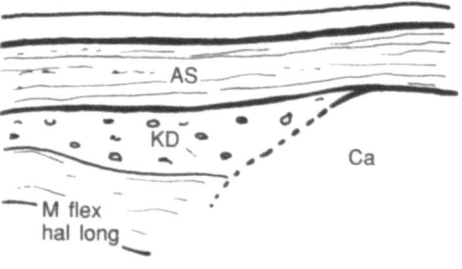

Abb. 1.4. Legende s. S. 7

1.3 Normale Darstellung der Elemente der Stütz- und Bewegungsorgane

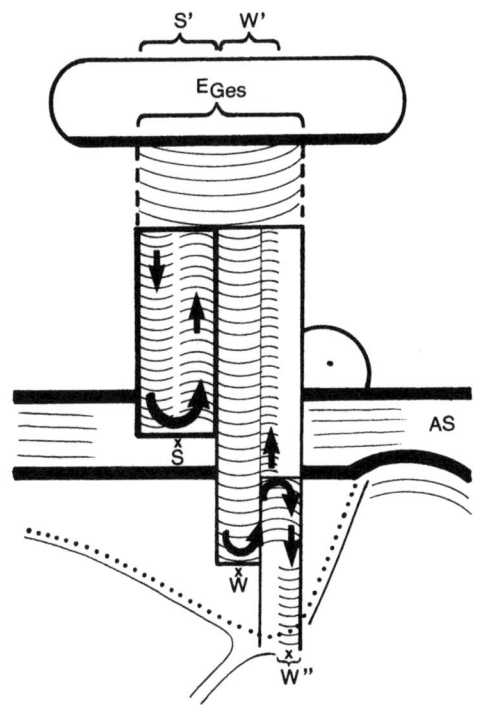
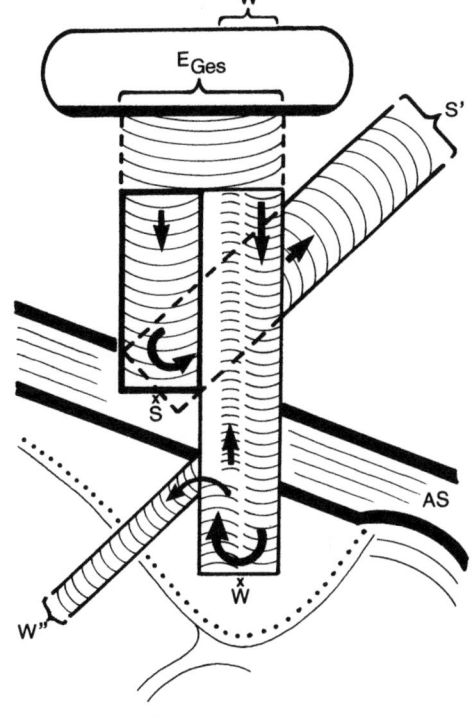

a $E_{Ges} = E_{S'} + E_{W'} + E_{W''}$

b $E_{Ges} = E_{S'} + E_{W'} + E_{W''}$

Abb. 1.5 a, b. Schematische Darstellung einer Elementarwelle mit der Gesamtenergie E_{Ges}, die die Achillessehne durchläuft und in einem Punkt S in der Achillessehne und einem Punkt W in dem darunter gelegenen Fettgewebe reflektiert wird. **a** Verhalten der Elementarwelle bei senkrechtem Einfall auf die Achillessehne. **b** Verhalten der Elementarwelle beim Auftreffen auf eine schräg gestellte Achillessehne. Die Brechung an Grenzflächen wurde im Schema vernachlässigt. Bei senkrechtem Auftreffen auf die Achillessehne wird in Punkt S ein Teil der Gesamtwellenenergie reflektiert und kehrt zum Empfänger zurück. Ein Teil der Elementarwelle breitet sich weiter geradlinig aus und wird an einem Punkt W in dem unter der Sehne gelegenen Fettgewebe reflektiert. Die von W zurückkehrende Welle verhält sich beim Durchtritt durch die Achillessehne wieder entsprechend den Reflexionsgesetzen. Ein Teil der Energie wird reflektiert, ein Teil durchläuft die Grenzfläche und kehrt zum Sender zurück. – Wird die Sehne gekippt, so werden die jeweils bei Eintritt und Rücktritt durch die Sehne reflektierten Anteile der Elementarwelle nach den Gesetzen der Optik reflektiert. Sie erreichen den Empfänger nicht, so daß aus dem Bereich der schräg angeschallten Sehne (fast) keine Bildpunkte abgebildet werden

◀

Abb. 1.4. Dorsaler Längsschnitt im Verlauf der Achillesehne. Wenn die Achillessehne senkrecht angeschallt wird, erscheint sie unmittelbar subkutan als echodichte Struktur. Das Binnenmuster weist eine Längstextur auf. Am Ansatzbereich über dem Calcaneus biegen die Fasern zur Knochenoberfläche ab und die Sehne erscheint hier echoarm. Unter der Achillessehne ist distal die hintere Begrenzung des Calcaneus abgebildet. Unmittelbar unter der Sehne erscheint Fettgewebe, das dem Karger-Dreieck entspricht. Unter dem Fettgewebe sind bei Bewegung Muskelstrukturen erkennbar, die dem M. flexor hallucis longus entsprechen. Durch Kippung des Schallkopfes wird die Sehne schräg angeschallt (*untere Abb.*) und erscheint echoarm. (*Ca* Calcaneus, *M flex hal long* M. flexor hallucis longus, *KD* Karger-Dreieck, *AS* Achillessehne)

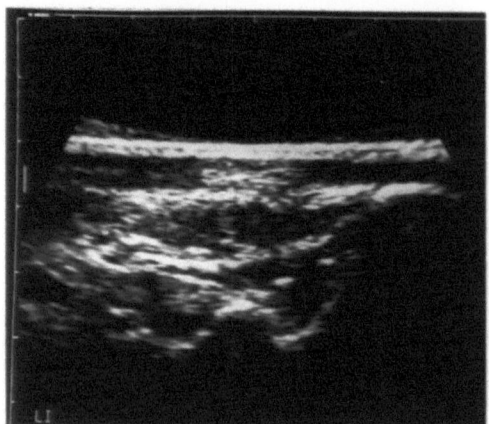

Abb. 1.6. Dorsaler Längsschnitt über der Achillessehne mit Curved array (elektronischer Sektor). Der Schnitt entspricht dem in Abb. 1.4. Die gestreckt verlaufende Achillessehne wird nur in ihrem zentralen Anteil echodicht dargestellt. Die seitlich davon liegenden Bereiche werden durch die schräg auftreffenden Schallwellen echoarm bis echofrei dargestellt. Die kraniale Oberfläche des Calcaneus wird, bedingt durch die Schallkopfgeometrie, besser getroffen als bei einem Linearschallkopf (s. Abb. 1.4) und als schwacher Reflex dargestellt (*Ti* Tibia, *Ta* Talus, *Ca* Calcaneus, *M flex hal long* M. flexor hallucis longus, *KD* Kager-Dreieck, *AS* Achillessehne)

Fettgewebe. Es bietet ein sehr unterschiedliches Echobild. Bei einigen Personen erscheint es eher echoarm (s. Abb. 3.66), während es bei anderen sehr echodicht sein kann und die Darstellung tiefgelegener Strukturen durch den hohen Transmissionsverlust erschwert (s. Abb. 3.56). Das Reflexmuster des Fettgewebes ist bestimmt von irregulären, oft bogenförmigen, echodichten Linien und Tüpfelungen zwischen denen kleinere, echoärmere Areale liegen.

Faserknorpel. Er ist mittelgradig echodicht ohne eine gröbere Binnenstruktur aufzuweisen. Die Abgrenzung gegen die Umgebung gelingt intraartikulär in der Regel recht gut, da der echodichte Faserknorpel von hyalinem, nahezu echofreiem Knorpel umgeben wird, während die Abgrenzung gegen die Gelenkkapsel und umgebendes Fettgewebe weniger gut gelingt (s. Abb. 9.2).

1.4 Beurteilungskriterien

Für viele Regionen (insbesondere an den Gelenken), lassen sich strukturoptimierte Schnittführungen angeben (s. einzelne Kapitel zu den Gelenken). Das Auffinden der Schnitte ist durch Leitstrukturen erleichtert. Das gestattet einen zügigen Untersuchungsablauf und rasche anatomische Zuordnung der Sehnen und Muskeln. Bei Untersuchung unbekannter Regionen kann zur anatomischen Orientierung die Gegenseite zu Hilfe genommen werden. Vor weiteren Schritten muß auf jeden Fall die Sonoanatomie geklärt sein, damit die Lage sonographischer Veränderungen eindeutig bestimmt werden kann.

In fast allen Abschnitten der Extremitäten empfiehlt es sich, die knöchernen Strukturen mit abzubilden. Der Knochen mit seinem normalerweise kräftigen Reflex dient als Leitstruktur.

Prinzipiell können folgende Regionen auf Veränderungen überprüft werden:
- der Knorpel und die Knochenoberfläche,
- die Gelenkhöhle, Bursen und andere Verschiebeschichten,

– die übrigen Weichteilstrukturen (Fett, Muskel, Sehne, Nerven, Gefäße usw.)

Die Veränderungen können die *Form* und das *Reflexmuster* betreffen. Am *Knochen* kommen Formveränderungen vor, die teils über dem erwarteten Niveau liegen (z.B. Osteophyten, oft mit Konturunterbrechung am Rand), teils darunter (z.B. Usuren).

Das normal kräftige Reflexmuster kann regional abgeschwächt sein durch über dem Knochen liegende echodichte Strukturen (z.B. Narben, Verkalkungen) oder verstärkt sein durch Prozesse, die zur sog. Schallverstärkung führen (z.B. Zysten).

Die Gelenkhöhle, Bursen und andere Verschiebeschichten stellen sich normalerweise als echodichte, schmale Bänder dar. Bei Volumenänderungen dieser Räume werden die Kapselfaszienstrukturen auseinandergedrängt und verändern ihre Form. Die darin enthaltenen Strukturen sind meist echoarm, vereinzelt mit Binnenstrukturen. Rückschlüsse auf die Art der Ergüsse sind allein daraus nicht möglich.

Das größte Spektrum der möglichen Veränderungen zeigen die übrigen Weichteilstrukturen. Sie können in ihrer Form verändert sein und z.B. vollständig fehlen, vollständig gegenüber dem Normalbefund verdickt sein oder nur regional fehlen, verdünnt oder verdickt sein.

Für die Veränderungen der Echogenität empfiehlt sich eine möglichst klare Beschreibung, die Gleichsetzung dieser sonographischen Veränderungen mit histologischen Veränderungen ist nicht zulässig.

Für die Bildbeschreibung empfiehlt sich die Verwendung einheitlicher Begriffe (Abb. 1.7). Wir beschreiben die Helligkeit, die Größe (Flächengröße) und das Verteilungsmuster der Bildpunkte und setzen sie den Echos gleich, die zu ihrer Entstehung geführt haben:

- große Echos entsprechen großflächigen Bildpunkten;
- starke Echos entsprechen hellen Bildpunkten;

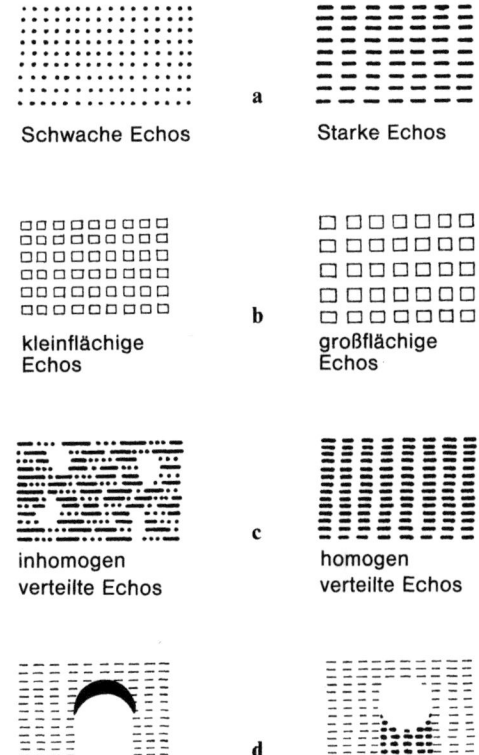

Abb. 1.7 a–d. Schematische Darstellung sonographischer Echomuster. a Schwache und starke Echos: schwache oder helle Bildpunkte, b kleinflächige und großflächige Echos: kleinflächige oder großflächige Bildpunkte, c homogen oder heterogen verteilte Echos: homogen oder heterogen verteilte Bildpunkte. d Besonderheiten. *Links* Kuppenreflex mit Schallschattenbildung: Durch Reflexion und Absorption wird die Schallenergie aufgebraucht, dies führt zur Schallschattenbildung. *Rechts* Schallverstärkung hinter einer liquiden Struktur: Durch verminderte Schallabschwächung innerhalb der flüssigkeitshaltigen Raumforderung kommt es zum Eindruck einer sog. Schallverstärkung hinter der Flüssigkeitsansammlung

- schwache Echos entsprechen dunkleren Bildpunkten;
- homogen verteilte Echos entsprechen gleichmäßig verteilten Bildpunkten;
- inhomogen verteilte Echos entsprechen ungleichmäßig verteilten Bildpunkten.

Echofreie Strukturen können zu einer sog. Schallverstärkung, echoreiche Strukturen zu einer Absorption und Schallauslöschung führen. Schallverstärkung oder Schallauslöschung sind an den tiefergelegenen Strukturen zu erkennen. In der Regel kommen wir mit der Beschreibung von Reflexionen in dieser Weise aus. Wir bezeichnen Strukturen als echoreich, echoarm, isoechogen oder echofrei und meinen damit einen Vergleich mit einer umgebenden vergleichbaren Gewebsstruktur. Begriffe wie „hyperdens" oder „hypodens" sollten in der Beschreibung von Ultraschallbildern nicht mehr verwendet werden, da sie in anderen Bereichen gelten und so zu Verwechslungsmöglichkeiten führen würden.

1.5 Artefakte und Phänomene

Artefakte sind Kunstprodukte, die keiner anatomischen Struktur entsprechen. Ihre Erkennung ist eine wichtige Voraussetzung, um Fehlbeurteilungen zu vermeiden. Das wichtigste Artefakt ist das *Wiederholungsartefakt* (Reverberationsartefakt). Ultraschallwellen können zwischen 2 parallel laufenden Grenzflächen mehrfach reflektiert werden, so daß sie zunehmend einen abgeschwächten Echoimpuls zum Applikator zurücksenden. Das Gerät kann dieses Einfangen der Schallwellen nicht als solches erkennen und projiziert die parallel laufenden, reflektierenden Grenzflächen als parallel in die Tiefe sich abschwächende Strukturen. Werden mehrere parallel laufende Grenzflächen angeschallt, so kann es zu mehreren in unterschiedlichem Abstand auftretenden, parallel laufenden Echos kommen.

Wird eine sehr stark reflexgebende Struktur innerhalb einer echofreien Region dargestellt, z.B. ein Draht innerhalb eines Wasserbades, so entstehen *Bogenartefakte*. Der Draht wird nicht nur als kräftiger runder Reflex abgebildet, sondern zeigt seitlich auslaufende, bogenförmige „Nebenkeuleneffekte".

Immer wenn eine stark reflexgebende Struktur neben einem echoleeren Raum liegt, kommen diese Nebenkeuleneffekte zur Abbildung. Wenn Bindegewebe oder Fettgewebe neben echoleeren Zysten liegt, können kleine, feine, randständige Bildpunkte einen Zysteninhalt vortäuschen. Schräggestellte schmale Grenzflächen werden von den Randbereichen und dem Zentrum einer sog. Schallkeule in einem geringen zeitlichen Abstand erreicht. Das führt zur Abbildung von Strukturen vor und hinter der Grenzfläche. Diese Abbildungen entsprechen *Schichtdickenartefakten*. Dadurch können z.B. in echofreien Zysten Strukturen abgebildet werden.

Zur Beurteilung der Bilder ist außer der Kenntnis der Artefakte die richtige Interpretation einiger Phänomene wichtig:

Im Bereich des Stütz- und Bewegungsapparates spielt der Winkel, in dem eine bestimmte Struktur angeschallt wird, für deren Darstellung eine entscheidende Rolle. Werden Sehnen senkrecht getroffen, so sind sie echoreich, werden sie schräg getroffen, so sind sie echoarm. Wir bezeichnen dies als „Phänomen der Reflexumkehr". Bereits wenige Grade Abweichung von der senkrechten Anschallung kann zu einem solchen Phänomen führen. Für die Bildentstehung spielt ausschließlich die Reflexion eine Rolle, wogegen die Streuung vernachläßigt werden kann.

In parenchymatösen Organen sind Bindegewebsfasern als retikuläres Netzwerk angeordnet, wohingegen in Muskeln und noch mehr in Sehnen eine strenge geometrische Ausrichtung der kollagenen Fasern besteht. Die Anordnung der Einzelelemente ist in Sehnen bei gespanntem Zustand nahezu parallel. Nach den Reflexionsgesetzen wird der reflektierte Teil einer auftreffenden Welle entsprechend dem Einfallswinkel abgelenkt. Wird z.B. eine angespannte Achillessehne mit einem Linearschallkopf in Längsrichtung senkrecht angeschallt, so erscheint sie homogen-echoreich. Wird der Schallkopf um ca. 20° gegen den Längsverlauf der Sehne gekippt, so wird die Sehne nahezu echofrei.

Das Phänomen der Reflexumkehr wurde in seiner besonderen Bedeutung erstmals an den Sehnen erkannt, spielt aber ebenfalls eine große Rolle bei der Darstellung der Muskelseptierung, der Knochenoberfläche, des Knorpels, der Nerven und Bänder.

Wird die gleiche Sehne mit einem Sektorschallkopf angeschallt, so erscheint sie in einem schmalen Bereich echodicht, während in den benachbarten Bereichen die Sehne zunehmend echoarm bis echofrei wird, weil die Schallwellen schräger auftreffen (s. Abb. 1.4–1.6).

Die gleichen Bedingungen gelten auch für die in Querrichtung angeschallte Sehne. Weniger ausgeprägt, jedoch in ähnlicher Form gelten diese Verhältnisse auch für die Muskulatur. Die stark reflektierenden Muskelsepten verhalten sich dabei wie Sehnenbündel. Auch an der Muskulatur führt eine Abweichung vom senkrechten Anschallwinkel zu einer entsprechenden Abnahme kräftiger Reflexionen (s. Abb. 2.10).

Bei angespannten, geradlinig verlaufenden Sehnen oder Muskeln mit paralleler Anordnung der Septen tritt diese winkelabhängige Echogenitätsänderung im gesamten Sehnen- oder Muskelverlauf auf. Der visuelle Eindruck einer gleichartigen Struktur bleibt erhalten. Anders verhält es sich bei nicht angespannten Sehen oder bei Sehnen und Muskeln, die in ihrem Verlauf die Richtung ändern. Es kann hier schwierig sein, bei solchen Echogenitätsänderungen zu unterscheiden zwischen physikalisch geänderten Reflexionsverhältnissen und strukturellen Echogenitätsänderungen.

Wird ein Sektorschallkopf auf einer geradlinig verlaufenden Sehne in Längsrichtung der Sehne hin und her bewegt, so verändert sich entsprechend die Lage des Sehnenbereiches, der senkrecht von den Schallwellen getroffen wird. In solchen Fällen entsteht der Eindruck der wandernden Reflexion.

Wird eine knöcherne Oberfläche tangential vom Ultraschallstrahl getroffen, so ist die Knochenoberfläche an dieser Stelle scheinbar unterbrochen, es entsteht eine *Pseudousur*. Bei Änderung der Führung des Schallstrahles kann die unterbrochen erscheinende Knochenoberfläche wieder geschlossen dargestellt werden (s. Abb. 1.2). Charakteristisch für die Pseudousur ist das Fehlen einer Reflexion an der Usurbasis und die Unversehrtheit der Knochenoberfläche bei günstiger Applikation des Schallstrahles.

2 Weichteile

2.1 Veränderungen der Sehnen

Eine vom Epitendineum umhüllte Sehne ist aus Primärfaszikeln aufgebaut, die vom Endotendineum umgeben sind. Mehrere Primärfaszikeln sind zu Sekundärfaszikeln zusammengefaßt und vom Peritendineum umgeben. Die Sekundärfaszikel erreichen bei großen Sehnen Größenordnungen von 1–2 mm und liegen damit im axialen Auflösungsbereich moderner Ultraschallgeräte. Die Primärfaszikel liegen unter 1 mm Größe und entziehen sich damit einer sicheren anatomischen Zuordnung. Das sonographische Bild einer Sehne kann somit in den Abgrenzungen, die durch das Epitendineum gegeben sind, durchaus der anatomischen Struktur entsprechen, liegt jedoch im Bereich der Primärfaszikel in der Regel unter dem axialen Auflösungsvermögen, so daß die sonographische Darstellung der Sehnen weitgehend durch das Echogenitätsmuster (Textur) bestimmt wird und keine mikroskopisch-anatomische Zuordnung erlaubt.

Hinzu kommt, daß nur selten geometrisch klar definierte Verhältnisse vorliegen, wie z. B. an der Achillessehne bei dorsal extendiertem Sprunggelenk, an der Patellarsehne bei angespanntem Quadrizeps oder bei der langen Bizepssehne distal des Sulcus intertubercularis. In der Regel verlaufen Sehnen um Knochenvorsprünge (z. B. am Sprunggelenk), werden in ihrem Verlauf durch Retinacula gesichert und erfahren dabei eine Änderung der Verlaufsrichtung, oder sie sind flächig angelegt in Form von Sehnenplatten (z. B. bei der Rotatorenmanschette).

In diesen Fällen ist eine einheitliche Darstellung der Sehne nicht möglich, und die Änderung der Echogenität kann sowohl durch unterschiedliche Reflexionsverhältnisse (s. Phänomen der Reflexumkehr S. 10) als auch durch Änderungen der Sehnenbinnenstruktur bedingt sein.

Die normale Darstellung einer Sehne ist bei senkrechter Beschallung echoreich und liegt in ihrer Echogenität deutlich höher als die der Muskulatur. Bei der senkrechten Beschallung ist eine Abgrenzung des Sehnengewebes vom Sehnenscheidengewebe oder Paratendineum nicht sicher möglich. Bei schräger Beschallung wird die Sehne echoärmer und liegt in der Echogenität deutlich unter der Echogenität der Umgebung. Bei der Untersuchung des Sehnengewebes wird die Echogenität und die Form beurteilt.

Wenn Sehnen so dargestellt werden, daß die in der tieferen Schicht liegenden Knochen der jeweiligen Extremität oder des Gelenkes mit abgebildet werden, so können Veränderungen im Sehnengewebe auch zu Veränderungen der Reflexionsverhältnisse an der Kortikalis führen. So geben Schallabschwächungen oder gar Auslöschungen an der unterhalb der Sehne liegenden Kortikalis Hinweise darauf, daß echodichte Strukturen oder geänderte Reflexionsverhältnisse im darüberliegenden Sehnengewebe vorkommen.

Die Untersuchung der Sehne und die Kontrolle auffälliger Veränderungen muß zur Absicherung in 2 Ebenen durchgeführt werden. Es empfiehlt sich dabei, die Sehne in ihrem Längsverlauf und in ihrem Querverlauf zu untersuchen. Empfehlenswert ist dabei im ersten Untersuchungsgang die *Längsdarstel-*

lung der Sehne, da so Echogenitätsänderungen, die aufgrund einer geänderten Einfallsrichtung der Schallwellen entstehen, leichter beurteilt werden können, als wenn die Sehne in Querrichtung angeschallt wird.

2.1.1 Degenerative Veränderungen

Die sog. degenerativen Veränderungen des Sehnengewebes treten insgesamt sehr häufig auf und bevorzugen bestimmte Sehnenabschnitte. Die morphologischen Veränderungen, die unter diesem Sammelbegriff zusammengefaßt werden, sind nicht einheitlich und reichen von Verfettungen über hyaline Degeneration, chondroide Metaplasien, Kalzifikationen, Ossifikation bis zu Nekrosen und inkompletten oder kompletten degenerativen Rupturen.

Eine eindeutige Zuordnung histomorphologischer Veränderungen zu den einzelnen klinischen Krankheitsbildern existiert nicht. Viele der Begriffe werden parallel gebraucht. Um so fragwürdiger erscheint es, wenn sonographische Veränderungen gleichgesetzt werden mit Verkalkungen, Vernarbungen, Teilrupturen, intratendinösen Rupturen usw.

Gerade bei den degenerativen Veränderungen des Sehnengewebes ist es wichtig, das Augenmerk auf die sonographischen Veränderungen zu richten und nicht histomorphologische Befundinterpretationen abzugeben. Ein wichtiges Kriterium ist die Änderung der *Echogenität*. Die normale Echogenität einer Sehne, die senkrecht angeschallt wird, liegt deutlich über der Echogenität eines Muskels. Da jedoch auch Muskeln durchaus unterschiedliche Echogenität aufweisen können, ohne daß dem Krankheitswert beizumessen ist, kommt auch diesem Beurteilungskriterium nur eingeschränkte Bedeutung zu. So haben jüngere, sportlich aktive Individuen in der Regel eine eher echoarme Muskulatur, während die Echogenität der Muskeln älterer und inaktiver deutlich höher liegt. Als brauchbarer Parameter für die Geräteeinstellung bieten sich daher die Gefäße an, die echofrei abgebildet werden sollten. Bei der Schulteruntersuchung empfehlen sich die Halsgefäße, bei der Untersuchung an der unteren Extremität bietet sich die Arteria femoralis bzw. poplitea oder tibialis posterior an.

Bei degenerativen Erkrankungen der Sehnen führen Strukturveränderungen ausreichender Größe zu einer Änderung der normalen Echogenität. Form und Ausdehnung dieser Areale sind sehr variabel. Sie reichen von kleinen echoreichen Sprenkeln bis zu großen, zusammenhängenden echoreichen Herden (Abb. 2.1, 3.30, 3.32). Unterhalb dieser Regionen kann es zur Schallabschwächung bis zur vollständigen Schallauslöschung kommen. Die Tatsache der Schallauslöschung ist nicht gleichzusetzen mit einer Verkalkung.

Eine andere Form sonographischer Veränderungen bei degenerativen Erkrankungen der Sehnen stellt die Abnahme der Echogenität dar. Diese Echogenitätsabnahme kann auf einen relativ eng umschriebenen Herd begrenzt sein (Abb. 2.2 und 8.45) oder sich über weite Areale der Sehne ausdehnen. Das Auffinden lokal begrenzter Herde ist nicht sehr schwierig, da normales Sehnengewebe in unmittelbarer Nachbarschaft vorkommt. Die Achillessehne und die Patellarsehne sind bevorzugte Lokalisationen solcher Veränderungen. Schwieriger werden die Verhältnisse dann, wenn die gesamte Sehne von diesen Veränderungen betroffen ist. Für den Untersucher ist es dann wichtig, einen Eindruck von der normalen Echogenität einer Sehne im Bildgedächtnis parat zu haben. Zur Kontrolle bietet sich der Vergleich mit der gesunden Seite oder einer anderen Sehne des untersuchten Patienten an. Diese Veränderungen finden sich häufig an der Achillessehne und an der langen Bizepssehne (s. Abb. 3.33).

Außer der Echogenität verändert sich bei den degenerativen Krankheiten des Sehnengewebes auch die Form der Sehne. Bei lokalen Echogenitätsänderungen kann es zu einer umschriebenen Verbreiterung der Sehne, die gut an der Vorwölbung des Peritendineums erkennbar ist, kommen. An der Achillessehne

2.1.1 Degenerative Veränderungen

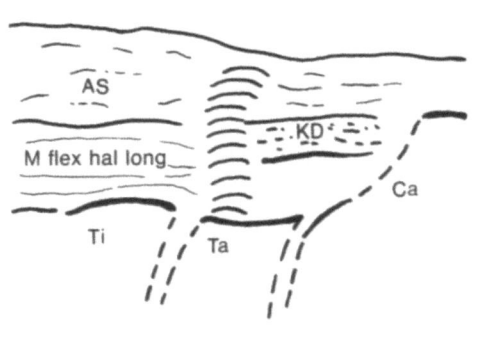
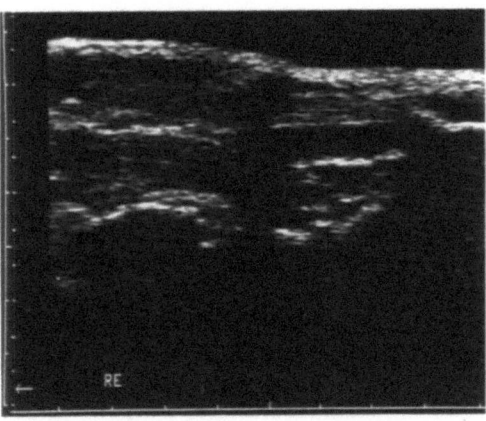

Abb. 2.1. 45jähriger Patient, operativ versorgte Achillessehnenruptur 3 Jahre zuvor. Dorsaler Längsschnitt über die Achillessehne (Normalbefund s. Abb. 1.4). Etwa 2 cm proximal des Achillessehnenansatzes liegt eine echodichte Struktur im Sehnengewebe, die zur Schallschattenbildung führt. Proximal davon ist der Sehnenquerschnitt auf das Doppelte verbreitert, die Sehne ist echoärmer. (*AS* Achillessehne, *KD* Kager-Dreieck, *M flex hal long* M. flexor hallucis longus, *Ti* Tibia, *Ta* Talus, *Ca* Calcaneus)

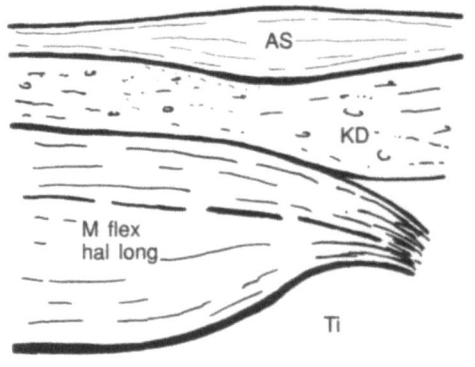
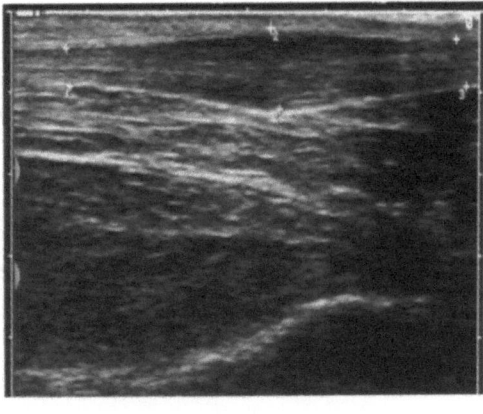

Abb. 2.2. 37jähriger Patient, Langstreckenläufer, Achillodynie seit 3 Monaten. Dorsaler Längsschnitt über der Achillessehne (Normalbefund s. Abb. 1.4). Der Querschnitt der Sehne ist etwa 2 cm proximal ihres Ansatzes auf das Doppelte verbreitert. Die Sehne ist in dem kolbenförmig verbreiterten Bereich echoärmer als in den angrenzenden Regionen. (*AS* Achillessehne, *KD* Kager-Dreieck, *M flex hal long* M. flexor hallucis longus, *Ti* Tibia)

kommt es dann zu einer umschriebenen knotigen Auftreibung, bei der Patellarsehne zu einer kolbigen Verdickung, die in der Regel den Ansatz der Sehne an der Patellaspitze betrifft.

Bei Stoffwechselerkrankungen (z. B. Hypercholesterinämie) sind alle Sehnen betroffen und gegenüber der Norm verbreitert. Die Bereiche, wo relativ kurze Sehnen an Knochen mit unregelmäßiger Oberflächenstruktur einstrahlen (z.B. die Epikondylen des Humerus und Femurs, Ursprünge der Adduktoren), sind nicht sicher zu beurteilen. Die Sehnenansätze liegen dem Knochen als echoarmer Saum auf. Es ist daher auch nicht zu erwarten, daß die entsprechenden Tendopathien eine sichere sonographische Diagnostik erlauben werden.

2.1.2 Rupturen oder andere Verletzungen

In diesem Abschnitt sollen lediglich die Rupturen aufgeführt werden, die zu einer vollständigen Unterbrechung der Kontinuität der Sehne geführt haben. Inkomplette Rupturen sind nur dann sonographisch zu erfassen, wenn sie sich über größere Areale ausdehnen. Die dann auftretenden Veränderungen sind von anderen degenerativen Veränderungen auch sonographisch nicht sicher abgrenzbar.

Die kompletten Sehnenrupturen ereignen sich zumeist auf dem Boden vorbestehender degenerativer Veränderungen. Sie treten besonders im mittleren Lebensalter auf und befallen bevorzugt an der oberen Extremität das Schultergelenk (s. Kap. 3) und an der unteren Extremität den Streckapparat (Quadrizeps, Triceps surae und Achillessehne). Nach einer Ruptur kommt es in der Regel zur Ausbildung eines Hämatoms, das das Paratendineum bzw. die Sehnenscheiden von der Sehnenstruktur abhebt. Die aufgefaserten Sehnenstümpfe können sich teilweise im Rupturbereich überlappen, in der Regel gelingt es jedoch, beim Durchmustern der Sehne im Längsverlauf Schnitte anzulegen, die die Kontinuitätsunterbrechung zeigen. Es liegt dann zwischen den echoreicheren Sehnenstümpfen eine echoarme bis echofreie Zone. Bei Anspannung der Muskulatur oder bei Bewegung des angrenzenden Gelenkes kann das Auseinanderweichen dieser Stümpfe beobachtet werden (Abb. 2.3). Liegen die Stümpfe weit genug auseinander, so wird das Paratendineum im Rupturbereich dellenförmig eingezogen (Abb. 8.44).

Einen Übergang zu den Muskelrupturen stellen die Abrisse eines Muskelbauches mit seinem Faszienmantel von einem gemeinsamen Sehnenspiegel eines mehrköpfigen Muskels dar. Sie kommen vor am distalen Gastroknemius (Abb. 2.4) und am distalen Ansatz des Rectus femoris (Abb. 2.5).

Nicht vorgeschädigte Sehnen reißen bei akuten Verletzungen an ihrem Ansatzpunkt knöchern aus. Sie kommen bei Fußballern im Bereich der Adduktoren und als knöcherner Ausriß des Rectus femoris von der Spina iliaca anterior inferior vor. Der Ansatz des M. biceps brachii kann knöchern von der Tuberositas radii abreißen. All diesen Rupturen (Adduktorenursprung, Rectus femoris und Ansatz des Biceps brachii) ist gemein-

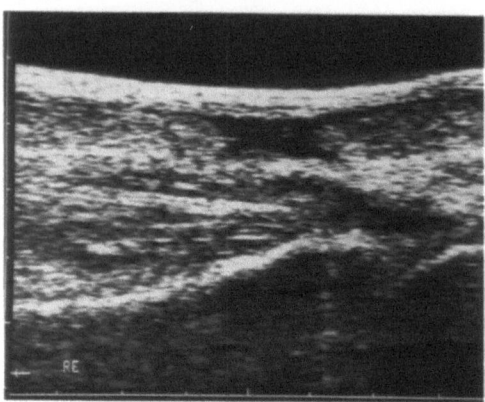 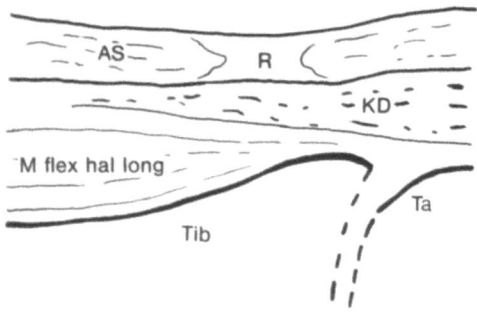

Abb. 2.3. 42jähriger Patient, Achillessehnenruptur beim Tennisspielen. Dorsaler Längsschnitt über der Achillessehne (Normalbefund s. Abb. 1.4). Die echodichte Struktur der Achillessehne ist etwa 2 cm proximal des oberen Sprunggelenkspaltes durch eine knapp 2 cm breite, nahezu echofreie Zone unterbrochen (*R*). Das angrenzende Gewebe ist in diesem Bereich dellenförmig eingezogen. Bei Bewegungen im oberen Sprunggelenk weichen die echodichten Sehnenstümpfe auseinander. (*AS* Achillessehne, *KD* Kager-Dreieck, *M flex hal long* M. flexor hallucis longus, *Ti* Tibia, *Ta* Talus)

2.1.2 Rupturen oder andere Verletzungen

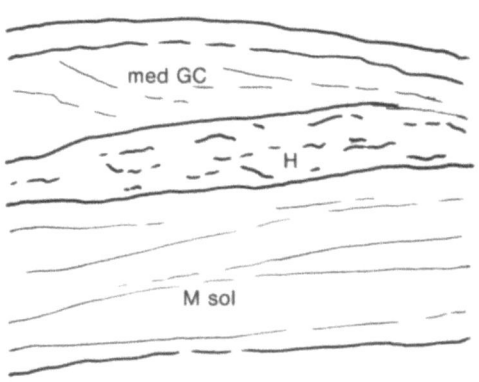 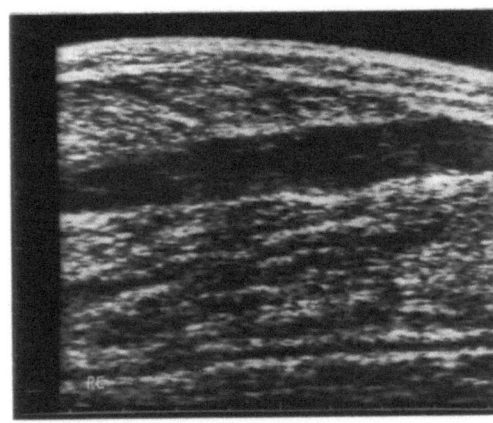

Abb. 2.4. 37jähriger Patient, Ruptur des medialen Gastroknemiuskopfes beim Fußballspielen. Dorsaler Längsschnitt über der Wade im Verlauf des medialen Gastroknemiuskopfes. Zwischen medialem Gastroknemiuskopf und der darunterliegenden Soleusmuskulatur breitet sich ein etwa 1,5 cm breites und 9 cm langes echofreies Band aus, daß von echodichteren Strukturen durchsetzt ist (Hämatom mit Fibringerinnseln). (*med GC* medialer Gastroknemiuskopf, *M sol* M soleus, *H* Hämatom)

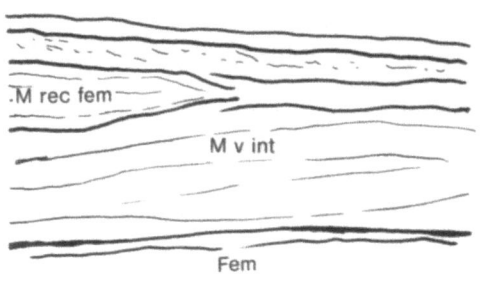 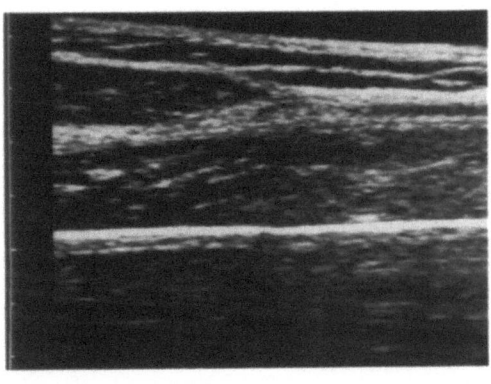

Abb. 2.5. 22jähriger Patient, beim Fußballspielen distaler Rectus-femoris-Abriß 2 Jahre zuvor. Die distalen Anteile des Rectus femoris strahlen nicht in flachem Winkel in den Sehnenspiegel der Quadrizepssehne ein, sondern sind distal kegelförmig begrenzt. Bei Muskelkontraktionen zieht sich der Muskelbauch weiter in dem Faszienschlauch nach kranial zurück. (*M rec fem* M. rectus femoris, *M v int* M. vastus intermedius, *Fem* Femur)

sam, daß sie sonographisch sehr schlecht darstellbar sind. Das liegt daran, daß die senkrechte Beschallung dieser Regionen schlecht möglich ist und die Knochenstruktur im Ansatz- oder Ursprungsbereich dieser Sehnen ohnehin unregelmäßig gestaltet ist, wodurch eine exakte Beurteilung erschwert wird (s. Abb. 1.2).

2–3 Monate nach Rupturen ähnelt das Bild den Veränderungen, wie sie in 2.1.1 beschrieben wurden. Die Echogenität der Sehne ist im Verletzungsbereich gegenüber der normalen Sehne herabgesetzt, die Sehne ist im veränderten Bereich verbreitert (s. Abb. 2.1).

Im ehemaligen Rupturbereich können sich echoreiche Areale bilden, die zur Schallauslöschung führen. Für diese Veränderungen gilt, daß radiologisch nachweisbare Kalkdepots meist zur sonographischen Schallauslöschung führen, jedoch eine Schallauslöschung bei der sonographischen Untersuchung nicht unbedingt einem Kalkschatten im Röntgenbild entsprechen muß.

2.1.3 Entzündlich-rheumatische Veränderungen

Bei Befall der Sehnen im Rahmen entzündlich-rheumatischer Erkrankungen kann das Sehnengleitlager, die Sehne selbst oder ihr Ansatz am Knochen (Abb. 2.6) betroffen sein.

Die Fibrinexsudation und die synoviale Hyperplasie führen dazu, daß sich zwischen echoreiches Sehnengewebe und Paratendineum echoarme Formationen einlagern. Die Unterscheidung zwischen freier Flüssigkeit und synovialer Hypertrophie ist in der Regel nicht möglich. Sie gelingt nur selten an den großen Gelenken (Hüfte, Knie) und nur in den Stadien ausgeprägter Exsudation, wenn die reichlich vorhandene Flüssigkeit die Gewebsschichten auseinandergedrängt hat. Ansonsten liegen Exsudat und hypertrophiertes synoviales Gewebe nebeneinander vor, ohne daß eine sichere sonographische Abgrenzung im paratendinösen Raum möglich wäre. Die Einlagerung von echoarmem Material zwischen Sehne und Paratendineum kann am besten in den Schnittführungen erkannt werden, die den Längsverlauf der Sehne erfassen (Abb. 2.7).

Bei den sog. Ganglien sind die Veränderungen auf einen kleinen umschriebenen Bereich beschränkt. Die Begrenzung ist glatt und echoreich, der Inhalt in der Regel echoarm bis echofrei. Die engen anatomischen Beziehungen an der Handwurzel erlauben meist keine sichere Differenzierung dahingehend, ob die Ganglien von der Handwurzel oder von den Sehnenscheiden ausgehen (Abb. 2.8). Die Ganglien können einkammerig oder mehrkammerig sein und dabei einzelne Sehnen umschließen.

Veränderungen des Sehnengewebes selber können als intratendinöse Ganglien zu Verdickungen der Sehnenstruktur und zur Auflösung der normalen echoreichen Binnenstruktur der Sehne führen. Auch bei den entzündlich-rheumatischen Erkrankungen kann das Sehnengewebe selbst sonographisch verändert sein. Die Zerstörung der Sehne durch

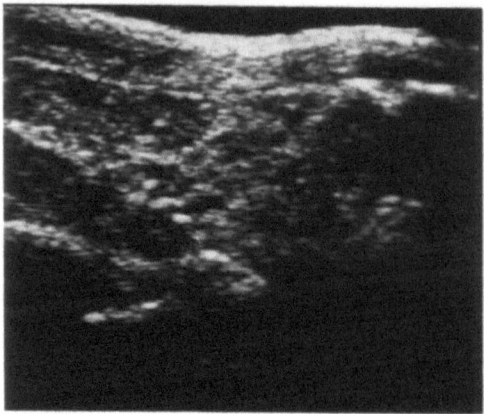 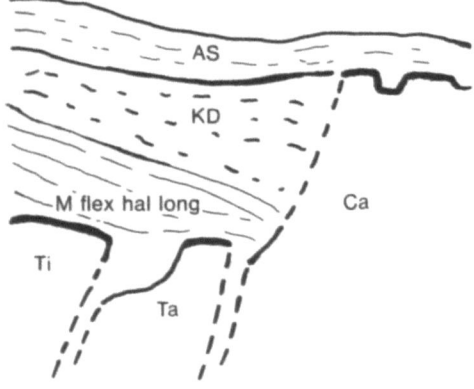

Abb. 2.6. 32jähriger Patient, Fersenschmerz seit 6 Jahren, Morbus Bechterew (seit 2 Jahren bekannt). Dorsaler Längsschnitt über der Achillessehne (Normalbefund s. Abb. 1.4). Die Form der Sehne ist unauffällig; in den senkrecht getroffenen Anteilen ist die Sehne echodicht, in den schräg getroffenen Anteilen echoärmer. Die Calcaneushinterfläche ist im echoarmen Ansatzbereich der Sehne über eine kurze Strecke unterbrochen, mit tiefer gelegener Basisreflexion (Erosion). (*As* Achillessehne, *KD* Kager Dreieck, *M flex hal long* M flexor hallucis longus, *Ti* Tibia, *Ta* Talus, *Ca* calcaneus)

2.1.3 Entzündlich-rheumatische Veränderungen

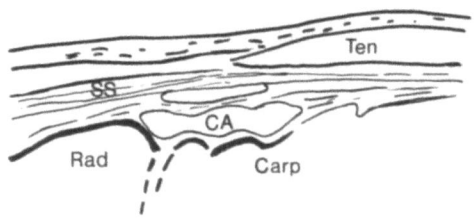
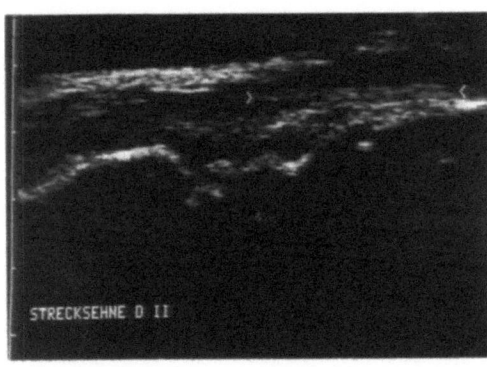

Abb. 2.7. 58jähriger Patient, rheumatoide Arthritis (seit 15 Jahren bekannt), Schwellung über dem Handrücken. Längsschnitt über dem Handrücken im Verlauf der Fingerstrecksehnen. Zwischen distalem Radius und Handwurzelknochen sowie Handgelenkskapsel sind echoarme Formationen eingelagert (Karpalarthritis). Die Strecksehne ist in ihrem geraden Verlauf echodicht dargestellt, sie ist von echoarmen Formationen umgeben (Tenosynovialitis). (*Ten* Tenosynovialitis, *CA* Carpalarthritis, *SS* Strecksehne, *Rad* Radius, *Carp* Carpus)

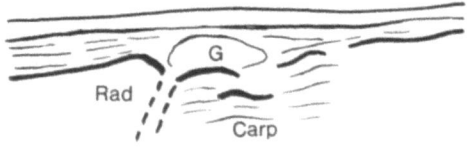
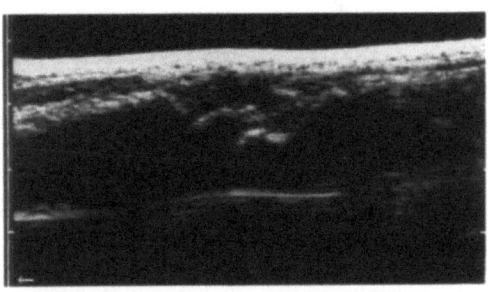

Abb. 2.8. 26jähriger Patient, Handgelenksganglion seit 1 Jahr. Längsschnitt über dem Handrücken. Glatt begrenzte, rundliche, echoarme Formation, die der Handgelenkskapsel unmittelbar aufliegt und an die Strecksehnen angrenzt. Eine sichere Zuordnung zur Handgelenkskapsel oder zur Sehnenscheide war nicht möglich (intraoperativ Handgelenksganglion). (*G* Ganglion, *Rad* Radius, *Carp* Carpus)

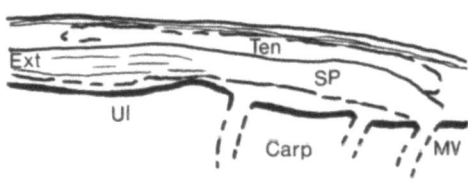
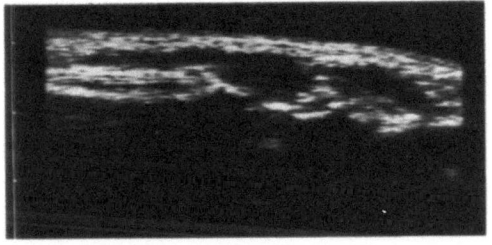

Abb. 2.9. 29jähriger Patient, rheumatoide Arthritis seit 2 Jahren bekannt, Caput-ulnae-Syndrom. Längsschnitt auf der Ulnarseite des Handrückens im Längsverlauf des Extensor carpi ulnaris. Die echodicht dargestellte Struktur des Extensor carpi ulnaris ist in Höhe des Processus styloideus ulnae über eine Strecke von ca. 1 cm durch echoarme Formationen unterbrochen. Distal davon ist die Sehne kurzstreckig wieder echodicht dargestellt. Das gesamte Sehnengewebe ist von echoarmen Formationen umgeben (Tenosynovialitis, pannöse Destruktion des Sehnengewebes intraoperativ nachgewiesen). (*Ten* Tenoxynovitis, *Ext* Tendo musculi extensoris carpi ulnaris, *Ul* ulna, *Carp* Carpus, *MV* Metakarpale V, *SP* Sehnenpannus)

den Sehnenpannus äußert sich in der Auflösung der normalen echoreichen Sehnenstruktur, die im Bereich der Granulome durch echoarme Areale ersetzt wird (Abb. 2.9).

Während die Einlagerung echoarmer Substanzen bei der Tendovaginitis relativ gut zu erkennen ist, sind die Zerstörungen des Sehnengewebes schwieriger zu interpretieren. Diese Veränderungen kommen sehr häufig an der Hand vor, so daß an das Auflösungsvermögen der Geräte sehr hohe Anforderungen gestellt werden. Zudem liegen Gewebe mit sehr unterschiedlichen Schallleitungsgeschwindigkeiten (Haut, Sehnengewebe, Knochen) nah beieinander, und die Abgrenzung der Strukturen kann schwierig sein. Zum anderen wird der Sehnenverlauf durch Retinacula der Knochenoberfläche exakt angepaßt. Dadurch kommt es zu mehrfachen Richtungsänderungen des Sehnenverlaufes innerhalb kurzer Distanzen. Die meisten Sehnen sind damit an der Hand und im Fußbereich nicht über längere Strecken homogenechoreich darstellbar. Diese anatomischen Bedingungen führen neben den gerätetechnischen Schwierigkeiten zu einer weiteren Unsicherheit bei der Interpretation. Sichere Aussagen, ob Sehnen durch entzündlich-rheumatische Veränderungen rupturgefährdet sind, lassen sich daher zur Zeit sonographisch nicht treffen.

2.2 Veränderungen der Muskeln

Die Grundeinheit der Muskulatur ist die Muskelfaser mit einer Dicke von bis zu 0,1 mm. Durch kollagene Bindegewebsfasern werden sie zu größeren Einheiten (Muskelfaserbündel von ca. 0,3 mm Durchmesser) zusammengefaßt. Erst die Vereinigung mehrerer Muskelfaserbündel durch das Perimysium internum schafft Funktionseinheiten, die in der Größenordnung der axialen Auflösung der derzeitigen Ultraschallgeräte liegen. Aus diesem anatomischen Bauprinzip leitet sich das sonographische Erscheinungsbild der „normalen" Muskulatur ab.

Im Längsschnitt (Längsverlauf der Muskelfasern) wechseln echoarme Bänder von ca. 2 mm Stärke mit strichförmigen echodichten Strukturen. Bei gefiederten Muskeln verdichtet sich diese Anordnung zu den Septen hin. Eine ähnliche Anordnung findet sich am Ende der Muskelbäuche am Übergang zu den Sehnen. Die Muskelfaszie, die den gesamten Muskel oder Muskelbäuche umschließt, ist ebenfalls echodicht. Sie ermöglicht meist eine gute Abgrenzung des Muskels gegen die Umgebung oder gegen benachbarte Muskelbäuche (Abb. 2.10 und 3.8).

Im Querschnitt (Querverlauf der Muskelfasern) erscheinen die Faszien und Septen als echodichte punkt- oder bogenförmige Strukturen, die zwischen die echoarmen Bänder eingelagert sind. In der Mitte des Muskelbauches ist die Anordnung der echodichten Strukturen lockerer und nimmt gegen das Ende bis zum Übergang in die Septen oder Sehnen zu.

Änderungen der Echogenität eines Muskels können einerseits durch einen geänderten Anschallwinkel (s. Abb. 2.10), andererseits durch strukturelle Veränderungen des Muskels (s. Abb. 2.12 und 2.14) hervorgerufen sein. Diesem Umstand ist bei der Wertung von Veränderungen unbedingt Rechnung zu tragen, da nur selten konstante geometrische Bedingungen vorliegen. Meist wechselt der Winkel, unter dem verschiedene Teile gefiederter Muskeln in Septen einstrahlen, so daß nie alle Teile eines Muskels gleichzeitig optimal (senkrechter Einfall der Schallwellen auf die Muskelfasern in Längs- oder Querverlauf) eingesehen werden können. Besonders häufig tritt dies bei Richtungsänderungen des Muskels auf. Beispiele dafür sind:

- der M. infraspinatus im dorsalen Horizontalschnitt der Schulter bei Innenrotation des Armes (s. Abb. 3.6),
- der M. brachialis im ventralen humeroulnaren Längsschnitt über dem gestreckten Ellbogengelenk (s. Abb. 4.8),

2.2 Veränderungen der Muskeln

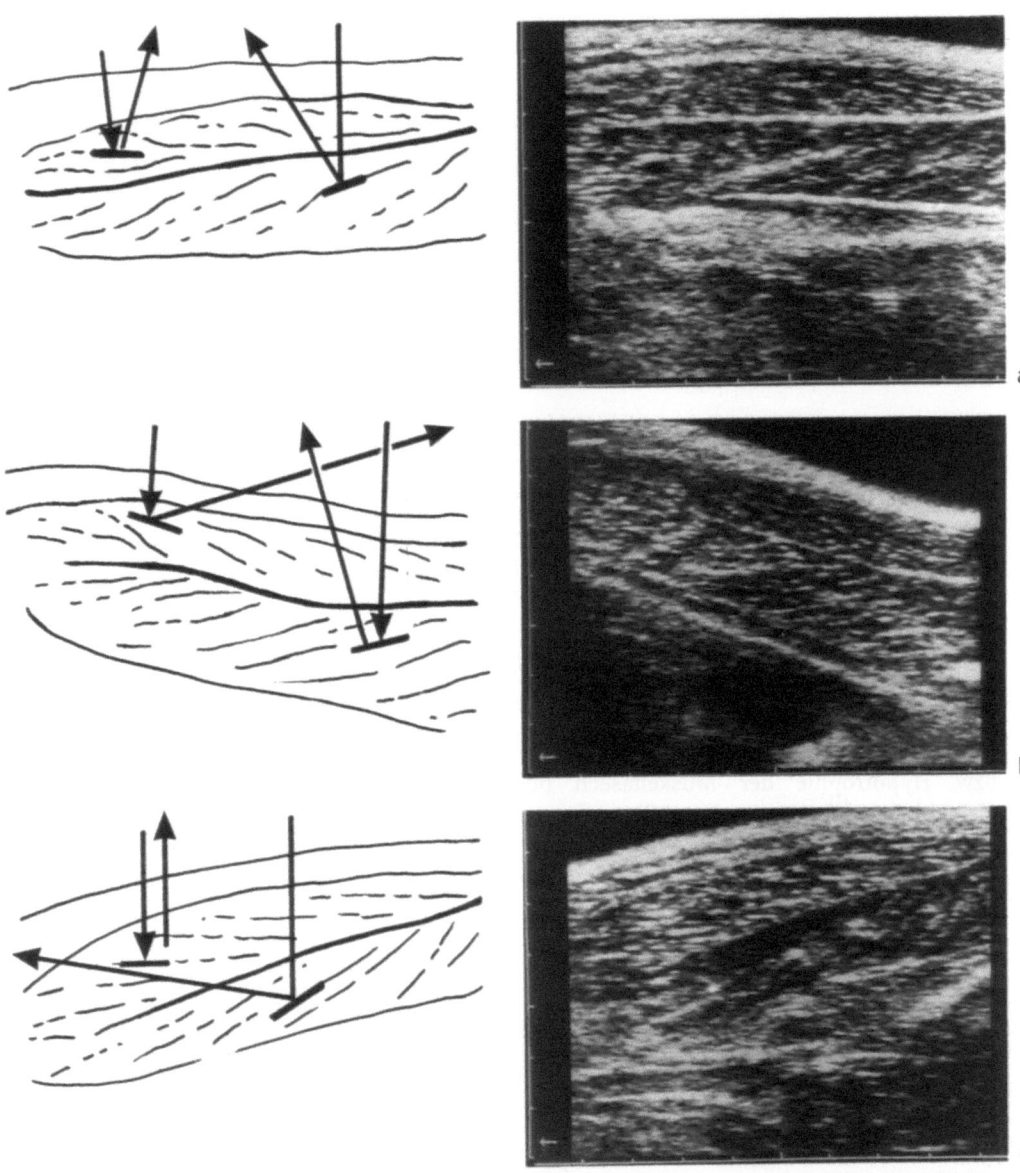

Abb. 2.10 a–c. Lateraler Gastroknemiuskopf, von dorsal angeschallt. In **a** wurde der Muskel so angeschallt, daß das Muskelseptum waagrecht verläuft und die oberhalb und unterhalb des Setums liegenden Muskelfasern in einem Winkel von etwa 45° einstrahlen. Die oberhalb und unterhalb des Septums gelegenen Teile des gefiederten Muskels haben etwa den gleichen Grauwert. In Abb. **b** wurde der Schallkopf gekippt, so daß das Muskelseptum nach rechts abfallend verläuft. Oberhalb des Septums liegen die Fasern parallel zur Schallwellenrichtung, und der Muskel erscheint echoarm. Unterhalb des Septums verlaufen die Fasern senkrecht zum Einfall der Schallwellen, der Muskel erscheint hier echoreicher. In Abb. **c** wurde der Schallkopf so gekippt, daß das Muskelseptum nach rechts ansteigend verläuft. Entsprechend erscheinen die oberhalb des Septums liegenden Muskelanteile jetzt echoreicher und die unterhalb des Septums liegenden Muskelanteile echoärmer

- der M. iliopsoas in den ventralen Schnittführungen über dem Hüftgelenk (s. Abb. 7.4),
- der M. gastrocnemius mit Caput laterale und mediale bei den dorsalen lateralen und medialen Längsschnitten über dem gestreckten Kniegelenk (s. Abb. 8.14 und 8.18) und
- der M. flexor hallucis longus, der dorsal über das obere und hintere untere Sprunggelenk zieht, im Längsschnitt über der Achillessehne (s. Abb. 1.4).

Der Echogenitätsunterschied zwischen echoarmen und echodichten Anteilen eines Muskels kann individuell sehr unterschiedlich ausgeprägt sein, ohne daß dem ein Krankheitswert zukäme. Bei jüngeren und sportlich trainierten Personen ist der Unterschied in der Regel groß (s. Abb. 3.8), bei älteren, körperlich inaktiven Personen kann die Muskulatur insgesamt homogen echodichter mit undeutlicher Septierung sein (s. Abb. 3.56). Möglicherweise hängt dies mit der Hyper- bzw. Hypotrophie der Muskelfasern bei gleichbleibender Menge der Kollagenfasern zusammen.

2.2.1 Rupturen und andere Verletzungen

Bei Verletzungen wird das normale Echogenitätsmuster gestört. Das Verhältnis echoarmer Regionen zu echodichten wird aufgrund der Einblutung zugunsten der echoarmen verschoben. Auch in den etwas echodichteren Arealen des Hämatoms ist das Verteilungsmuster deutlich anders als im intakten Muskel (Abb. 2.11). Diese Veränderungen fallen am ehesten bei der Durchmusterung der verdächtigen Muskelgruppen im Querverlauf auf. Eine sichere Abgrenzung der Ruptur gegen Echogenitätsänderungen, die durch den Anschallwinkel bedingt sind, ist nur dann möglich, wenn die Veränderung (Ruptur und Hämatom) eine Mindestgröße hat. Sie muß in beiden Ebenen darzustellen und abzugrenzen sein. Hämatome verändern ihre Form und Echogenität.

Nach Rupturen kommt es im weiteren Verlauf zur Resorption und zum Umbau des Hämatoms. Die Narbenbildung ist nach ca. 6 Wochen abgeschlossen. In der Narbe sind kollagene Fasern in wechselnden Richtungen angeordnet. Narben führen zu diffusen, mehr

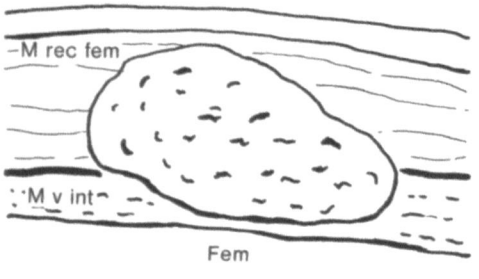

Abb. 2.11. 21jähriger Patient, Muskelquetschung des rechten Oberschenkels beim Fußballspielen (Pferdekuß). Ventraler Längsschnitt in Oberschenkelmitte, dem Längsverlauf der Quadrizepsmuskulatur entsprechend. Die Kortikalis des Femurs ist intakt. Das normale Binnenmuster des Rectus femoris und Vastus intermedius ist über eine Länge von fast 10 cm unterbrochen. In dem veränderten Areal wechseln sich großflächige echodichte und echofreie Areale ab. Die Grenze zwischen Rectus femoris und Vastus intermedius ist in dem Bereich nicht mehr vorhanden. (*M rec fem* M. rectus femoris, *M v int* M. vastus intermedius, *Fem* Femur)

oder minder stark ausgeprägten Ablenkungen der Schallwellen. Die tiefer gelegenen Strukturen werden durch die diffusen Reflexionsverhältnisse, verglichen mit den neben der Narbe gelegenen Bereichen meist echoärmer abgebildet (Abb. 2.12). In einigen Teilen der Narbe können sich im weiteren Verlauf Verkalkungen bilden. An der senkrecht getroffenen Oberfläche dieser Kalkherde entstehen dann kräftige Reflexionen mit in der Regel vollständiger Schallschattenbildung (Abb. 2.13).

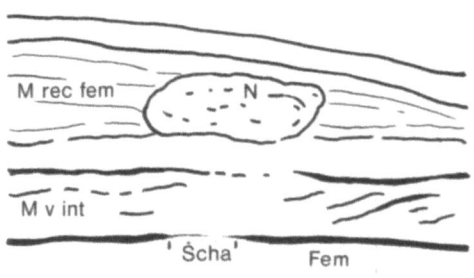 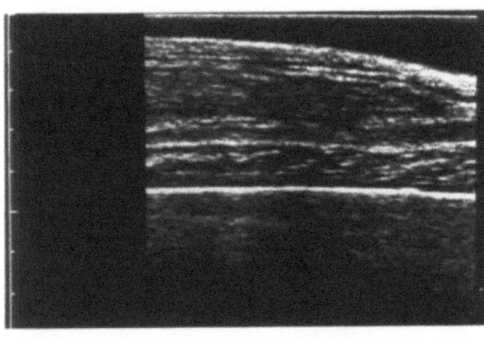

Abb. 2.12. 54jähriger Patient, Rectus-femoris-Ruptur beim Fußballspielen 3 Jahre zuvor. Ventraler Längsschnitt im mittleren Oberschenkel, dem Verlauf der Quadrizepsmuskulatur entsprechend. Der kräftige Kortikalisreflex ist in der Bildmitte durch ein oberflächlicher gelegenes echoarmes Areal abgeschwächt. Auch das Muskelseptum zwischen Vastus intermedius und Rectus femoris erscheint unter diesem echoarmen Areal reflexärmer. Die Binnenstruktur des Rectus femoris ist in einem längsovalen, etwa 2,5 × 1,5 cm großen echoarmen Areal aufgehoben (Narbe). (*M rec fem* M. rectus femoris, *M v int* M. vastus intermedius, *Fem* Femur, *N* Narbe, *Scha* Schallabschwächung)

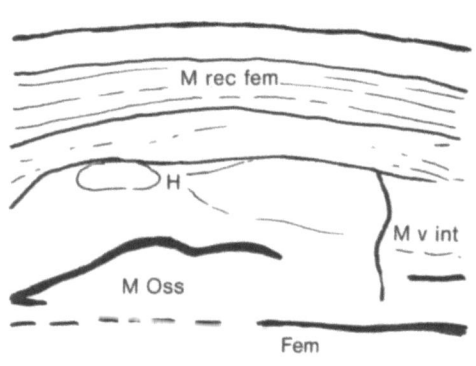 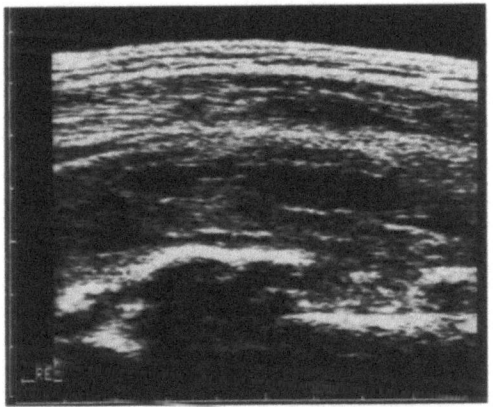

Abb. 2.13. 19jähriger Patient, Ruptur des Vastus intermedius beim Fußballspielen 3 Monate zuvor. Erneute Ruptur des Vastus intermedius beim Fußballspielen (2 Tage zurückliegend). Ventaler Längsschnitt in Oberschenkelmitte im Längsverlauf der Quadrizepsmuskulatur. Der kräftige Kortikalisreflex des Femurs ist über eine Strecke von ca. 4 cm durch eine kräftige, ca. 1,5 cm höher gelegene Reflexion unterbrochen (Myositis ossificans nach der ersten Vastus-intermedius-Ruptur). Das Muskelseptum zwischen Rectus femoris und Vastus intermedius ist in diesem Bereich bogenförmig zur Oberfläche verlagert. Die Binnenstruktur des Rectus femoris ist verändert und durchsetzt von echofreien und echodichten Arealen (frische Vastus-intermedius-Ruptur). (*M rec fem* M. rectus femoris, *M v int* M. vastus intermedius, *Fem* Femur, *H* Hämatom, *M Oss* Myositis ossificans)

24 2 Weichteile

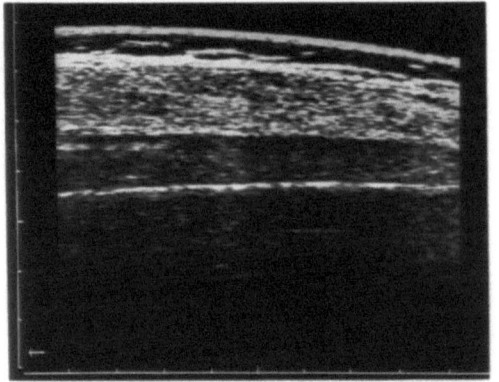
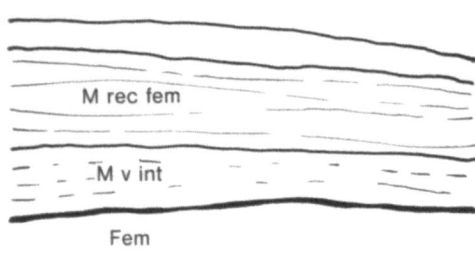

2.14

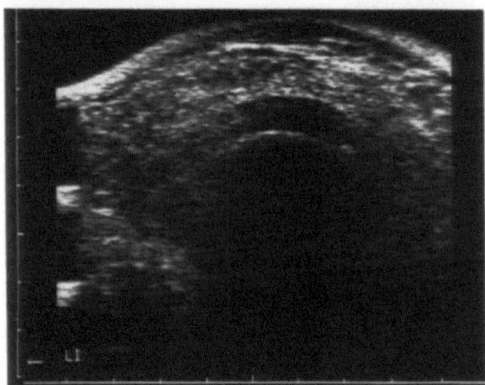
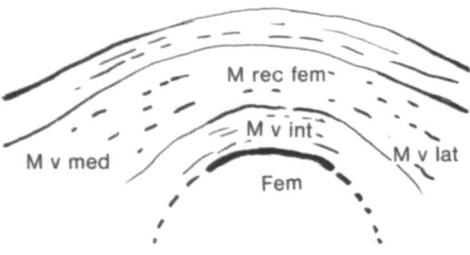

2.15

Abb. 2.14. 8jähriger Patient, Duchenne Muskeldystrophie. Ventraler Längsschnitt in Oberschenkelmitte im Verlauf der Quadrizepsmuskulatur. Die Kortikalis des Femurs ist ohne Unterbrechung abgebildet. Die Echogenität des Rectus femoris ist deutlich erhöht, die Längsseptierung der Muskulatur nicht mehr zu erkennen. Der dem Knochen aufliegende Vastus intermedius ist deutlich echoärmer. (*M rec fem* M. rectus femoris, *M v int* M. vastus intermedius, *Fem* Femur)

Abb. 2.15. Patient von Abb. 2.14. Ventraler Querschnitt in Oberschenkelmitte. Dem kräftigen Kortikalisreflex des Femurs liegt ein echoarmer Saum auf, der dem Vastus intermedius entspricht. Darüber liegt die deutlich echodichtere Struktur des Rectus femoris. Die sonst gut abgrenzbare Septierung zwischen Rectus femoris und Vastus medialis et lateralis ist verschwommen. (*M rec fem* M. rectus femoris, *M v int* M. vastus intermedius, *M v med* M. Vastus medialis, *M v lat* M. vastus lateralis, *Fem* Femur)

2.2.2 Myopathien

Sowohl bei den hereditären als auch bei den erworbenen Myopathien kommt es zu Veränderungen der Muskulatur, die sonographische Korrelate haben. Die zahlenmäßige Abnahme normaler Muskelfasern, die Bindegewebsvermehrung und die Fetteinlagerung führen zu einer Zunahme der Echogenität (Abb. 2.14) und zur schlechteren Abgrenzbarkeit der Muskelfaszien (Abb. 2.15). Dann sind z. B. die Köpfe des M. quadriceps femoris oder des M. triceps surae nicht mehr von strichförmigen echodichten Faszien eingegrenzt, und die Grenzen zwischen den Muskelbäuchen werden unscharf. Mit der rechnergestützten Bildanalyse ist eine weitere Differenzierung der Grauwertverteilungen und – nach den Untersuchungsergebnissen von Forst (1986) – die Zuordnung zu den klinischen Progressionsstadien der Myopathien möglich. Das Befallsmuster der unterschiedlichen Myopathien bestimmt die Ausdehnung der sonographischen Veränderungen. Bei den neurogenen Myopathien können die Veränderungen auf wenige Muskeln begrenzt sein (s. Abb. 3.68).

2.3 Fremdkörperverletzungen und Einlagerungen von körpereigenem Material

2.3.1 Fremdkörper

Fremdkörper haben von den körpereigenen Geweben deutlich abweichende Schalleitungsgeschwindigkeiten. Aufgrund des hohen Impedanzsprunges lassen sie sich in der Regel gut abbilden (Abb. 2.16). Probleme können dann auftreten, wenn die Oberfläche relativ glatt ist, wie das bei Metall oder Glas der Fall ist. Liegt die Oberfläche des Fremdkörpers schräg zur einfallenden Schallwellenfront, so wird die Welle abgelenkt und der Fremdkörper nicht abgebildet, der Eintrittsreflex fehlt. Unterhalb des Fremdkörpers kommt es dann jedoch zur Schallabschwächung bis hin zur Schallschattenbildung. Um den Fremdkörper bildet sich narbiges Bindegewebe und grenzt ihn kapselartig gegen die Umgebung ab. Diese narbige Kapsel kann ihn als echoarmer Saum umgeben.

2.3.2 Gichttophus

Die im Gichttophus abgelagerten Uratkristalle sind echodicht. Im Gichttophus liegen meist mehrere echodichte, im Durchmesser ca. 2 mm große Areale beieinander, darunter kommt es meist zur Schallabschwächung oder Schallschattenbildung. Umgeben sind die echodichten Konglomerate von echoarmem Material (Abb. 2.17).

2.3.3 Rheumaknoten

Im Rheumaknoten liegen Bindegewebsfasern wirbelartig ohne Vorzugsrichtung zusammen. Dazwischen sind Zellen eingelagert. Sonographisch ist der Rheumaknoten echoarm. Die Form der Rheumaknoten ist meist tubulär. In der Längsausdehnung mißt er zwischen 1 und 2 cm bei einem Durchmesser von ca. 0,5 – 1 cm. Der Übergang in das umgebende Gewebe (in der Regel Fett) ist fließend und meist nicht sicher abgrenzbar (Abb.

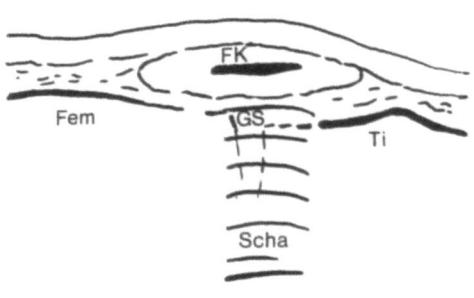
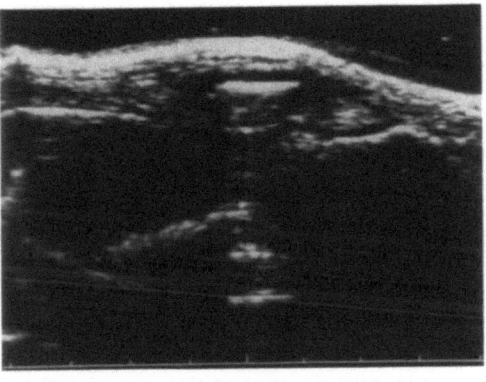

Abb. 2.16. 17jähriger Patient, Fremdkörperverletzung am rechten Knie bei Mofaunfall. Sagittalschnitt lateral der Patellarsehne. Der echodichte Fremdkörper liegt subkutan und ist von einem echoarmen Hof umgeben. Der Fremdkörper führt zur Schallschattenbildung mit Wiederholungsartefakten. Der Fremdkörper liegt in Höhe des Kniegelenksspaltes. (*Fem* Femur, *Ti* Tibia, *FK* Fremdkörper, *GS* Gelenkspalt, *Scha* Schallschatten)

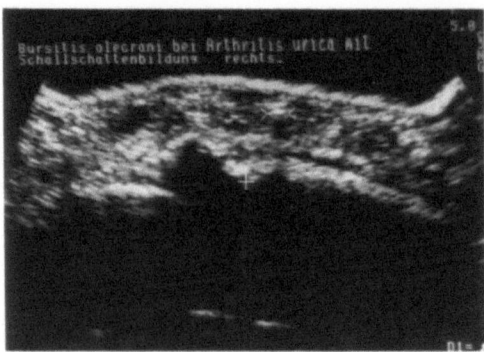 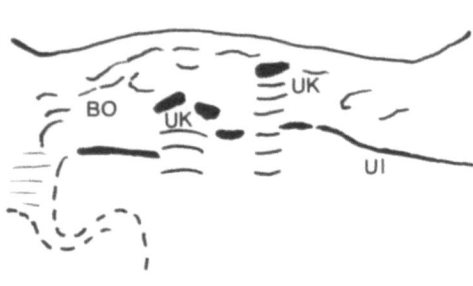

Abb. 2.17. 54jähriger Patient, Hyperurikämie. Dorsaler Längsschnitt über dem Ellbogengelenk. Im Bereich der Bursa olecrani liegen echodichte Strukturveränderungen, die zur Schallschattenbildung an der daruntergelegenen Knochenkontur der Ulna führen. (*Ul* Ulna, *BO* Bursa olecrani, *UK* Uratkristalle)

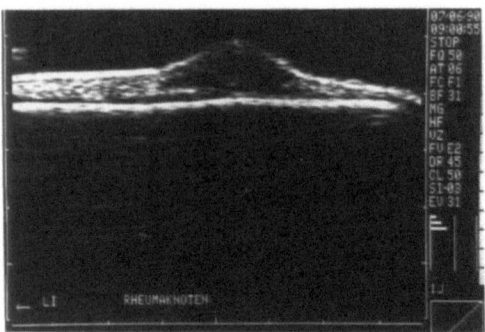 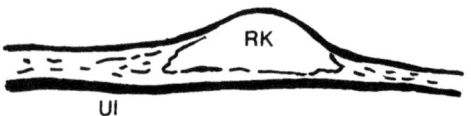

Abb. 2.18. 53jähriger Patient, rhematoide Arthritis, seit 7 Jahren bekannt. Dorsaler Längsschnitt über der proximalen Ulna. Über dem kräftigen Kortikalisreflex der Ulna liegt im subkutanen Gewebe eine längsovale, homogen-echoarme Struktur (Rheumaknoten). (*UL* Ulna, *RK* Rheumaknoten)

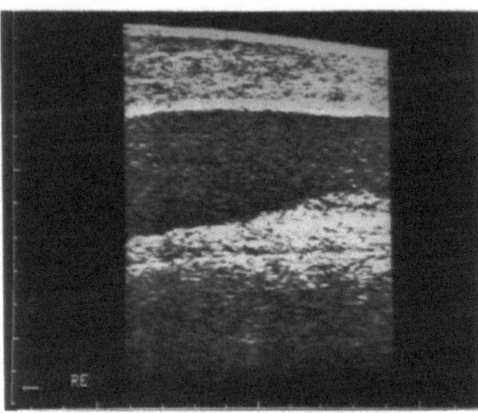 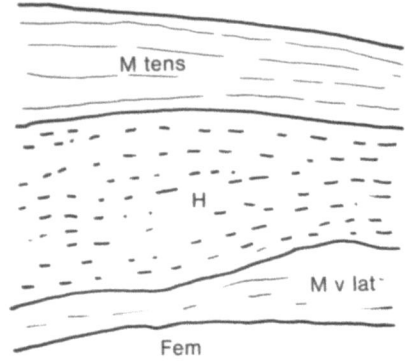

Abb. 2.19. 74jähriger Patient, Hämatom nach Totalendoprothesenimplantation an der rechten Hüfte. Lateraler Längsschnitt am proximalen Oberschenkel. Der Kortikalisstruktur des proximalen Femurs liegt der schmale echodichte Saum der Vastus-lateralis-Muskulatur auf. Zwischen dieser Muskelgruppe und dem darüberliegenden Tensor fasciae latae ist eine breite, homogen-echoarme Formation eingelagert (organisiertes Hämatom). (*M tens* M. tensor fasciae latae, *M v lat* M. vastus lateralis, *Fem* Femur, *H* Hämatom)

2.18). Man findet die Knoten am häufigsten an der Streckseite des Unterarmes an der Ulnakante.

2.3.4 Hämatome

Hämatome folgen, vom Ort der Schädigung ausgehend, nach peripher den Bindegewebsschichten. Sie sind echoarm bis echofrei und enthalten unregelmäßig geformte echodichtere Areale, die wahrscheinlich Fibringerinnseln entsprechen. Eine sonographische Abgrenzung gegen entzündlich bedingte Veränderungen ist nicht sicher möglich. Nur die Anamnese läßt die sichere Diagnose „Hämatom" zu. Die sonographische Abgrenzung einzelner Muskelfaserbündel oder gar einzelner Muskelfasern und die Diagnose eines Muskelfaserrisses ist derzeit nicht möglich.

Nach vorausgegangenen Operationen ist die Zuordnung echoarmer Formationen, die echodichte Strukturen enthalten und sich in Verschiebeschichten ausdehnen, ebenfalls meist klar (Abb. 2.19). Liegt die Operation länger zurück (1–2 Wochen), werden die Übergänge zu entzündlichen Veränderungen fließend.

2.3.5 Entzündungen und Abszesse

Entzündliche Infiltrate halten sich nur selten an anatomische Grenzen. Eine Ausnahme bildet das Erysipel, das streng auf das Subkutangewebe begrenzt ist (Abb. 2.20). Ansonsten kommen meist entzündliche Infiltrationen mit Auflösung der normalen anatomischen Grenzen und Abszedierung nebeneinander vor (Abb. 2.21). Die Grenzen des Abszesses sind meist unscharf, im Inneren wechseln echoarme bis echofreie mit echodichten Zonen. Bei Abszessen mit viel freier Flüssigkeit kann durch Kompression auf einer Seite eine Verlagerung der Flüssigkeit erzielt werden, wodurch dann gleichzeitig ein Flottieren der echodichten, in die Flüssigkeit hineinragenden Strukturen entsteht.

2.4 Tumoren

Von verschiedenen Arbeitsgruppen sind Versuche unternommen worden, sonographische Kriterien für bestimmte Tumorarten zu entwickeln. Es gibt keine sicheren sonographischen Kriterien für Malignität und keine für die Charakterisierung bestimmter Gewebearten.

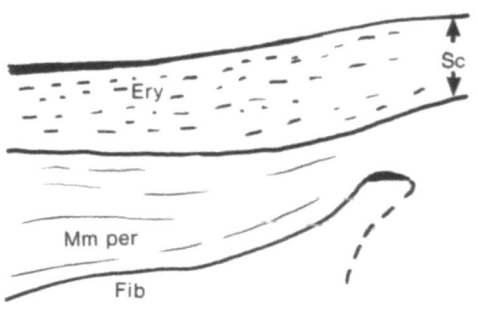
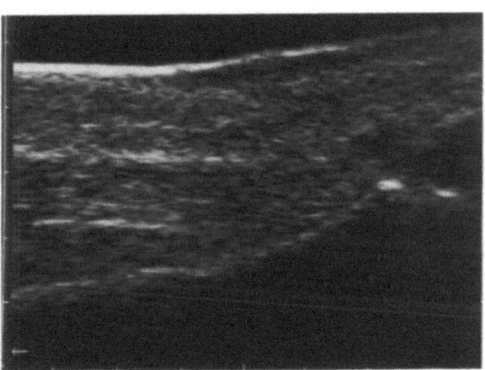

Abb. 2.20. 22jähriger Patient, Schwellung am rechten Außenknöchel. Lateraler Längsschnitt über der distalen Fibula. Über dem Kortikalisreflex der distalen Fibula liegt ein schmaler echoarmer Bereich, der der peronäalen Muskelgruppe entspricht. Die darüberliegende Schicht des Subkutangewebes, die auf der Gegenseite ca. 0,5 cm beträgt, ist durch homogen echodichte Strukturen auf ca. 1,5 cm verbreitert (Erysipel). (*Sc* Subkutis, *Mm per* Mm. peronaei, *Fib* Fibula, *Ery* Erysipel)

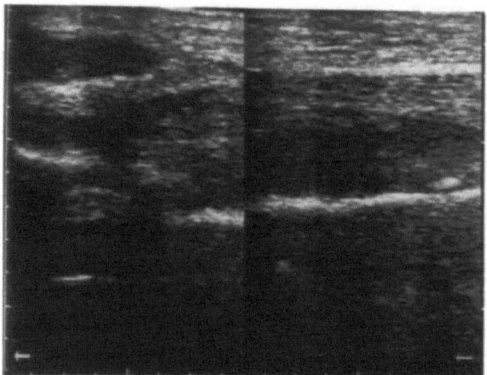 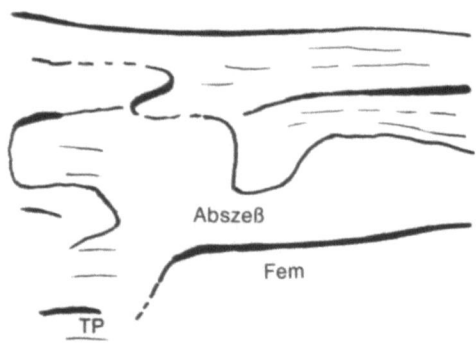

Abb. 2.21. 52jähriger Patient. Schmerzen und Rötung am rechten Oberschenkel 9 Monate nach Totalendoprothesenimplantation. Venterolateraler Längsschnitt über dem rechten Hüftgelenk. Die Femurkortikalis ist proximal unterbrochen, der kräftige metallische Reflex des Prothesenhalses schließt sich etwa 1,5 cm tiefer liegend nach kranial an. Über der Prothese und der Femurkortikalis liegen echoarme Formationen, die die darüberliegende Muskulatur verdrängen. In Höhe des Prothesenhalses sind die Muskelschichten unregelmäßig durch echoarme Formationen unterbrochen, die sich bis nahe unter die Haut ausdehnen (Spätinfektion nach Prothesenimplantation). (*Fem* Femur, *TP* Totalendoprothese)

Die Darstellbarkeit von Tumoren gegen das sie umgebende Weichteilgewebe ist gebunden an eine unterschiedliche Schalleitfähigkeit. Je größer der Unterschied in der Schalleitfähigkeit ist, um so deutlicher läßt sich der Tumor darstellen.

Das ist z. B. bei Baker-Zysten der Fall, deren Abgrenzbarkeit durch die Kapsel ohnehin keine Schwierigkeiten bereitet. Ähnlich echoarm wie die flüssigkeitsgefüllte Baker-Zyste ist der knorpelige Anteil von kartilaginären Exostosen. Auch hier ist eine gute Abgrenzbarkeit gegen das umgebende Gewebe möglich. Die knorpeligen Anteile des Tumors lassen sich sonographisch gut dargestellen, radiologisch werden sie nicht erfaßt.

In der Schalleitfähigkeit subkutan gelegener Lipome und dem umgebenden Fettgewebe besteht praktisch kein Unterschied. Die Verteilung echoreicher und echoarmer Strukturen ist ähnlich, was die Abgrenzung eher noch erschwert. Erleichtert wird die Darstellung durch die den Tumor umgebende Kapsel. Schwierigkeiten bestehen jedoch bei Tumoren, die infiltrativ wachsen und in der Echogenität dem umliegenden Gewebe ähneln. Das ist häufig in den Randbereichen von Metastasen der Fall. Sofern die Abgrenzbarkeit oder die Zuordnung zu anatomischen Strukturen schwierig ist, kann die Möglichkeit, Bewegungen von Weichteilstrukturen direkt sichtbar zu machen, ausgenutzt werden. Diesen Vorteil der Sonographie gegenüber den anderen bildgebenden Verfahren sollte man unbedingt ausnutzen.

Wechselseitiges Anspannen antagonistischer Muskelgruppen ermöglicht eine bessere anatomische Zuordnung von Tumoren. Wenn größere Tumoren in der Nähe von Gefäßnervenbündeln liegen, kann präoperativ durch Anlegen verschiedener Schnitte ein guter räumlicher Eindruck von der Größe des Tumors und der Lagebeziehung zum Gefäß gewonnen werden. Knöcherne Veränderungen lassen sich nur dann beurteilen, wenn die äußere Form verändert ist oder wenn Defekte der Kortikalis vorliegen. Sobald die Kontinuität der Kortikalis unterbrochen ist, wird auch der starke Reflex unterbrochen, und es treten ggf. Reflexionen an tiefergelegenen Strukturen auf. Diese Veränderungen können anscheinend sowohl bei bösartigen wie auch bei gutartigen Tumoren auftreten. Wir fanden

Kortikalisdefekte jedoch am häufigsten bei bösartigen Tumoren.

Wenn Kortikalisdefekte nur vereinzelt vorliegen und sehr klein sind, kann die Suche nach ihnen sehr mühsam sein. Wir halten den sonographischen Nachweis von Kortikalisdefekten jedoch für einen sehr wichtigen Befund, nach dem auf jeden Fall sehr ausgiebig gesucht werden sollte.

Ein weiterer wichtiger Punkt bei der sonographischen Beurteilung von Tumoren ist das Verhalten des Periostes im Übergangsbereich von normalen zum veränderten Knochen. Bei Osteosarkomen und Ewing-Sarkomen findet man gelegentlich Periostabspaltungen mit subperiostalen Verkalkungen, die den Codman-Dreiecken entsprechen.

Der überwiegende Teil der von uns untersuchten Tumoren war echoarm, und es war kein Rückschluß auf ihre Histologie möglich. Aussagen über die Art des Tumors konnten eher durch Lokalisation und Anamnese als mit Hilfe des Echomusters gemacht werden.

Für die Beurteilung von Tumoren scheinen uns 6 Punkte wichtig:

1. Tumoröse Veränderungen innerhalb der Weichteilstrukturen sind in ihrer veränderten Echogenität zum umliegenden Gewebe in Form und Größe in der Regel gut abgrenzbar.
2. Die Abgrenzbarkeit wird erleichtert, wenn eine Bewegung der anatomischen Strukturen gegeneinander erreicht werden kann.
3. Die Lage von Gefäßen, insbesondere der Arterien zum Tumor kann gut bestimmt werden.
4. An der Kortikalis ist der Nachweis bzw. Ausschluß von Defekten wichtig.
5. Am Übergang von unverändertem zu verändertem Knochen können subperiostale Verknöcherungen auftreten.
6. Aus der Echogenität läßt sich kein Rückschluß auf die Histologie des Tumors ziehen.

Da sich sonographische Kriterien für Unterscheidungen einzelner Tumorarten nicht gewinnen lassen, haben wir uns bei der Darstellung nach den üblichen klinischen Einteilungen gerichtet.

2.4.1 Von Weichteilgeweben ausgehende Tumoren

Bindegewebige bzw. bindegewebsbildende Tumoren. Ein großer Teil der gutartigen Weichteiltumoren gehört in die Gruppe der bindegewebigen Tumoren (mehr als 20%). Darunter fallen Fibrome und Fibromatosen (Abb. 2.22). Bei Veränderungen in der Nähe

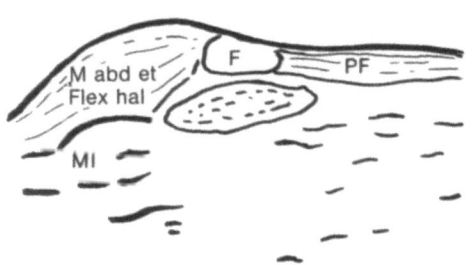 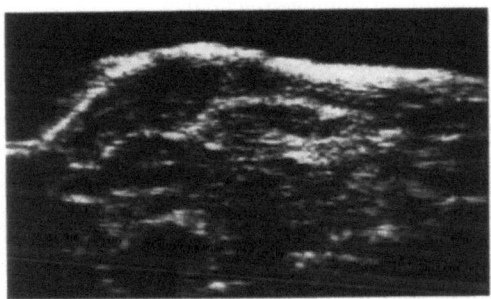

Abb. 2.22. 28jähriger Patient, Schmerzen und isolierte druckschmerzhafte Schwellung im Verlauf der Plantarfaszie des rechten Fußes. Querschnitt auf der Plantarseite des linken Mittelfußes. Neben der medial gelegenen, oberflächlichen kräftigen Muskelmasse des Abductor hallucis schließt sich nach lateral die Faszienschicht an. Unmittelbar neben der Muskelgruppe ist die homogen-echodichte Struktur der Faszie durch eine homogen-echoarme rundliche Zone unterbrochen (Fibromatose der Plantarfaszie – Morbus Ledderhose). (*M abd et flex hal* M. abductor et flexor hallucis, *PF* Plantarfaszie, *M I* Metakarpale I, *F* Fibromatose)

2 Weichteile

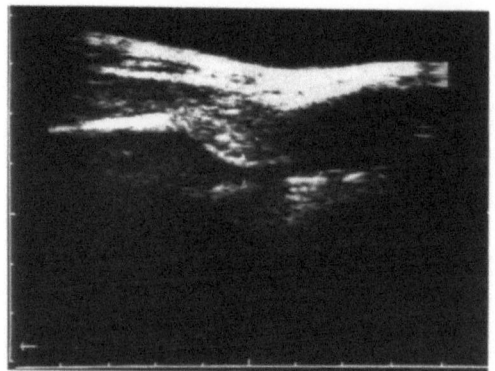
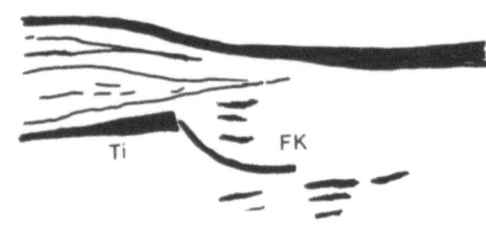

2.23

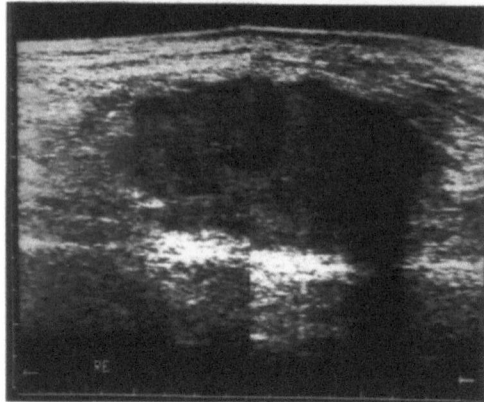
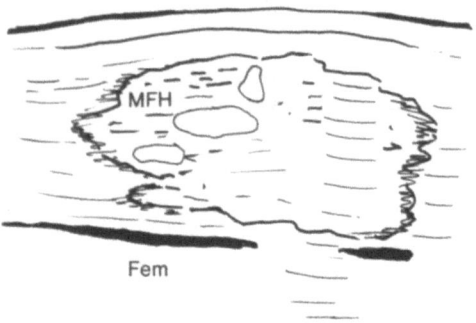

2.24

kräftiger Faszien (z.B. Plantaraponeurose) muß differentialdiagnostisch an diesen Tumor gedacht werden. Im Vergleich zu den großen echodichten Faszienstrukturen ist der Tumor eher homogen-echoarm.

Nichtossifizierende Knochenfibrome sind, wenn sie die Kortikalis durchbrochen haben (fibröser Kortikalisdefekt), sonographisch darstellbar. Die Kortikalisunterbrechung führt zu einer Stufenbildung. Das Tumorgewebe überragt kaum das Kortikalisniveau und liegt in der Echogenität unter der einer senkrecht angeschallten Sehne. Teilweise sind feinfleckige Binnenechos enthalten (Abb. 2.23).

Die bösartigen bindegewebsbildenden Tumoren sind seltener. Bei malignen fibrösen Histiozytomen fanden wir inhomogene Tumoren mit großflächigen echoarmen und echodichten Arealen, die ohne scharfe Abgrenzung ineinander übergingen (Abb. 2.24).

Abb. 2.23. 12jähriger Patient, belastungsabhängige Schmerzen am rechten Sprunggelenk. Ventraler Längsschnitt über der distalen Tibia. Die Kortikalis der Tibia ist distal unterbrochen. Der Kortikalisreflex setzt sich bogenförmig in der Tiefe verlaufend mach distal fort. Zwischen den oberflächlicher gelegenen Bindegewebsstrukturen und dem eingesunkenen Kortikalisreflex finden sich inhomogen verteilte, echoreiche, großflächige Reflexionen (fibröser Kortikalisdefekt). (*Ti* Tibia, *FK* fibröser Kortikalisdefekt)

Abb. 2.24. 73jähriger Patient, Rezidiv eines malignen fibrösen Histiozytoms an der Oberschenkelrückseite. Dorsaler Längsschnitt am rechten Oberschenkel im Übergang vom proximalen zum mittleren Drittel. Zirka 12 cm lange und 8 cm tiefe inhomogen-echoarme Strukturveränderung in der ischiokruralen Muskulatur des Oberschenkels. Die Veränderung liegt der Kortikalis unmittelbar auf und führt in den zentralen Bereichen zur Schallverstärkung. Sie ist insgesamt echoarm, unregelmäßig gegen die Umgebung begrenzt. In den zentralen Anteilen finden sich rundliche, echofreie Areale, im kranialen Anteil kommt es zur Schallabschwächung an der daruntergelegenen Kortikalis (malignes fibröses Histiozytom mit zentralen Nekrosen). (*Fem* Femur, *MFH* malignes fibröses Histiozytom)

Fettgewebstumoren. Mit 30–40% der gutartigen Weichteilgeschwülste zählen die Lipome zu den häufigsten Tumoren. Die Echostruktur ist der des normalen Fettgewebes vergleichbar. In der echoarmen Struktur liegen kleine echodichte Strukturen, die punkt- oder bogenförmig sind. Das Lipom ist von einer Kapsel umgeben, die in den Bereichen, in denen sie senkrecht getroffen wird, echodicht erscheint. Durch die Kapsel wird eine Abgrenzung des Lipoms sowohl in Fettgewebe mit seiner ähnlich aufgebauten Echotextur als auch in der Muskulatur möglich (Abb. 2.25).

Muskelgewebe. Tumoren des Muskelgewebes sind selten. Am häufigsten kommen noch Rhabdomyosarkome vor. Histologisch werden 3 Typen (pleomorph, alveolär und botryoid) unterschieden. Auch innerhalb der Typen besteht eine große morphologische Varianz, so daß die histologische Differential-

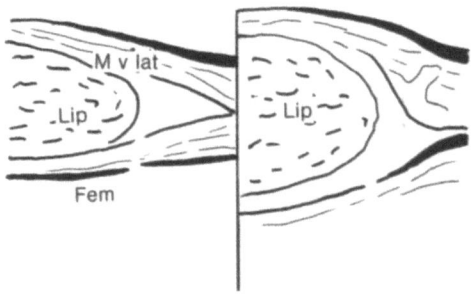
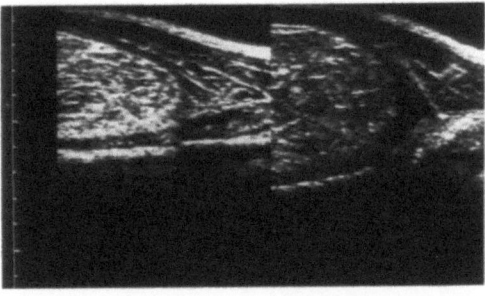

Abb. 2.25. 24jähriger Patient, seit mehr als 5 Jahren bestehende Schwellung auf der Außenseite des li. Oberschenkels. Ventrolateraler Längsschnitt in Oberschenkelmitte. Im Bereich des Vastus lateralis liegt eine grobfleckig-echodichte, längsovale Strukturveränderung, die zur Verdrängung der Fasern des Vastus lateralis führt. Die Veränderung ist ca. 16 cm lang und in der Mitte etwa 5 cm im Durchmesser. Sie ist an den Rändern glatt begrenzt. Die Muskelfasern verschieben sich bei Kontraktion gegen diese Veränderung und deformieren sie. Am Rand der Veränderung entsteht eine Stufenbildung an der Femurkortikalis infolge unterschiedlicher Schalleitgeschwindigkeit (intramuskuläres Lipom). (*M v lat* M. vastus lateralis, *Fem* Femur, *Lip* Lipom)

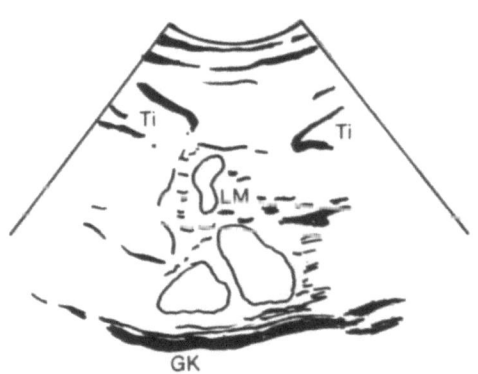
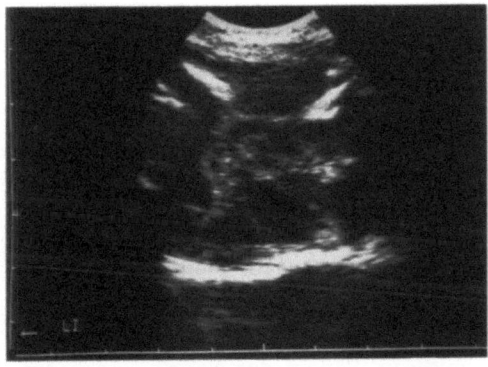

Abb. 2.26. 17jähriger Patient, plötzlich aufgetretene Schmerzen am linken Unterschenkel, röntgenologisch Osteolyse, histologisch Leiomyosarkom. Längsschnitt von venterolateral an die proximale Tibia. Die glatte Tibiakortikalis ist über eine Strecke von etwa 2 cm unterbrochen. Die intraossär abgebildeten Strukturen sind inhomogen-echoarm mit rundlich längsovalen echofreien Bezirken. (*Ti* Tibia, *GK* Gegenkortikalis, *LM* Leiomyosarkom)

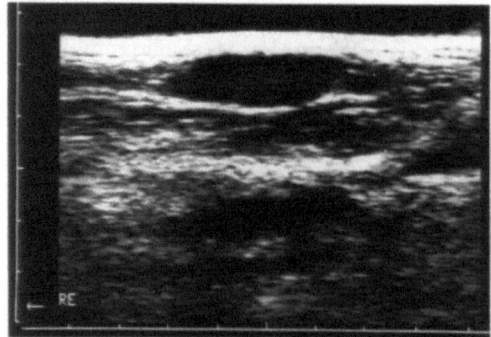
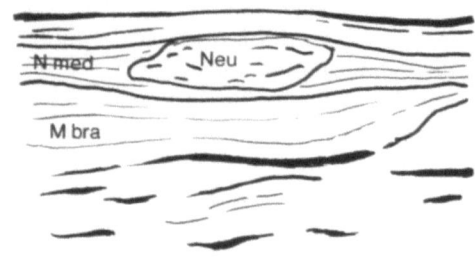
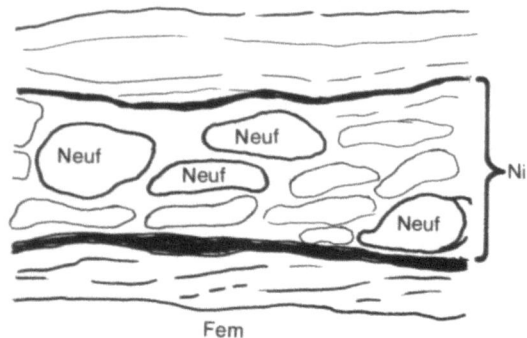

diagnose erschwert ist. Ob sich diese Vielfalt auch in sonographisch unterschiedlichem Verhalten äußert, ist nicht bekannt. Das von uns gesehene Leiomyosarkom bei einem jungen Erwachsenen zeigte ein buntes Nebeneinander echofreier und echodichter Regionen (Abb. 2.26).

Nervengewebe. Narben und Amputatinsneurinome sind wegen der veränderten topographischen Bedingungen schlecht gegen das umgebende Narbengewebe abgrenzbar. Dem gegenüber ist der topographische Zusammenhang bei Neurinomen (Abb. 2.27), Neurofibromen (Abb. 2.28) und neurogenen Sarkomen (Abb. 2.29) oft herstellbar. Längsschnitte im Verlauf der Nerven lassen den Tumor als spindelförmige, echoärmere Aufweitung des Nerven erscheinen. Bei der dynamischen Untersuchung im Querschnitt wird der entsprechende Nerv in seinem Verlauf

▲
Abb. 2.27. 39jähriger Patient, Schmerzen auf der Innenseite des Oberarmes und ausstrahlende Schmerzen in den Zeigefinger und Mittelfinger. Längsschnitt im Verlauf des Gefäßnervenstranges auf der Innenseite des Oberarmes. Die homogenechodichte Struktur des Nerven wird durch eine spindelförmige, etwa 2,5 cm lange echofreie Struktur aufgetrieben. Bei Bewegung der umgebenden Muskeln bleiben sowohl die echofreie Strukur als auch der Nerv in ihrer Lage unverändert (Neurinom). (*N med* N. medianus, *M bra* M. brachialis, *Neu* Neurinom)

Abb. 2.28. 14jähriger Patient, Morbus Recklinghausen Längsschnitt auf der Rückseite des rechten Oberschenkels im Verlauf des N. ischiadicus. Die Struktur des N. ischiadicus ist massiv verdickt mit einem Durchmesser von 3 bis teilweise 5 cm. Innerhalb des Nervs liegen perlschnurartig aufgereiht längsovale echoarme Formationen (multiple Neurofibrome des N. ischiadicus). (*N i* N. ischadicus, *Fem* Femur, *Neuf* Neurofibrom)

2.4.1 Von Weichteilgeweben ausgehende Tumoren

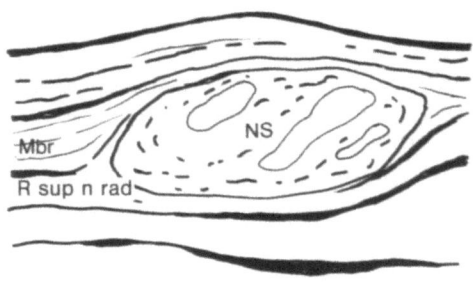
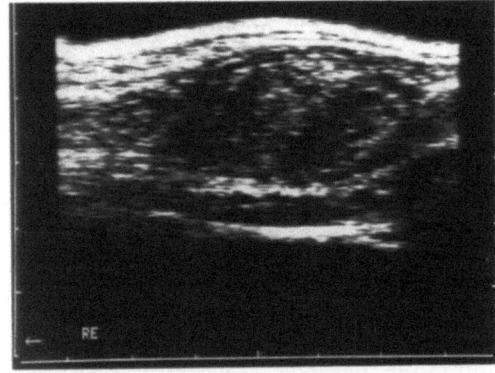

2.29

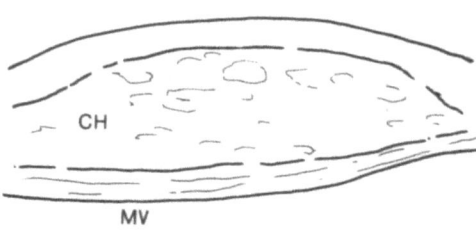
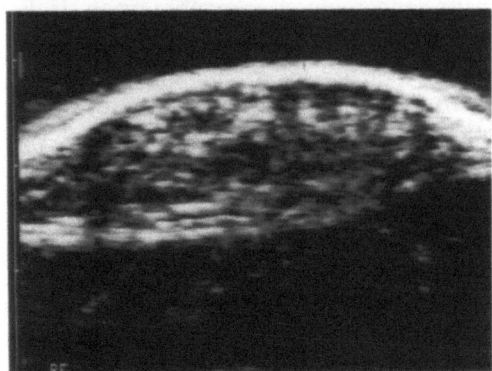

2.30

zwischen den Kennmuskeln verfolgt. In Höhe des Tumors kommt es zu einer rundlichen, echoarmen Querschnittserweiterung.

Gefäße. Gutartige Gefäßtumoren nehmen mit ca. 20% den 3. Platz in der Häufigkeit der gutartigen Weichteiltumoren ein. Die oberflächliche Lage der Naevi macht bildgebende Verfahren zur weiteren Diagnostik überflüssig.

Kavernöse Hämangiome können in der Haut, Subkutis, im Muskel und im Knochen liegen. Die Gefäßkonvolute liegen ohne Kapsel in den jeweiligen Geweben. Da die Gefäße unregelmäßig schräg angeschnitten werden und die Lumina in der Größenordnung der axialen Auflösung liegen, entsteht ein Echomuster, das vom umgebenden Gewebe nur schwer abgrenzbar ist (Abb. 2.30).

▲
Abb. 2.29. 8jähriger Patient, schmerzlose Schwellung am proximalen Unterarm im Verlauf des M. brachioradialis. Längsschnitt über dem proximalen Radius im Verlauf des Ramus superficialis nervi radialis. Die echodichte Struktur des Nerven ist über eine Länge von ca. 3 cm bis zu einem Durchmesser von 2 cm kolbig aufgetrieben. Die Binnenstruktur der Veränderungen weist großflächige echodichte und echofreie Areale auf (neurogenes Sarkom). (*R sup n rad* ramus superficialis nervi radialis, *M br* M. brachioradialis, *NS* neurogenes Sarkom)

Abb. 2.30. 15jähriger Patient, kavernöses Hämangiom an der Außenseite des rechten Vorfußes. Längsschnitt an der Fußaußenseite in Höhe des 5. Strahles. Unmittelbar subkutan liegt eine Strukturveränderung, die ca. 3 cm lang ist und etwa 1 cm tief. Die Veränderung ist gegen die Umgebung schlecht abgrenzbar, das Echomuster besteht aus feinfleckigen echofreien Arealen, zwischen die kräftige, kurzbogige, echodichte Linien gelagert sind (kavernöses Hämangiom). (*CH* Cavernöses Hämangiom, *MV* Metatarsale V)

2.4.2 Weichteil- und Knochenmetastasen

Metastasen anderer Tumoren im Bereich der Stütz- und Bewegungsorgane treten vorwiegend jenseits des 40. Lebensjahres auf. Von den Metastasen werden hauptsächlich die Wirbelsäuel und die stammnahen Extremitätenabschnitte befallen. Am häufigsten gehen Metastasen von Mammakarzinomen, Bronchialkarzinomen, Nierengeschwülsten, Schilddrüsen- und Prostatakarzinomen aus. Intraossär liegende Metastasen sind erst dann sonographisch erkennbar, wenn sie die Kortikalis zerstört haben und Weichteile infiltrieren.

Die Wirbelsäule mit der autochtonen Rückenmuskulatur eignet sich weniger gut zur sonographischen Untersuchung als die Extremitäten (Abb. 2.31).

2.4.3 Knochenbildende Tumoren

Gutartige knochenbildende Tumoren. Die Osteome und Osteoidosteome liegen häufig intraossär und sind damit sonographisch nicht zugänglich. Wenn die Kortikalis mitbetroffen ist, ist es im Bereich der kurzen Plattenknochen und an den langen Röhrenknochen im Bereich der Meta- und Epiphysen wegen der ohnehin oft unregelmäßig gestalteten Knochenoberfläche schwierig, diese Veränderungen zu beurteilen. Lediglich im Bereich der Diaphyse besteht eine gute Möglichkeit der Oberflächenbeurteilung.

Bösartige knochenbildende Tumoren. Das Osteosarkom mit seinen verschiedenen Untergruppierungen, das juxtakortikale Osteosarkom und das paraossale Osteosarkom gehören zu dieser Gruppe. Der Häufigkeitsgipfel der Osteosarkome liegt in der 2. Lebensdekade, die paraossalen Osteosarkome treten bevorzugt in der 3. und 4. Lebensdekade auf.

Osteosarkome sind erst dann sonographisch darstellbar, wenn sie zur Zerstörung der Kortikalis geführt haben. Häufig finden sich dann mehrere unscharf begrenzte, nebeneinander liegende Kortikalisdefekte, über denen die knochenüberragenden Anteile des Tumors der Weichteile verdrängen. Sie können gegen die Umgebung gelegentlich wie durch eine Kapsel abgetrennt sein. An

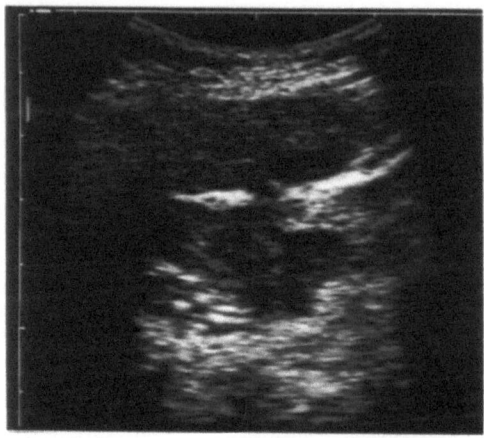 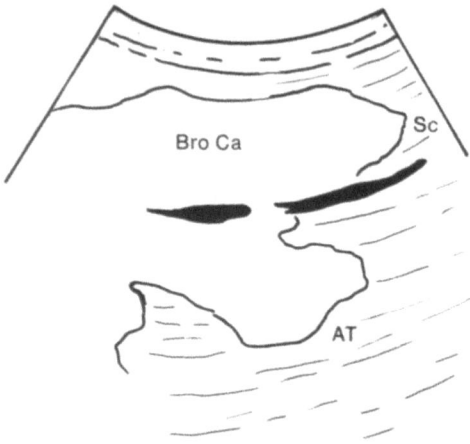

Abb. 2.31. 53jähriger Patient, bekanntes Bronchial-Ca., stark schmerzhafte Schwellung im Bereich der Dornfortsätze der Wirbel C7 bis Th3 (Pancoast-Tumor). Paramedianer Längsschnitt C6 bis Th3. Subkutan und in der autochtonen Rückenmuskulatur liegt ein echoarmer Tumor, der die echodichte Fascia thorakodorsalis mehrfach durchbricht. (*Sc* Subcutis, *AT* autochtone Rückenmuskulatur, *Bro Ca* Bronchialkarzinom)

2.4.3 Knochenbildende Tumoren

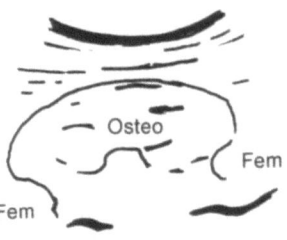
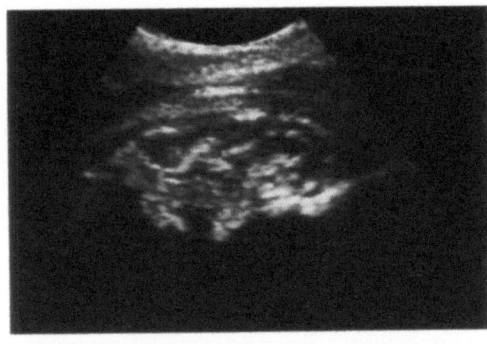

Abb. 2.32. 13jähriger Patient, Schmerzen am distalen Oberschenkel. Dorsaler Längsschnitt am distalen Oberschenkel ca. 5 cm proximal des Kniegelenksspaltes. Der glatte Kortikalisreflex des Femurs ist über eine Strecke von ca. 4 cm mehrfach unterbrochen und abgeschwächt. Die Weichteile werden durch eine dem Knochen aufliegende Struktur bogenförmig verdrängt. Innerhalb des Tumors wechseln großflächige echodichte und echofreie Areale irregulär (Osteosarkom). (*Fem* Femur, *Osteo* Osteosarkom)

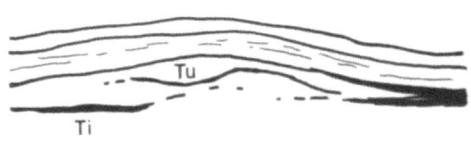
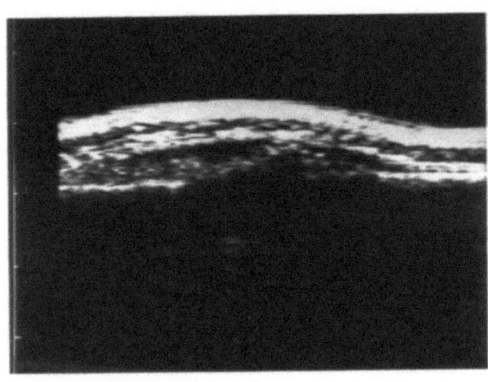

Abb. 2.33. 11jähriger Patient, Schmerzen und diskrete Schwellung an der Tibavorderkante. Längsschnitt an der proximalen medialen Tibia. Der kräftige Kortikalisreflex der Tibia ist über eine Strecke von ca. 3 cm unterbrochen durch vorgelagerte, inhomogen verteilte, großflächige echodichte Formationen. Die dem Knochen aufliegenden Weichteilstrukturen werden bogenförmig über eine Länge von ca. 6 cm durch echoarme Strukturen verdrängt (juxtakortikales Osteosarkom). (*Ti* tibia, *Tu* Tumor)

den Randbereichen zum normalen Knochen hin treten häufig unter den periostalen Abhebungen Verkalkungen, die den Codman-Dreiecken entsprechen, auf.

Je nach Größe des Tumors und nach Ausprägung der osteolytischen Veränderungen können große Kortikalisdefekte auftreten, so daß Gewebeanteile weit unterhalb des normalen Kortikalisniveaus eingesehen werden können. Innerhalb des Tumors wechseln echoarme bis echofreie Areale mit echodichten Arealen, die auch Schallschatten geben können (Abb. 2.32). Bei den juxtakortikalen und paraossalen Osteosarkomen liegen die Veränderungen oberflächlich und können sonographisch sehr gut eingesehen werden. Besonders bei den juxtakortikalen Osteosarkomen imponiert in frühen Stadien eine echofreie, dem Knochen aufliegende schmale Region, die zu den Rändern hin spitzzipflig ausläuft. Dem Knochen sind echodichte Formationen vorgelagert (Abb. 2.33).

2.4.4 Knorpelbildende Tumoren

Gutartige knorpelbildende Tumoren. Zu den gutartigen knorpelbildenden Tumoren gehören die Chondroblastome, Chondromyxoidfibrome, Chondrome und Osteochondrome.

Sofern Chondroblastome, Chondromyxoidfibrome und Chondrome die äußere Begrenzung des Knochens durchbrochen haben, stellen sie sich als Kortikalisunterbrechung dar und sind in ihrer Echogenität gegenüber dem Muskelgewebe echoarm. Die Osteochondrome fallen durch die zum Teil massive Anhebung der Knochenoberfläche auf. An den Randbereichen überragen sie oft spornartig die Basis, wodurch Schallschattenbildungen entstehen (Abb. 2.34).

Der Knochenoberfläche sind echofreie Formationen aufgelagert, sie entsprechen dem knorpeligen Teil der Osteochondrome. Gegen die Umgebung sind sie gut abgrenzbar und an den Rändern meist abgerundet.

Bösartige knorpelbildende Tumoren. Das Chondrosarkom entsteht an den großen Röhrenknochen in der Mehrzahl der Fälle zentral. Freyschmidt und Ostertag geben für die Mehrzahl der Chondrosarkome im Femur (80%), in der Tibia (70%), dem Humerus (70%) und dem Wirbel (65%) einen zentralen Sitz an. Eine sonographische Diagnose ist erst dann möglich, wenn der Tumor die Kortikalis geschädigt hat. Dies kann u. U. erst sehr spät bei schon ausgedehntem intraossärem Befall auftreten (Abb. 2.35). Im Beckenbereich an den Rippen und an der Scapula treten die Chondrosarkome eher exzentrisch auf und sind daher früher sonographisch einsehbar (Abb. 2.36).

Große extraossär liegende Teile von Chondrosarkomen wachsen gegen die Umgebung in der Regel verdrängend und haben eine glatte Begrenzung gegen das umgebende Gewebe. In dem darunterliegenden Knochen bestehen in der Regel mehrere Kortikalisunterbrechungen. Chondrosarkome sind in der Regel echoarme Tumoren, in die echodichte großfleckige Binnenechos eingelagert sind, mit gelegentlicher Schallschattenbildung.

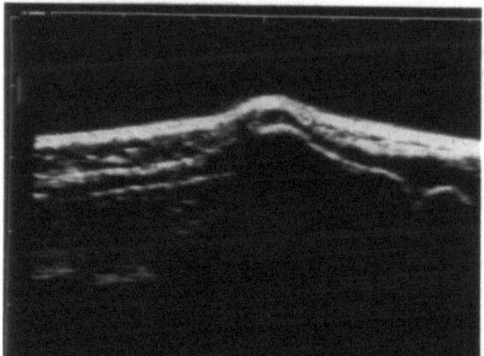 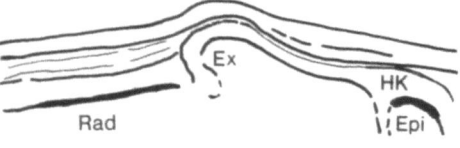

Abb. 2.34. 6jähriger Patient, schmerzlose harte Schwellung am distalen Radius. Längsschnitt über dem distalen Radius unmittelbar neben der A. radialis. Der kräftige Kortikalisreflex der distalen Radiusmetaphyse steigt proximal der Epiphysenfuge stufenförmig an. Etwa 3 cm proximal der Epiphysenfuge bricht der Reflex ab, um sich auf einem tieferen Niveau fortzusetzen. Der Kortikalisstruktur liegt in dem veränderten Bereich ein schmaler echofreier Saum auf (Osteochondrom). [*Rad* Radius, *Epi* Epiphyse, *HK* hyaliner Knorpel, *Ex* Exostose (Osteochondrom)]

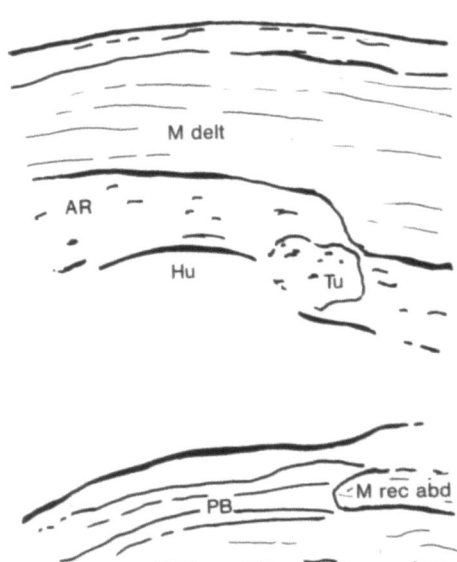
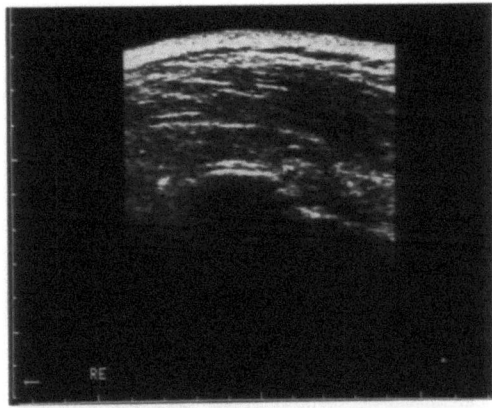
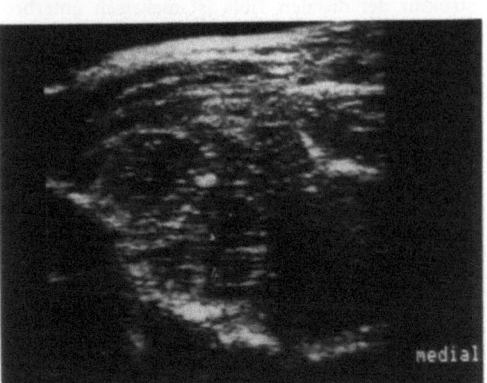

▲
Abb. 2.35. 48jähriger Patient, Schmerzen in der rechten Schulter im Sinne eines Schulter-Arm-Syndroms. Dorsaler Vertikalschnitt an der rechten Schulter (Normalbefund s. Abb. 3.8). Der Kortikalisreflex des proximalen Humerus ist am Übergang vom Kopf zum Schaft mehrfach unterbrochen durch großflächige, echodichte Strukturveränderungen, die pilzförmig in die Struktur des M. teres minor hineinragen (Chondrosarkom des proximalen Humerus). (*M delt* M. deltoideus, *AR* Außenrotatoren, *Hu* Humerus, *Tu* Chondrosarkom)

Abb. 2.36. 13jähriger Patient, Schmerzen in der linken Leiste mit Ausstrahlung in das Bein. Transversalschnitt von ventral über dem linken Os ilium etwa 7 cm distal der Crista iliaca. Der in der Tiefe verlaufende bogenförmige Kortikalisreflex des Os ilium ist mehrfach unterbrochen. Dem Knochen liegt ein im Durchmesser ca. 8 cm großer Tumor auf, der überwiegend echoarm ist, mit großfleckigen echodichten Strukturveränderungen, die teilweise zur Schallschattenbildung führen (Chondrosarkom). (*O i* Os ilium, *M rec abd* M. rectus abdominis, *PB* platte Bauchmuskeln, *Tu* Chondrosarkom)

2.4.5 Knochenmarksgeschwülste

Zu den Knochenmarksgeschwülsten gehören das Ewing-Sarkom, maligne Lymphome und das Plasmozytom. Den für das Ewing-Sarkom typischen radiologischen Befunden mit der mottenfraßartigen Destruktion der Kortikalis und den knochenaufliegenden Periostverknöcherungen entsprechen sonographisch multiple, unscharf begrenzte Unterbrechungen der echodichten Kortikalis. Der Kortikalis kann ein relativ schmaler, echoärmerer Saum aufliegen, der an den Begrenzungen zur intakten Kortikalis subperiostale Verknöcherungen mit Schallschattenbildung aufweisen kann (Abb. 2.37).

Die malignen Lymphome und Plasmozytome können unterschiedlich ausgedehnte Destruktionen des Knochens bewirken, die

2 Weichteile

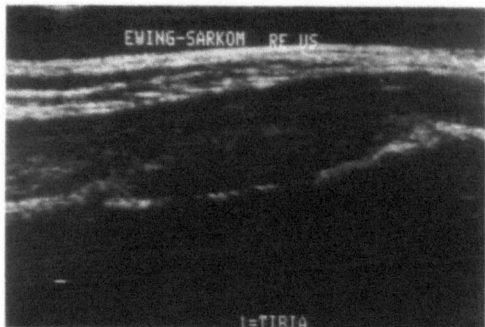 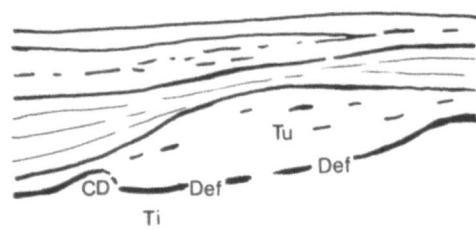

Abb. 2.37. 11jähriger Patient, starke Schmerzen im distalen rechten Unterschenkel. Längsschnitt auf der Lateralseite der distalen rechten Tibia. Die Kortikalisstruktur der distalen Tibia ist mehrfach unterbrochen. Die dem Knochen vorgelagerte Struktur ist inhomogen-echoarm ohne echodichte Strukturen mit Schallschattenbildung. An der proximalen Begrenzung dieser Veränderungen besteht eine dreieckförmige echodichte Auflagerung auf der Kortikalis, die zur Schallschattenbildung führt (Codman-Dreieicke im Röntgen; Ewing-Sarkom). (*Ti* Tibia, *Def* Kortikalisdefekt, *CD* Codman-Dreieck, *Tu* Ewing-Sarkom)

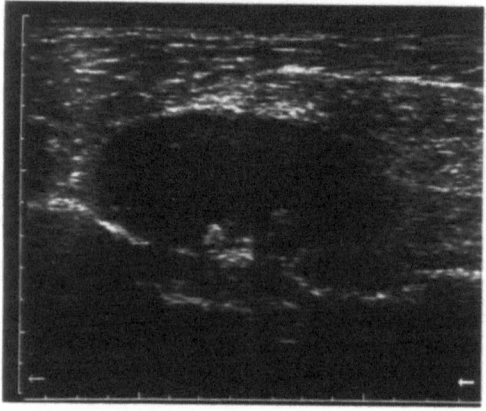 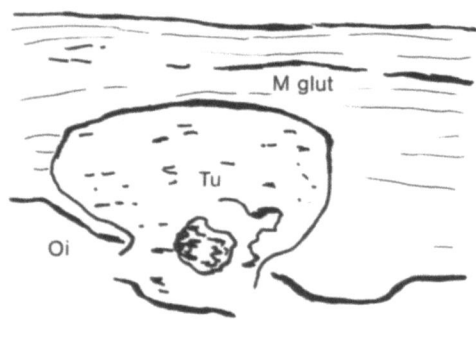

Abb. 2.38. 52jähriger Patient, ischialgiforme Schmerzen im linken Bein. Längsschnitt im Verlauf der Glutealmuskulatur auf der Außenseite des linken Beckens. Die Kortikalisstruktur des Os ilium ist mehrfach unregelmäßig unterbrochen, die Glutealmuskulatur ist vom Knochen durch einen längsovalen, etwa 9 cm langen echoarmen Prozeß abgehoben. Zentral liegen großflächige echodichte Areale Hodgkin-Lymphom mit Osteolyse des Os ilium). (*O i* Os ilium, *Mm glut* Glutealmuskulatur, *Tu* Lymphom)

von kleinfleckigen Kortikalisdestruktionen bis zu ausgedehnten rundlichen Defekten reichen. Die Tumoren entsprechen, wenn sie in den Weichteilen liegen, eher rundlich begrenzten echoarmen Formationen, die gegen die Umgebung in der Regel relativ gut abgrenzbar sind (Abb. 2.38).

2.4.6 Riesenzellgeschwülste

Riesenzellgeschwülste treten in der Regel im Alter zwischen 20 und 40 Jahren auf. Sie liegen epiphysär exzentrisch. Die Osteolyse führt in der Regel zu einer Kortikalisunterbrechung, so daß diese sonographisch erkannt werden kann. Der Tumor ist in seiner Echogenität eher echoarm.

2.4.7 Tumorähnliche Läsionen

Zu den tumorähnlichen Läsionen zählen die fibröse Dysplasie, aneurysmatische Knochenzysten und juvenile Knochenzysten.

Sowohl für die fibröse Dysplasie als auch die aneurysmatische Knochenzyste gilt, daß die umgebende Knochenstruktur zwar deformiert, jedoch in ihrer Oberfläche durchgehend sein kann. Viele dieser Veränderungen sind daher besonders dann, wenn sie nicht im glatten diaphysären Bereich liegen, schwer zu beurteilen. Erst die Unterbrechung der Kortikalis führt zu einem auffälligen sonographischen Befund (s. Abb. 2.39). Auch für die juvenile Knochenzysten gilt, daß sie sonographisch unauffällig sind, solange sie von intakter Kortikalis umgeben sind.

2.5 Stellenwert

Mit Hilfe eines offenen Fragebogens wurde eine bundesweite Umfrage zur Anwendungsart und -häufigkeit der Sonographie in der täglichen Diagnostik am Stütz- und Bewegungsapparat durchgeführt. Angeschrieben wurden alle orthopädischen Kliniken und alle Rehabilitationskliniken, bei denen als Indikation der Stütz- und Bewegungsapparat angegeben wurde. Von insgesamt 387 Kliniken konnten die Bögen aus 167 Kliniken ausgewertet werden (Tabelle 2.1).

Ein wichtiges Gebiet der Sonographie in ihrer heutigen Verbreitung ist die Diagnostik der Weichteile. Weichteile wurden definiert als die nicht unmittelbar einem Gelenk zuordenbaren Strukturen der Stütz- und Bewegungsorgane. Etwa 11% aller Untersuchungen entfallen auf die Weichteildiagnostik. Die *degenerativen Veränderungen der Sehnen und ihre Verletzungen* werden am häufigsten untersucht. In der Regel werden Anamnese, klinische Untersuchung und die Sonographie zur Diagnosestellung und Dokumentation ausreichen. Das gleiche gilt für die *Verletzungen der Muskulatur*. Erkrankungen der Muskular gehen zwar ebenfalls mit Änderungen der Echostruktur einher, lassen sich jedoch in ihrem Verteilungsmuster und in den strukturellen Auswirkungen besser in der Kernspintomographie beurteilen.

Für die Weichteiltumordiagnostik hat die Sonographie die Bedeutung, daß sie einen klinischen Verdacht mit einem bildgebenden Verfahren sichern kann. Sowohl die *Tumorausdehnung* und *Zusammensetzung eines Tumors* als auch die *Dignität* lassen sich kernspintomographisch besser beurteilen. Auch im Hinblick auf die therapeutischen Konsequenzen muß eine Kernspintomographie gefordert werden. In der Tumornachsorge

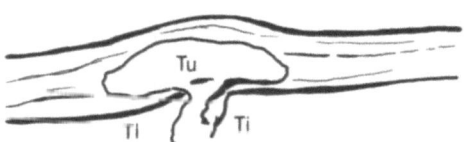

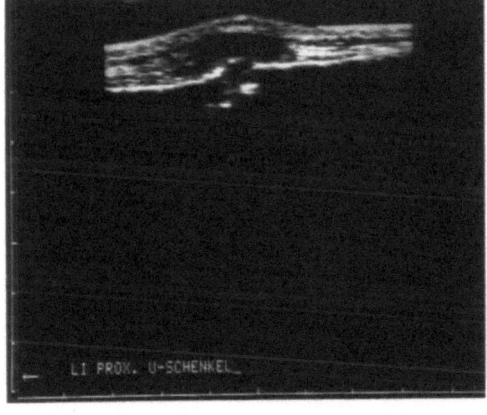

Abb. 2.39. 14jähriger Patient, Schmerzen und Schwellung unterhalb des linken Kniegelenkes. Längsschnitt über der proximalen medialen Tibial. Die Kortikalisstruktur der Tibia ist kurzstreckig unterbrochen mit Basisreflexion. Über der Kortikalisunterbrechung liegt eine knapp 2 cm lange, haubenförmige echofreie Strukturveränderung, die die übrigen Weichteile verdrängt hat (aneurysmatische Knochenzyste). (*Ti* Tibia, *Tu* aneurysmatische Knochenzyste)

Tabelle 2.1. Stellenwert der Sonographie in der Diagnostik am Stütz- und Bewegungsapparat

	Gesamt	[%]	Konservative Kliniken	[%]	Op Kliniken	[%]
Säuglingshüfte	100856	(44,4)	71	(0,3)	100785	(50,2)
Schulter	40863	(17,0)	8952	(41,1)	31911	(15,9)
Weichteile	22743	(11,2)	2508	(11,5)	20235	(10,1)
Knie	20487	(10,0)	4608	(21,1)	15879	(7,9)
Hüfte (Kind/Erw.)	14252	(7,0)	1871	(8,6)	12381	(6,2)
Ellbogen	3401	(1,7)	709	(3,3)	2692	(1,3)
Hand	2795	(1,4)	442	(2,0)	2353	(1,2)
Sprunggelenk	3099	(1,5)	714	(3,3)	2385	(1,2)
Fuß	1988	(1,0)	291	(1,3)	1697	(0,9)
Gefäße	11910	(5,8)	1641	(7,5)	10269	(5,1)
Summe	222394		21807		200587	

Anmerkung. Die %-Angaben sind aufgerundet.

kann, besonders dann, wenn bei der Tumorbehandlung Metallimplantate eingebracht wurden, die sonographische Kontrolle für die Beurteilung lokaler Rezidive sehr wichtig sein.

Weichteilveränderungen bei der *rheumatoiden Arthritis* sind stammnah klinisch schlechter zu beurteilen als in der Peripherie. Entsprechende Bedeutung hat die sonographische Untersuchung zur Sicherung der Diagnosen.

Die nachgenannten Zahlen und das Diagramm sind der bundesweiten Umfrage an 387 Kliniken aus dem Jahre 1994 entnommen (Abb. 2.40).

2.6 Dokumentation

Für die Dokumentation müssen die in Kap. 1.4 genannten Grundlagen beachtet werden. Eine Standardisierung ist für die Untersuchung der Weichteile nicht sinnvoll. Ungefähr 25% der Weichteiluntersuchungen entfielen auf die Achillessehnen. Für die häufigsten an der Achillessehne auftretenden pathologischen Veränderungen sind im folgenden Vorschläge für die sonographische und textgebundene Standarddokumentation angeführt (s. Abb. 2.41 – 2.44).

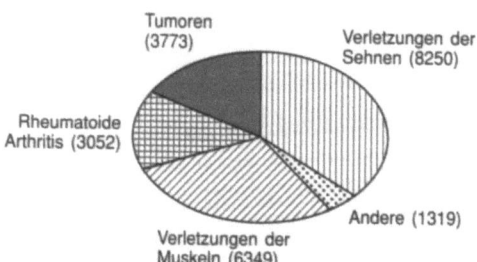

Abb. 2.40. Sonographische Untersuchung der Weichteile (22743/Jahr)

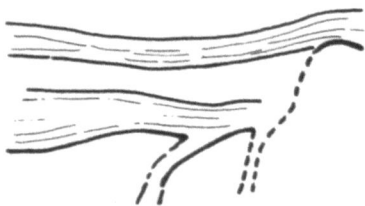

Abb. 2.41. Normalbefund der Achillessehne. Die Achillessehne zeigt sich als stark reflexgebendes Band ohne Unterbrechung und in normaler Breite vom Calcaneusreflex bis zum muskulären Übergang. Tibia, Talus und Calcaneus sind glatt begrenzt

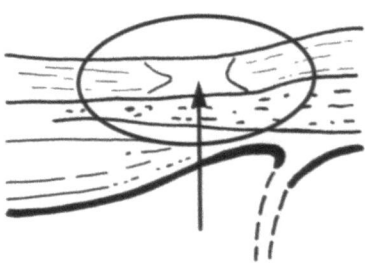

Abb. 2.42. Frische, komplette Achillessehnenruptur. Das Peritendineum der Achillessehne ist durch echoarme Formationen (Hämatom) aufgeweitet, welche die echoreichen Sehnenenden voneinander trennen (*Pfeil*). Durch Beugung und Streckung im oberen Sprunggelenk weichen die Sehnenstümpfe auseinander bzw. nähern sich an

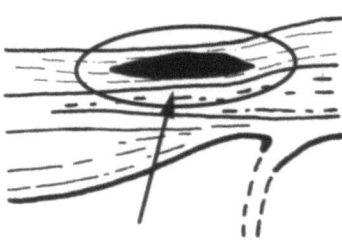

Abb. 2.43. Echoarme Strukturveränderung in der Achillessehne (Achillodynie). Die Achillessehne stellt sich zum Teil aufgetrieben dar. An diesen Stellen finden sich im Sehnenreflex vorwiegend echoarme, spindelförmige Strukturveränderungen (*Pfeil*). Außerhalb dieser Region ist das Reflexmuster der Sehne normal

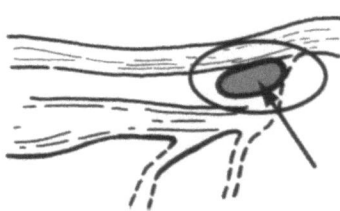

Abb. 2.44. Bursa subachillea darstellbar. Unter der sonographisch durchgängigen Achillessehne findet sich eine scharf begrenzte echoarme Formation mit diskreter Schallverstärkung (Bursa subachillea, *Pfeil*)

Literatur

Weichteile

Bernandino ME et al. (1981) The extremity soft tissue lesion: a comparative study of ultrasound, computed tomography and xeroradiography. Radiology 139:53–59

Bourvier JE et al. (1982) Muscular echotomography in sports traumatology. Schweiz Z Sportmed 30: 91–93

Cady EB, Gardener JE, Edward RHT (1983) Ultrasonic tissue characterisation of skeletal muscle. Eur J Clin Invest 13:469–473

Cervantes J et al. (1983) Ultrasound diagnosis of rectus sheath hematoma. Am Surg 49:542–545

Clayton R et al. (1966) Measurement of bone mass from ultrasonic transmission time. Proc Soc Exp Biol Med 123:282–285

Craven JD et al. (1973) Measurement of the velocity of ultrasound in human cortical bone and its potential clinical importance. An in vivo preliminary study. Invest Radiol 8:72–77

De Billy M, Doucet J, Quentin G (1975) Angular dependence of the backscattered intensity of acoustic waves from rough surfaces. Conference Proc. Ultrasonic International

Dillehay GL et al. (1984) The ultrasonographic characterization of tendons. Invest Radiol 19:338–341

Durckel J et al. (1985) Muscular pathology and echography. Excluding tumors. Ann Radiol (Paris) 28: 9–13

Ernst J (1986) Indikationen zur Sonographie in der Rheumatologie. In: Otto RC, Schnaars PC (Hrsg) Ultraschalldiagnostik 85. Thieme, Stuttgart, S 670–671

Esche R (1952) Untersuchungen zur Ultraschallabsorption in tierischen Geweben und Kunststoffen. Akust Beih 2:71–74

Fiegler W (1983) Einfluß verschiedener Parameter auf das Auflösungsvermögen hinter dem Störfaktor Fettgewebe in der Sonographie. ROFO 139:85–90

Fornage BD (1986) Achilles tendon: US examination. Radiology 159:759–764

Fornage BD (1987) The hypoechoic normal tendon. A pitfall. J Ultrasound Med 6:19–22

Fornage BD et al. (1983) Ultrasonography in the evaluation of musculoesceletal trauma. J Ultrasound Med 2:549–554

Forst R (1986) Sonographische Untersuchungen der Skelettmuskulatur bei neuromuskulären Erkrankungen – unter Einsatz rechnergestützter Ultraschall-B-Bild-Auswertung. Habilitationsschrift, RWTH Aachen

Forst R, Hausmann B (1983) Frühbehandlungsmöglichkeiten bei Duchenne-Muskeldystrophie. Z Phys Med Baln Med Klin 12:88–95

Forst R, Hausmann B (1985) Skelettmuskelsonographie zur Verlaufsdiagnostik bei neuromuskulären Erkrankungen. Z Orthop 123:755–756

Forst R, Casser HR (1985) 7-MHz-Realtime Sonographie der Skelettmuskulatur bei Duchenne-Muskeldystrophie. Ultraschall 6:336–340

Frucht AH (1953) Die Schallgeschwindigkeit in menschlichen und tierischen Geweben. Z Ges Exp Med 120:526–557

Gershuni DH et al. (1982) Ultrasound evaluation of the anterior musculofascial compartment of the leg following exercise. Clin Orthop 167:185–190

Gramberg H (1956) Absorptionsmesungen an biologischen Substanzen bei niedrigen Ultraschallfrequenzen. Inaug. Dissertation, Frankfurt

Harland U (1988) Die Abhängigkeit der Echogenität vom Anschallwinkel an Muskulatur und Sehnengewebe. Z Orthop 126:117–124

Heckmatt JZ, Dubowitz V, Leemann S (1980a) Detection of pathological change in dystrophic muscle with B scan ultrasound imaging. Lancet 1:1389

Heckmatt JZ, Leemann S, Dubowitz V (1980b) Ultrasound imaging in the diagnosis of muscle disease. J Paediatr 101:656–660

Hermann G et al. (1984) Computed tomography of soft-tissue lesions of the extremities, pelvic and shoulder girdles: sonographic and pathological correlations. Clin Radiol 35:193–202

Hueter TF (1948) Messung der Ultraschallabsorption in tierischen Geweben und ihre Abhängigkeit von der Frequenz. Naturwissenschaften 35:285–286

Ikai M, Fikunaga I (1968) Calculation of muscle strength per unit. Crossectional area of human muscle by means of ultrasonic measurement. Int Z Arb Physiol 26:26

Kamer FL et al. (1977) Ultrasound appearance of myositis ossificans. Skeletal Radiol 4:19–20

Karaharju E et al. (1981) Xanthomas of the Achilles tendon. Ann Chir Gynaecol 70:116–119

Kramps HA (1979) Einsatzmöglichkeiten der Ultraschalldiagnostik am Bewegungsapparat. Z Orthop 117:355–364

Kratochwil A, Zweymüller K (1974) Ultrasonic examination in orthopaedic surgery. Röntgenpraxis 27:343

Kresse H (1969) Der Einfluß des Einfallswinkels bei der Ultraschallechodiagnostik. Elektromedizin Sonderausgabe, S 43–45

Kresse H (1973) Anwendungsmöglichkeiten der Ultraschalldiagnostik. Tl. 1. Grundlagen der Ultraschalldiagnostik. Röntgenpraxis 26:228–239

Kumari S et al. (1979) Gray scale ultrasound: evaluation of iliopsoas hematomas in hemophiliacs. AJR 133:103

Laine H et al. (1984) Real time sonography to diagnose soft-tissue sports injuries. Lancet 2:55

Lawson TL, Mittler S (1978) Ultrasonic evaluation of extremity soft tissue lesions with orthographic correlation. J Can Assoc Radiol 29:58–61

Leekam RN et al. (1986) Sonographic diagnosis of partial Achilles tendon rupture and healing. J Ultrasound Med 5:115–116

Lehtonen A et al. (1981) Achilles tendon thickness in hypercholesterolaemia. Ann Clin Res 13:39–44

Maner MB, Marsh MJ (1981) Ultrasonic findings in a ruptured Achilles tendon. Med Ultrasound 5:81–82

Mayer R, Wilhelm K, Pfeifer KJ (1984) Sonographie der Achillessehnenruptur. Digital Bilddiagn 5:185–189

McDonald DG, Leopold GR (1972) Ultrasound B-scanning in the differentiation of Baker's cyst and thrombophlebits. Br J Radiol 45:729–732

McVerry BA et al. (1977) Ultrasonography in the management of hemophilia. Lancet 1:872–874

Meire HB et al. (1974) Comparison of ultrasound and positive contrast arthrography in the diagnosis of popliteal and calf swellings. Ann Rheum Dis 33:221–224

Moore CP, Sarti DA, Louis JS (1975) Ultrasonic demonstration of popliteal cysts in rheumatoid arthrits. Arthritis Rheum 18:577–580

Pohlmann R (1939) Über die Absorption des Ultraschalls im menschlichen Gewebe und ihre Abhängigkeit von der Frequenz. Phys Z 40:159–161

Püschmann M, Knodtneros-Meyer H (1986) Die Sonographie bei der Diagnostik röntgennegativer Fremdkörper. Med Orthop Techn 2:52–53

Röhr E (1987) Muskelverletzungen am Oberschenkel. Sonographische Darstellung und Verlaufskontrollen. In: von Stuhler T, Feige A (Hersg) Ultraschalldiagnostik des Bewegungsapparates. Springer, Berlin Heidelberg New York Tokyo, S 103–106

Rott HD (1984) Ultraschall in der Medizin: Biologische Wirkungen und Sicherheitsaspekte. Dtsch Ärztebl 14:1071

Rott HD (1986) Ultraschalldiagnostik am dystrophen Muskel. In: von Ott RC, Schnaars P (Hrsg) Ultraschalldiagnostik 85. Thieme, Stuttgart, S 634–636

Rott HD, Mulz D (1982) Muskeldystrophie Duchenne: Konduktorinnenerfassung mit Ultraschall. Dtsch Med Wschr 107:1678–1681

Rott HD, Rödl W (1985) Imaging techniques in muscular dystrophies. Clin Genet 28:179–180

Roy C et al. (1985) Non-traumatic myositis ossificans. Ultrasound and X-ray computed tomographic aspects. Apropos of a case. J Radiol 66:473–475

Sarti DA et al. (1976) Ultrasonic diagnosis of a popliteal artery aneurysm. Radiology 121:707–708

Sattler H, Harland U (1987) Arthrosonographie. Springer, Berlin Heidelberg New York Tokyo

Sattler H, Schmidt KL (1986) Zum Stellenwert der Arthrosonographie in der rheumatologischen Diagnostik: Untersuchungstechnik, Befunde und ihre Interpretation. Z Rheumatol 45:1–6

Silver TM et al. (1977) Gray scale ultrasound evaluation of popliteal aneurysm. AJR 129:1001–1006

Theismann H, Pfander F (1949) Über die Durchlässigkeit des Knochens für Ultraschall. Strahlentherapie 80:607–610

Weiss H et al. (1985) Detection of an intramuscular wood fragment using sonography. ROFO 142:696

Wendel BA et al. (1981) Ultrasonic appearance of metallic foreign bodies in parenchymal organs. JCU 9 (3):133

Wicks JD, Silver TM, Bree RL (1978) Gray scale features of hematomas: an ultrasonic spectrum. AJR 131:977–980

Yeh HC (1985) Ultrasonography of orthopedic and soft tissues of extremities. In: Sanders RC, Hill MC (eds) Ultrasound annual. Raven, New York, 187

Tumoren

Bruch HP, Wild A, Schindler G (1986) Diagnostik und Therapie maligner Weichgewebstumoren. Unfallchirurg 89:79–99

Fiegler W (1981) Ultrasonic demonstration of lipomatous tissues and tumors. ROFO 134:157–161

Forbes CD et al. (1974) Bilateral pseudotumors of the pelvis in a patient with Christmas disease with notes on localization by radioactive scanning and ultrasonography. AJR 121:173–176

Harland U (1987) Darstellung von Tumoren des Bewegungsapparats im Ultraschall. In: Stuhler T, Feige A (Hrsg) Ultraschalldiagnostik des Bewegungsapparats. Springer, Berlin, Heidelberg New York Tokyo, S 107–111

Hill JC (1986) Nonspecificity in the ultrasonographic appearance of angiomyolipoma. Am Osteopathol Assoc 86:235–239

Hovy L, Maronna U (1986) Die Realtime-Sonographie in der Diagnostik und Nachsorge von Tumoren des Stütz- und Bindegewebe. In: Henche HR, Hey W (Hrsg) Sonographie in der Orthopädie und Sportmedizin. Med Verlagsges, Uelzen, S 17–22

Kratochwil A, Ramach W (1978) Die Ultraschalldiagnostik bei primär malignen Knochentumoren. Z Orthop 116:503

Kratochwil A, Zweymüller K (1975) Ultraschalldiagnostik bei Knochen- und Weichteiltumoren. Wien Klin Wochenschr 87:397

Leekam RN et al. (1984) Enlarged iliopsoas bursa simulating neoplasm on sonographic examination. J Ultrasound Med 4:493–494

Levine E et al. (1979) Comparison of computed tomography and other imaging modalities in the evaluation of muscoloskeletal tumors. Radiology 131:431

Mukuno DH et al. (1986) Aneurysmal bone cyst presenting as a pelvic mass on sonographic examination. J Ultrasound Med 5:215–216

Peters PE, Beyer D (1983) Weichteile. In: Bücheler E, Friedman G, Thelen M (Hrsg) Real-time Sonographie des Körpers. Thieme, Stuttgart, S 441

Peters PE et al. (1983) Ultraschalldiagnostik peripherer Weichteiltumoren. In: Otto RCh, Jann FX (Hrsg) Ultraschalldiagnostik 82. Thieme, Stuttgart, S 351

Santos LA de, Goldstein JM (1977) Ultrasonography in tumors arising from the spine and bony pelvis. AJR 129:1061

Sapozhnikov VG et al. (1983) Ultrasonic diagnosis of bone and soft tissue tumorus lesions in children. Pediatria 8:44

Sattler H (1986) Die sonographische Erfassung eines Riesenzelltumors im Kniegelenk. Ultraschall Klin Prax 1:43–44

Yeh HC, Rabinowitz JG (1982) Ultrasonography of the extremities and pelvic girdle and correlation with computed tomography. Radiolgoy 143:519

3 Schulter

3.1 Indikation zur Untersuchung

Die Sonographie der Schulter sollte als erstes bildgebendes Verfahren bei allen Erkrankungen und Verletzungen der Schultergelenksregion angewandt werden. Die periartikulären Weichteile und die Knochenkonturen lassen sich so gut darstellen und so sicher beurteilen, daß die meisten Erkrankungen und Verletzungen der Schultergelenksregion bereits sonographisch abzuklären sind.

3.2 Lagerung

Der Patient sitzt auf einem Schemel in aufrechter Körperhaltung zwischen Untersucher und Ultraschallgerät mit Blick auf das Ultraschallgerät. Der Oberarm ist an den Körper angelegt, das Ellenbogengelenk kann um 90° gebeugt gehalten werden, so daß der Unterarm als Kontrolle für die Rotationsbewegungen dient. Bei einer Schnittführung, die maximale Innenrotation erfordert, ist es besser, den Arm frei hängen zu lassen, so daß ohne Umsetzen des Schallkopfes maximale Innen- und Außenrotationsbewegungen kontinuierlich durchgeführt und sonographisch verfolgt werden können.

Zur Bestimmung des Retrotorsionswinkels muß der Patient auf einer flachen Untersuchungsliege in Rückenlage gelagert werden, mit leicht abduziertem (ca. 20°) Oberarm. Der Arm wird dabei im Ellbogengelenk gestreckt gehalten.

3.3 Untersuchungsgang

3.3.1 Standarduntersuchung

Die routinemäßige Untersuchung der Schulter erfaßt das Gelenk in 3 Kompartimenten. Bezogen auf die Längsachse der Scapula werden 2 dorsale, 2 laterale und 2 ventrale Schnitte angelegt. Die Untersuchung beginnt dorsal, danach wird das laterale und zuletzt das ventrale Kompartiment untersucht. In allen 3 Kompartimenten werden 2 senkrecht aufeinanderstehende Schnitte durchgeführt. Durch Rotationsbewegungen des Armes und Verschiebungen des Schallkopfes wird eine flächendeckende Durchmusterung des Gelenkes erreicht.

3.3.2 Zusatzschnittführungen

Bei speziellen Fragestellungen, die sich aus der Anamnese oder während des Untersuchungsganges ergeben, wird die Schulter auch von axillär untersucht oder das Akromioklavikulargelenk eingestellt.

3.3.3 Stabilitätsprüfung

Für die Prüfung der ventralen und dorsalen Stabilität wird im dorsalen Horizontalschnitt untersucht. Durch Druck auf den Humerus von dorsal kann die ventrale Transponierbarkeit des Humerus gegen die Scapula dargestellt werden. Zur Prüfung der dorsalen Stabilität liegt die untersuchende Hand auf der Schulter, die Langfinger liegen kranioventral

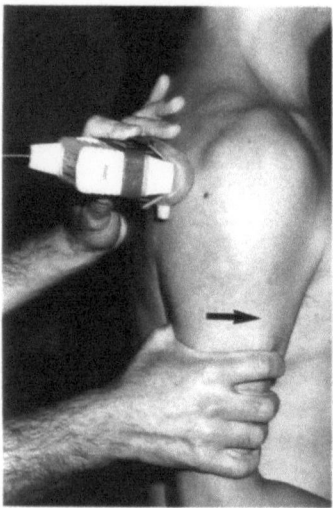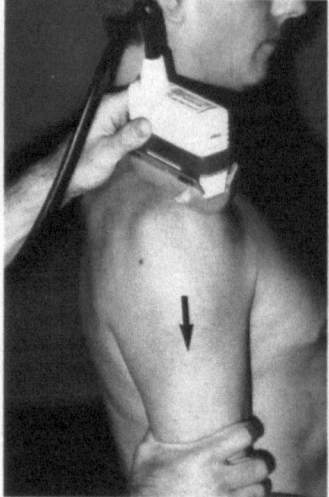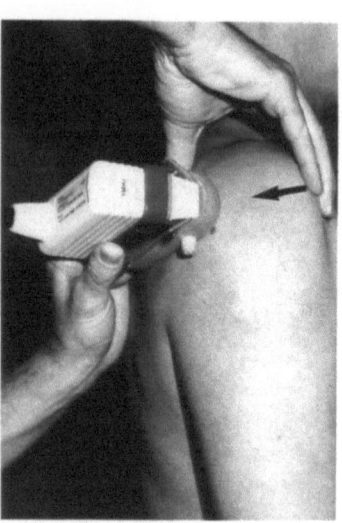

Abb. 3.1 a–c. Stabilitätsprüfung. **a** Die ventrale Stabilität wird im dorsalen Horizontalschnitt (Normalbefund s. Abb. 3.6) überprüft. Der Arm des Patienten wird dabei nach vorne unten geschoben. **b** Die kaudale Stabilität wird im lateralen Vertikalschnitt (Normalbefund s. Abb. 3.11) untersucht. Der Arm des Patienten wird dabei nach kaudal gezogen. **c** Die dorsale Stabilität wird im dorsalen Horizontalschnitt (Normalbefund s. Abb. 3.6) untersucht. Der Humerus wird dabei nach dorsal gedrückt, während der Daumen der untersuchenden Hand die Spina scapulae fixiert

auf dem proximalen Humerus, während der Daumen dorsal auf der Spina Gegendruck ausübt. Durch eine Faustschlußbewegung wird die Transposition des Humerus gegen die Scapula erreicht (Abb. 3.1).

Die kaudale Stabilität wird im lateralen Vertikalschnitt (Frontalschnitt) durch Zug am Oberarm geprüft.

3.3.4 Retrotorsionswinkelbestimmung

Bei der sonographischen Bestimmung des Retrotorsionswinkels am Patienten liegt dieser auf einer flachen Untersuchungsliege in Rückenlage. Die Arme liegen in leichter Abduktion. Die sonographischen Schnitte werden auf dem Monitor so abgebildet, daß der mediale Teil des Schnittes links liegt.

Zunächst wird der proximale Schnitt von ventral in Höhe des Humeruskopfes gelegt. Die Längsachse des Schallkopfes bildet dabei mit der Längsrichtung des Humerus einen rechten Winkel. Mit einer am Schallkopf befestigten Wasserwaage wird der Schallkopf waagrecht eingestellt, so daß die Raumorientierung vorgegeben ist (Abb. 3.2). Am proximalen Humerus werden die Struktur des Tuberculum minus, Sulcus intertubercularis und das Tuberculum majus aufgesucht. Durch Drehen des Oberarmes wird der Sulcus intertubercularis so eingestellt, daß das Lot im Sulcus senkrecht auf der Tangente am Tiefstpunkt des Sulcus steht (Abb. 3.3). Bei dem von uns benutzten Gerät (Sonoline SL 2, Fa. Siemens) wurde das so gewonnene Bild auf der linken Monitorhälfte gespeichert und der Patient aufgefordert, die Lage des Armes nicht mehr zu verändern. Es besteht so jederzeit die Möglichkeit, die korrekte Lage des Armes zu überprüfen oder die Haltung zu korrigieren.

Der zweite Schnitt wird am distalen Humerus in Höhe der Epikondylen gelegt. Die Lage des Schallkopfes im Raum wird wie bei der ersten Einstellung mit der Wasserwaage kontrolliert (s. Abb. 3.2). Die Längsachse des Schallkopfes steht bei exakter Einstellung

3.3.4 Retrotorsionswinkelbestimmung

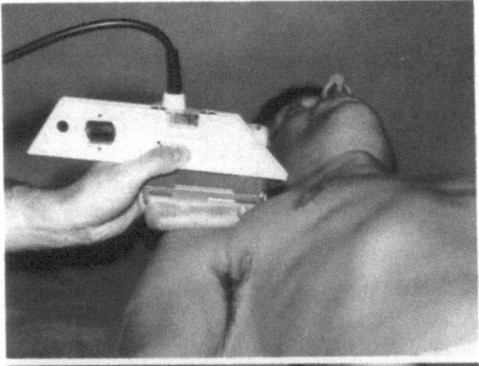

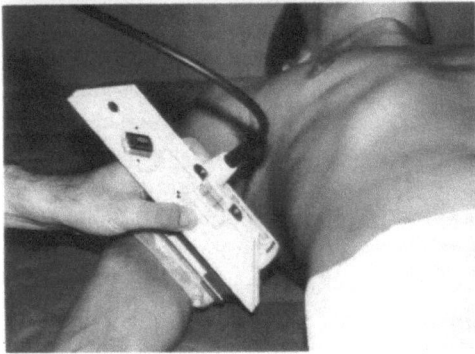

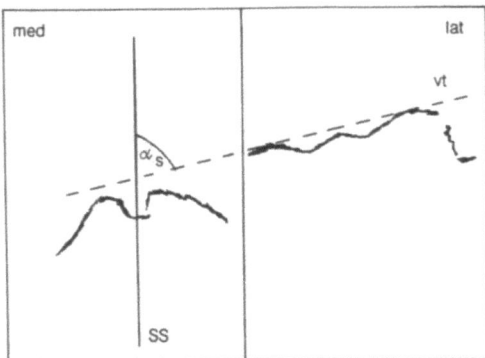

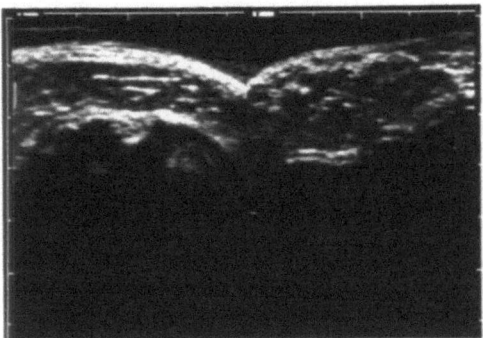

Abb. 3.2. Lagerung des Patienten und Schallkopfposition zur Bestimmung des Retrotorsionswinkels

Abb. 3.3. Bestimmung des Retrotorsionswinkels. Die ventrale Kontur des proximalen Humerus (*linke Bildhälfte*) und des distalen Humerus (*rechte Bildhälfte*) werden so dargestellt, daß medial im Bild links erscheint. Der Schallkopf wird durch eine Wasserwaage in der Waagerechten gehalten. Zunächst wird der proximale Schnitt (*linke Bildhälfte*) eingestellt. Der Oberarm wird so gedreht, daß der Sulcus intertubercularis senkrecht eingestellt wird. Danach wird der distale Schnitt (*rechte Bildhälfte*) angelegt. An die Kontur des distalen Humerus wird eine Tangente angelegt. Die Sulcussenkrechte (*SS*) und ventrale Trochleatangente (*vt*) bilden die Schenkel des Retrotorsionswinkels α_S

des Schnittes nicht genau senkrecht zur Längsachse des Humerus, sondern weicht um ca. 10° davon ab. Im richtigen Schnitt liegt medial die bogenförmige Trochlea humeri und lateral das ebenfalls bogenförmige Capitulum humeri. Die abgebildete knöcherne Struktur gleicht einer geschweiften Klammer.

Die Schrägstellung des Schallkopfes gegen die Humeruslängsachse entsteht dadurch, daß die Trochlea etwas weiter distal liegt als das Capitulum humeri. Nach korrekter Einstellung des Schnittes wird das Bild auf der rechten Monitorhälfte gespeichert. Durch Einzeichnen der Senkrechten im Sulcus intertubercularis und Anlegen einer Tangente an die distale ventrale Humeruskontur erhält man einen nach oben offenen Winkel, der als α_S (sonographisch bestimmter Retrotorsionswinkel) bezeichnet wird (s. Abb. 3.3).

Bei Retrotorsionswinkeln von 40° und mehr bereitet die Einstellung der Schnitte keine Probleme. Bei kleineren Winkeln verläuft die distale ventrale Humeruskontur im Sonogramm so schräg gegen die einfallenden Schallwellen, daß nur eine unscharfe Abbildung erreicht wird. Hier hat es sich bewährt, beim distalen Schnitt eine Winkelwasserwaage zu benutzen, die Knochenfläche nahezu senkrecht anzuschallen (s. Abb. 3.2 unten) und den Korrekturwinkel bei der Konstruktion des Winkels α_S entsprechend zu berücksichtigen.

3.4 Meßpunkte

Bei Rupturen der Supraspinatussehne kann im lateralen Horizontalschnitt die Distanz bestimmt werden, über die der M. deltoideus in den Rupturspalt eingezogen ist. Dadurch läßt sich die Größenordnung der Ruptur besser abschätzen. Bei Stufenbildungen des AC-Gelenkes wird die Höhe der Stufe bestimmt.

Bei der Stabilitätsprüfung wird im dorsalen Horizontalschnitt die Transponierbarkeit des proximalen Humerus gegen den hinteren Pfannenrand der Scapula ausgemessen, im lateralen Vertikalschnitt die Transponierbarkeit gegen das Acromion.

Zur Bestimmung des Retrotorsionswinkels werden ein proximaler und ein distaler Schnitt an die ventrale Humeruskontur gelegt.

3.5 Untersuchungshindernisse

Hindernisse für die Untersuchung in den dorsalen, lateralen und ventralen Schnitten sind nicht bekannt. Bei massiven Bewegungseinschränkungen kann der Einblick von axial erschwert oder unmöglich sein.

Für die Durchführung der Stabilitätsprüfung ist die Mitarbeit des Patienten erforderlich. Gelingt es nicht, die Muskulatur zu entspannen, so sind die Ergebnisse nicht verwertbar.

3.6 Normale Sonoanatomie

Im dorsalen, lateralen und ventralen Kompartiment der Scapula liegen je 2 senkrecht aufeinander stehende Schnittebenen. Die bei der Schultersonographie identifizierbaren anatomischen Strukturen sind im folgenden aufgelistet:

- Acromion
- Coracoid
- Clavicula
- Humerus
- Tuberculum majus
- Tuberculum minus
- Scapula
- Lange Bizepssehne
- M. deltoideus
- M. infraspinatus, Infraspinatussehne
- M. teres minor
- M. supraspinatus
- Supraspinatussehne
- M. subscapularis, Subscapularissehne

Die Strukturen werden je nach Lage des Schnittes längs oder quer getroffen. Als Leitstrukturen dienen bei der Untersuchung und in den Abbildungen die am Schultergelenk beteiligten Knochen. Dieses Vorgehen bietet für den Untersucher den Vorteil, daß eine schnelle Orientierung und Identifizierung der anatomischen Strukturen möglich ist, und daß Befunde vergleichbar und überprüfbar dargestellt werden. Die im dorsalen, lateralen und ventralen Kompartiment des Schultergelenkes liegenden Schnitte werden der Einfachheit halber als dorsale (laterale, ventrale) Horizontal- und Vertikalschnitte bezeichnet.

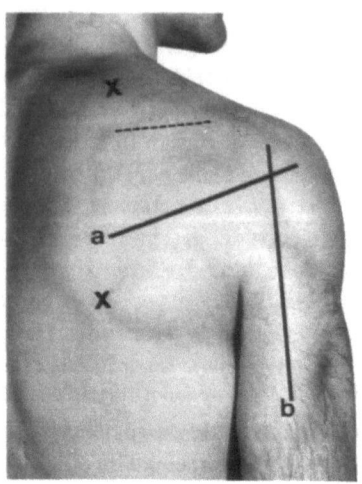

Abb. 3.4. Lage der dorsalen Schnittführungen am Patienten. Die *Kreuze* markieren den Angulus superior et inferior der Scapula, die *gestrichelte Linie* entspricht dem Verlauf der Spina scapulae. Der dorsale Horizontalschnitt (*a*) liegt im Verlauf des M. infraspinatus und steigt lateral etwas an. Der dorsale Vertikalschnitt (*b*) liegt im Längsverlauf des Humerusschaftes und reicht bis zum Acromion

3.6.1 Dorsaler Horizontalschnitt

Der dorsale Horizontalschnitt liegt in der Fossa infraspinata, er ist lateral etwas ansteigend (Abb. 3.4). Die abgebildeten knöchernen Strukturen sind die Scapula und der proximale Humerus. Der M. infraspinatus zieht aus der Fossa infraspinata nach lateral um den Humerus. Dem längsgeschnittenen M. infraspinatus liegt der quergeschnittene M. deltoideus auf (Abb. 3.5 und 3.6).

3.6.2 Dorsaler Vertikalschnitt

Der dorsale Vertikalschnitt liegt senkrecht zum vorgenannten Schnitt, die Schnittrichtung entspricht dem Verlauf der Oberarmschaftachse (s. Abb. 3.4). Die abgebildeten knöchernen Strukturen sind das Acromion und daran nach distal anschließend der proximale Humerus.

Bei Innenrotation des Armes wird der proximale Humerus im Bereich des Humeruskopfes dargestellt, so daß die knöcherne Kontur zunächst halbkreisförmig ist und sich dann geradlinig in den Schaft fortsetzt

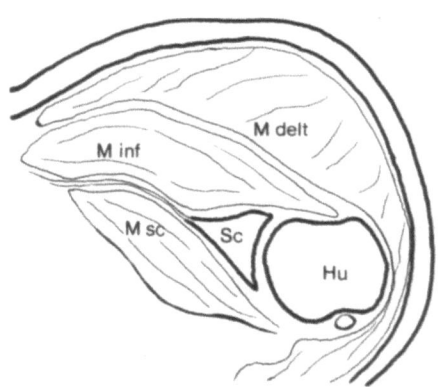

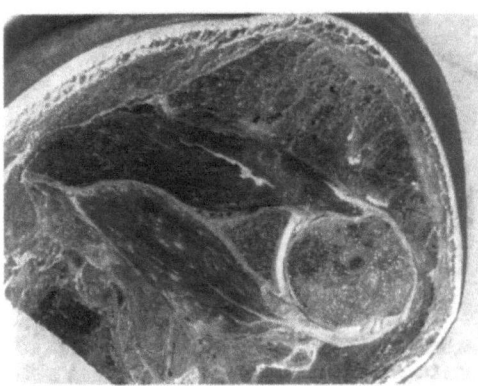

Abb. 3.5. Anatomischer Transversalschnitt durch die linke Schulter, dorsal entspricht dem oberen Bildrand.

(*Sc* Scapula, *Hu* Humerus, *M inf* M. infraspinatus, *M sc* M. subscapularis, *M delt* M. deltoideus)

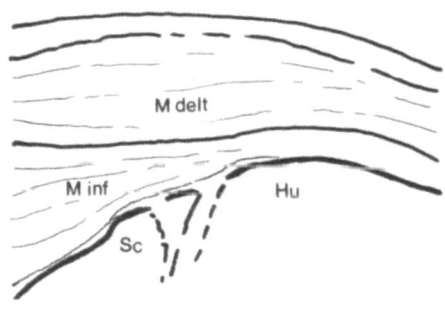

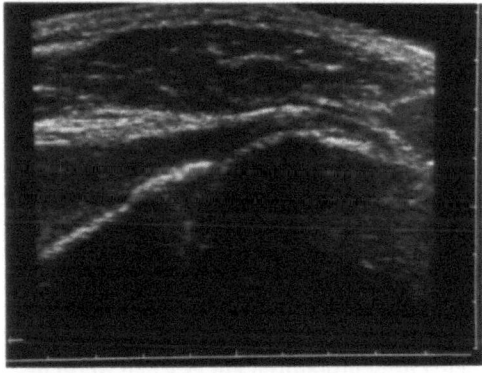

Abb. 3.6. Dorsaler Horizontalschnitt. Der Schnitt liegt in der Fossa infraspinata (Schallkopfposition s.

Abb. 3.4, Anatomie, s. Abb. 3.5). (*Sc* Scapula, *Hu* Humerus, *M inf* M. infraspinatus, *M delt* M. deltoideus)

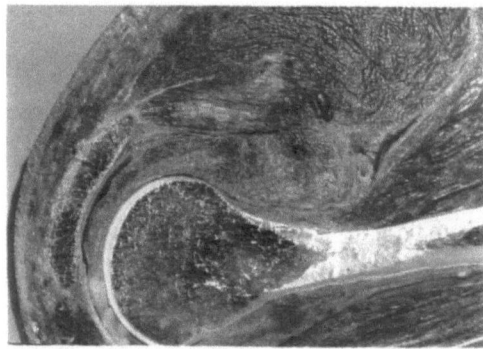 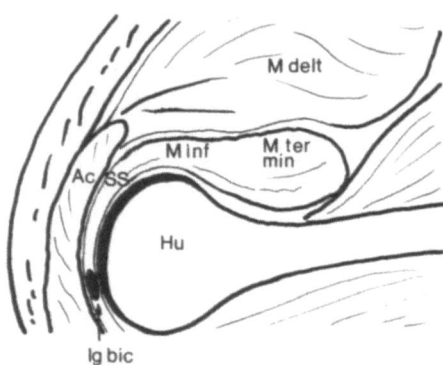

Abb. 3.7. Anatomischer Sagittalschnitt durch die rechte Schulter, die dorsalen Anteile liegen oben im Bild. (*Ac* Acromion, *Hu* Humerus, *M delt* M. deltoideus,

M ter min M. teres minor, *M inf* M. infraspinatus, *SS* Supraspinatussehne, *lg bic* lange Bizepssehne)

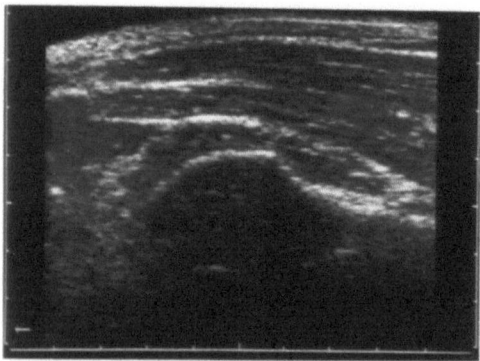 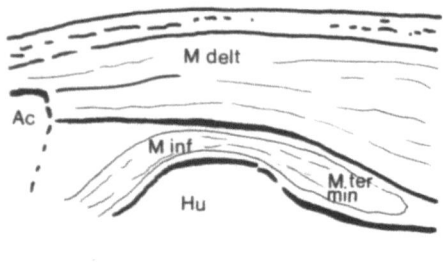

Abb. 3.8. Dorsaler Vertikalschnitt. Der Schnitt liegt im Längsverlauf des Humerusschaftes und reicht proximal bis zum Acromion (Schallkopfposition s.

Abb. 3.4, Anatomie s. Abb. 3.7). (*AC* Acromioin, *Hu* Humerus, *M ter min* M. teres minor, *M inf* M. infraspinatus, *M delt* M. deltoideus)

(Abb. 3.7). Bei Außenrotation des Armes stellt sich das Tuberculum majus unter dem Schallkopf ein, so daß die Kontur des proximalen Humerus nun unter dem Acromion scharfkantig hervorspringt und sich nach distal nahezu geradlinig in den Schaft fortsetzt. Entsprechend der Rotationsstellung stellen sich bei Innenrotation die Außenrotatoren (M. teres minor, M. infraspinatus, M. supraspinatus) dem Humeruskopf bogenförmig aufliegend dar (Abb. 3.8). Bei muskelkräftigen Personen kann die Septierung zwischen den 3 Außenrotatoren gut gesehen werden.

Bei Außenrotation des Armes liegt der Ansatz des Teres minor und des Infraspinatus nicht mehr in der Schnittebene, und dem Tuberculum majus liegt der M. deltoideus unmittelbar auf. Zwischen Acromium und Oberrand des Tuberculum majus werden Teile des M. supraspinatus mit erfaßt. Die oberflächliche Muskelschicht wird vom längsgeschnittenen M. deltoideus gebildet. Er zieht vom Acromion nach distal über den Humerusschaft.

3.6.3 Lateraler Vertikalschnitt

Der laterale Vertikalschnitt wird von kranial auf das Acromion gelegt (Abb. 3.9). Er entspricht weitgehend der anatomischen Frontalebene (Abb. 3.10). Die knöchernen Strukturen sind das medial liegende Acromion und der lateral des Acromion liegende Teil des proximalen Humerus. Der proximale Humerus bildet eine echoreiche Linie, die im Bereich des Collum anatomicum etwas eingezogen sein kann. Dem Humerus liegt ein echoreiches, nach lateral spitzzipfliges Dreieck auf, das der Supraspinatussehne entspricht. Die Sehne ist hautwärts vom darüberliegenden M. deltoideus durch eine echoreiche Struktur getrennt, die der Bursa subdeltoidea entspricht (Abb. 3.11). Die gute Abbildung der Bursa subdeltoidea entsteht durch den Impedanzsprung, der durch Austritt der Schallwellen aus dem Deltoideus und Wiedereintreten in die Supraspinatussehne entsteht. Durch Rotationsbewegungen des Armes und geringfügiges Ventral- und Dorsalverlagern der Schnittebene können große Teile der Supraspinatussehne inspiziert werden. Dieser Schnitt entspricht weitgehend dem anatomischen Verlauf der Supraspinatussehne, die geradlinig aus der Fossa supraspinata unter dem Acromion hindurch zum Tuberculum majus zieht. Entsprechend gelingt es in diesem Schnitt auch immer, die Sehne echoreicher als den Muskel darzustellen.

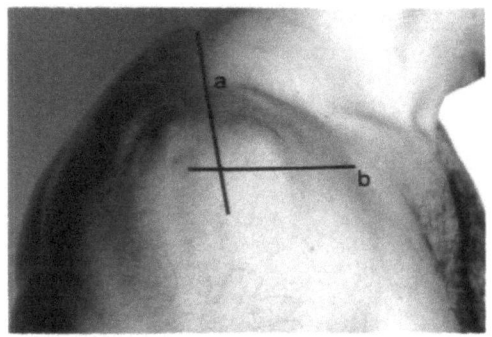

Abb. 3.9. Lage der Schnittführungen im lateralen Kompartiment am Patienten. Der laterale Vertikalschnitt (*a*) wird von kranial auf das Acromion gelegt und liegt im Längsverlauf der Supraspinatussehne. Zur Einstellung des AC-Gelenkes wird der mediale Teil des Schallkopfes nach ventral auf die Clavicula verschoben. Der laterale Horizontalschnitt (*b*) liegt parallel zur lateralen Begrenzung des Acromions und ventral im Verlauf des Lig. coracoacromiale ▶

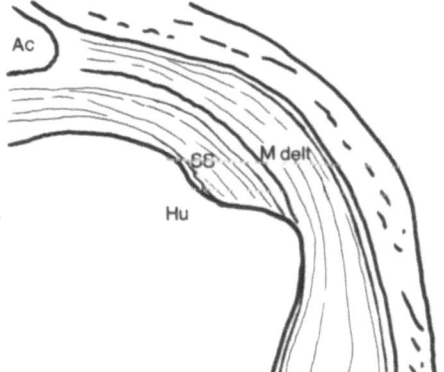
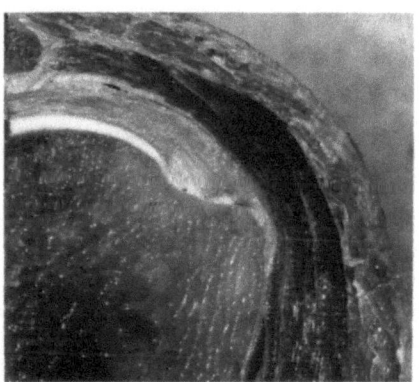

Abb. 3.10. Anatomischer Frontalschnitt durch die rechte Schulter. (*Ac* Acromion, *Hu* Humerus, *SS* Supraspinatussehne, *M delt* M. deltoideus)

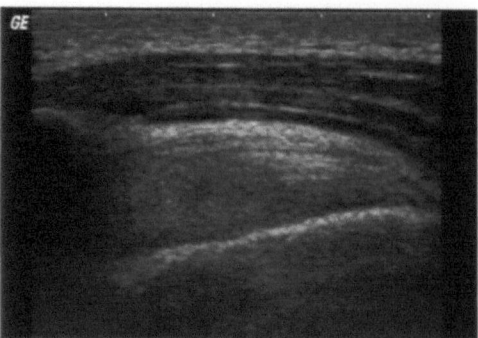
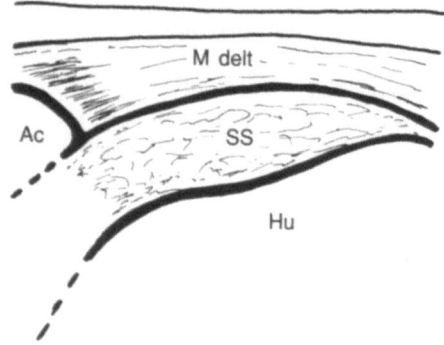

Abb. 3.11. Lateraler Vertikalschnitt (Frontalschnitt). Der Schnitt liegt im Längsverlauf der Supraspinatussehne (Schallkopfposition s. Abb. 3.9, Anatomie s.

Abb. 3.10). (*Ac* Acromion, *Hu* Humerus, *SS* Supraspinatussehne, *M delt* M. deltoideus)

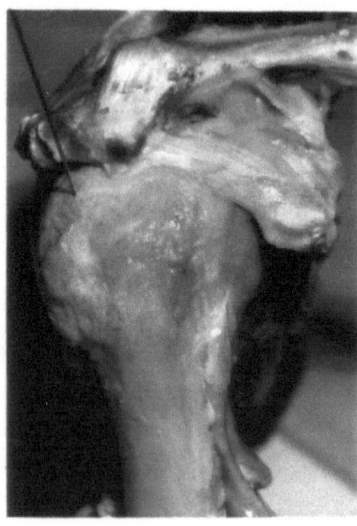
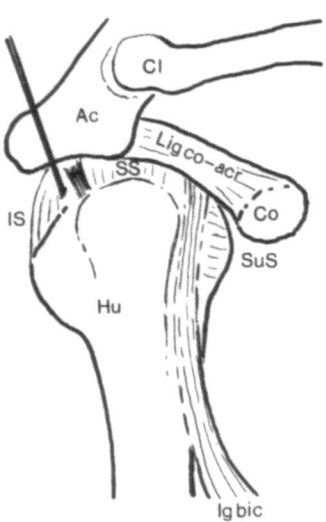

3.6.4 Lateraler Horizontalschnitt

Im lateralen Horizontalschnitt liegt der Schallkopf senkrecht zum Längsverlauf der Supraspinatussehne (s. Abb. 3.9). Zur Abgrenzung der Supraspinatussehne von der Subscapularissehne wird am proximalen Humerus der Sulcus intertubercularis aufgesucht, der Schallkopf nach kranial bis in Höhe des Ligamentum coracoacromiale geführt und dabei die nach medial ziehende Bizepssehne verfolgt, die queroval, echodicht in der bogenförmigen Sehnenplatte liegt (Abb. 3.12).

Abb. 3.12. Anatomisches Präparat einer rechten Schulter von lateral nach Abpräparation des M. deltoideus, M. trapezius, M. pectoralis und der vom Korakoid ausgehenden Muskulatur. Der laterale Horizontalschnitt beginnt etwa in Höhe der eingestochenen Kanüle und verläuft parallel zum Lig. coracoacromiale. Bei unveränderter Schallkopfposition kommen bei Außenrotation des Armes die ventralen Anteile (lange Bizepssehne und M. subscapularis), bei 0-Stellung oder Innenrotation die Supraspinatussehne und die Infraspinatussehne ins Bild. (*Ac* Acromion, *Hu* Humerus, *Co* Korakoid, *Cl* Clavicula, *lg bic* lange Bizepssehne, *SS* Supraspinatussehne, *IS* Infraspinatussehne, *Lig co-acr* Lig. coracoacromiale, *SuS* Subscapularissehne)

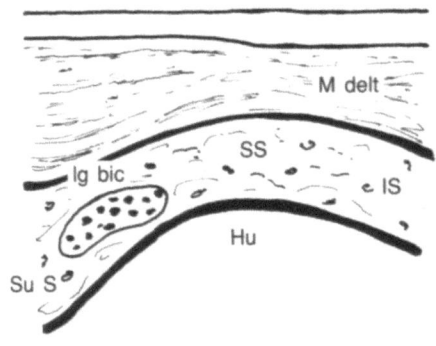 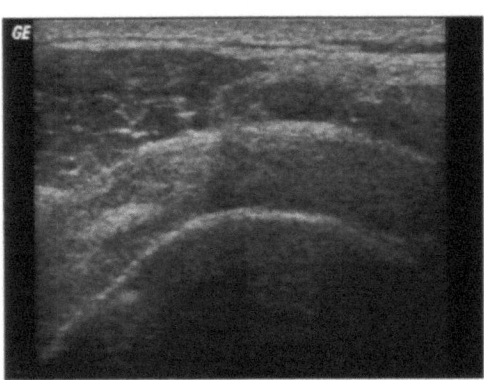

Abb. 3.13. Lateraler Horizontalschnitt. Der Schnitt liegt lateral des Acromions parallel zum Verlauf des Lig. coracoacromiale (Schallkopfposition s. Abb. 3.9, Anatomie, s. Abb. 3.12. (*Hu* Humerus, *lg bic* lange Bizepssehne, *SS* Supraspinatussehne, *IS* Infraspinatussehne, *M delt* M. deltoideus, *SuS* Subscapularissehne)

Unmittelbar lateral an die Bizepssehne anschließend beginnt die Supraspinatussehne, die bei Führung des Schallkopfes nach dorsal am lateralen Rand des Acromions weiterverfolgt wird. An die Supraspinatussehne schließt sich nach dorsal die Sehne des M. infraspinatus an. Eine Trennung der beiden Sehnen ist nicht möglich.

Die Endstrecke dieser beiden Muskeln liegt als bogenförmige Struktur zwischen der bogenförmigen kranialen Begrenzung des proximalen Humerus und dem Unterrand des M. deltoideus, der gleichzeitig die oberflächliche Grenze des Sehnenbogens bildet (Abb. 3.13).

Echogenitätsänderungen in der bogenförmigen Sehnenplatte sind zum Teil dadurch bedingt, daß die Sehnenfasern von den Schallwellen in unterschiedlichen Winkeln getroffen werden (Phänomen der Reflexumkehr s. S. 10).

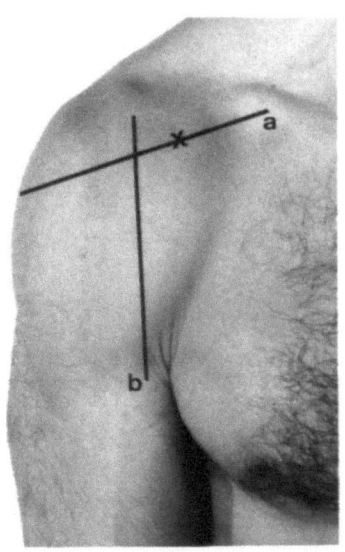

Abb. 3.14. Lage der Schnitte im ventralen Kompartiment am Patienten. Das *Kreuz* markiert den Processus coracoideus. Der ventrale Horizontalschnitt (*a*) liegt über dem Korakoid und fällt nach lateral etwas ab. Der ventrale Vertikalschnitt (*b*) liegt im Verlauf der langen Bizepssehne

3.6.5 Ventraler Horizontalschnitt

Der ventrale Horizontalschnitt liegt weitgehend in der anatomischen Transversalebene (Abb. 3.14). Die knöchernen Orientierungshilfen sind der medial gelegene Processus coracoideus und die ventrale Humeruskontur mit Tuberculum minus, Sulcus intertubercularis und Tuberculum majus (Abb. 3.15). Zwischen Processus coracoideus und Tuberculum minus legt sich der Musculus subscapularis dem proximalen Humerus an. Im

3 Schulter

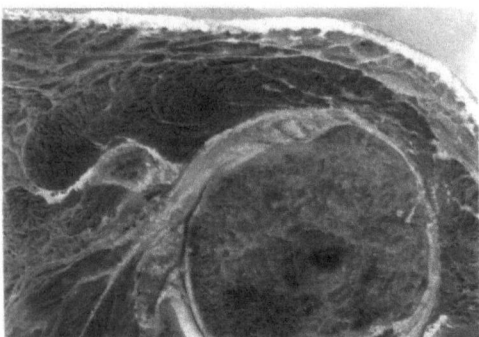 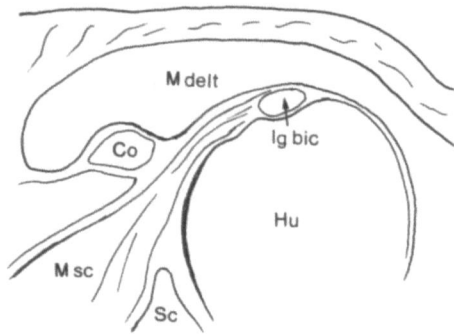

Abb. 3.15. Anatomischer Transversalschnitt durch die rechte Schulter, die ventralen Anteile liegen oben im Bild. (*Hu* Humerus, *Sc* Scapula, *Co* Korakoid, *M sc* M. subscapularis, *lg bic* lange Bizepssehne, *M delt* M. deltoideus)

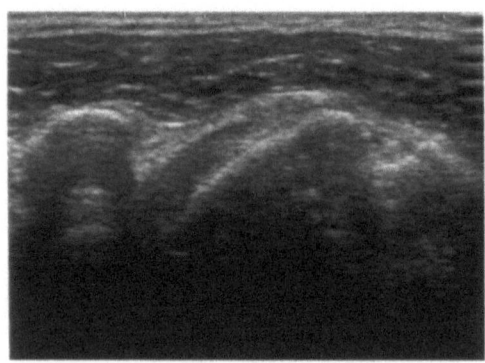 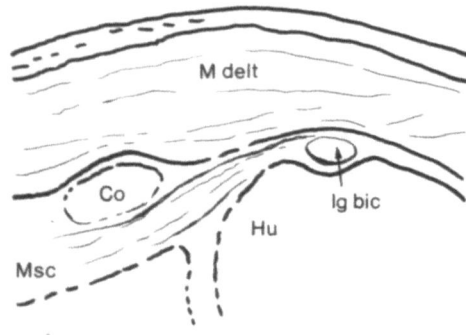

Abb. 3.16. Ventraler Horizontalschnitt. Der Schnitt liegt über dem Korakoid und fällt nach lateral ab (Schallkopfposition s. Abb. 3.14, Anatomie s. Abb. 3.15). (*Hu* Humerus, *Co* Korakoid, *M sc* M. subscapularis, *lg bic* lange Bizepssehne, *M delt* M. deltoideus)

Sulcus intertubercularis erscheint die lange Bizepssehne bei senkrechtem Anschnitt echoreich, bei schrägem Anschnitt echoarm. Hautwärts liegt diesen Strukturen der quergeschnittene M. deltoideus auf (Abb. 3.16).

3.6.6 Ventraler Vertikalschnitt

Der ventrale Vertikalschnitt liegt senkrecht zum vorgenannten und dient vorwiegend der Darstellung der langen Bizepssehne und des sie umgebenden Recessus (s. Abb. 3.14). Der Schnitt wird am einfachsten durch Einpendeln zwischen Tuberculum minus und Tuberculum majus eingestellt. Das Tuberculum minus entspricht einer kurzstreckigen Vorbuckelung der Kortikalis und hat annähernd die Form eines gleichseitigen Dreiecks. Das Tuberculum majus springt scharfkantig unter dem Acromion vor und setzt sich distal geradlinig in den Humerusschaft fort. Der Schallkopf muß bei der Einstellung so gekippt werden, daß die lange Bizepssehne senkrecht zur Einfallsrichtung der Schallwellen verläuft. Die Sehne stellt sich dann als echoreiches Band dar (Abb. 3.17).

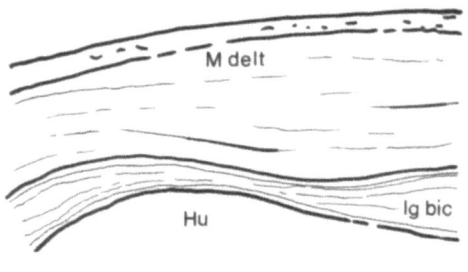
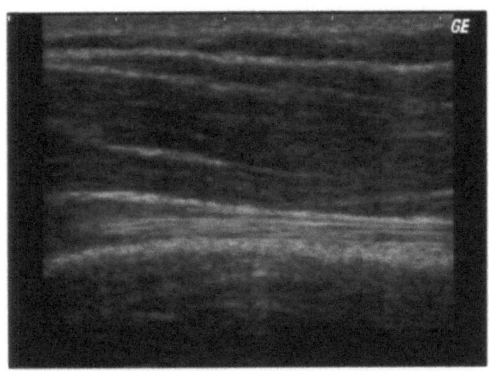

Abb. 3.17. Ventraler Vertikalschnitt. Der Schnitt liegt im Verlauf der langen Bizepssehne (Schallkopfposition s. Abb. 3.14, Anatomie s. Abb. 3.12). (*Hu* Humerus, *lg bic* lange Bizepssehne, *M delt* M. deltoideus)

3.6.7 Pektoralisrandschnitt

Der Schnitt wird in Rückenlage des Patienten mit ca. 60° abduziertem Arm angelegt. Ein Sektorschallkopf wird am distalen Rand der Pektoralismuskulatur aufgesetzt, so daß das Schallfenster dem Längsverlauf der Muskulatur entspricht (Abb. 3.18). Unter leichten Rotationsbewegungen des Armes wird der vordere untere Pfannenrand aufgesucht. Der Pfannenrand stellt sich als kurzer bogenförmiger Reflex dar, an den sich nach lateral der großbogige Reflex des proximalen Humerus anschließt. Vom Pfannenrand ausgehend legt sich der Humeruskontur die homogen-echodichte spitzzipflige Struktur des ventralen Limbus mit den Kapselbandstrukturen auf. Medial des Limbus liegt das Korakoid, von dem der M. coracobrachialis und der kurze Bizepskopf nach lateral ziehen (Abb. 3.19).

3.6.8 AC-Gelenk

Zusätzlich zur Untersuchung des Humeroskapulargelenkes bietet sich besonders bei Verletzung des Schultergürtels die Einstellung des AC-Gelenkes an (Abb. 3.20). Es wird ähnlich dem Frontalschnitt von kranial eingestellt, so daß der Schallkopf im Verlauf des akromialen Endes der Clavicula liegt. Im Normalfall liegen dabei sowohl das akromiale Ende der Clavicula als auch das Acromion unmittelbar subkutan und sind nur durch einen schmalen echoarmen Spalt getrennt (Abb. 3.21).

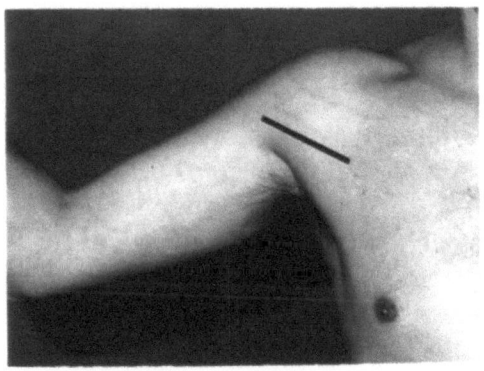

Abb. 3.18. Lage des Pektoralisrandschnittes am Patienten. Der untersuchte Arm wird in Abduktion von ca. 60° gehalten, der Schallkopf im Verlauf des Pektoralisunterrandes aufgesetzt. Durch Rotationsbewegung wird das Zusammenspiel des proximalen Humerus und des ventralen Limbus kontrolliert

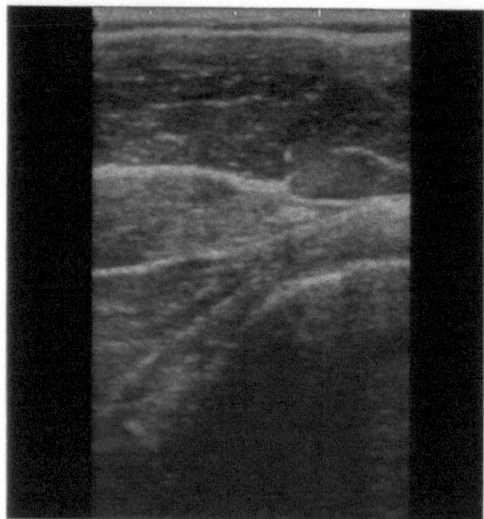 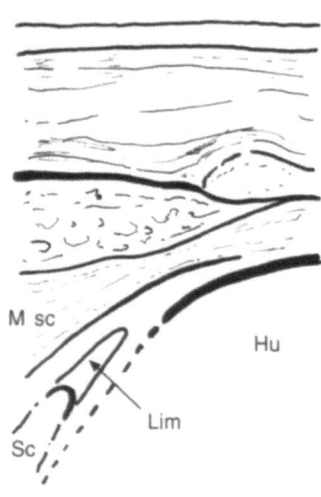

Abb. 3.19. Pektoralisrandschnitt. Der Schnitt liegt am Unterrand der Pektoralismuskulatur (Schallkopfposition s. Abb. 3.18, Anatomie s. Abb. 3.15). (*Hu* Humerus, *Sc* Scapula, *M sc* M. subscapularis, *Lim* Limbus)

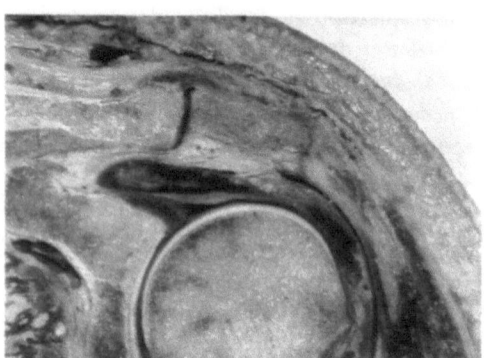

Abb. 3.20. Anatomischer Frontalschnitt. (*Sc* Scapula, *Hu* Humerus, *Ac* Acromion, *Cl* Clavicula, *M delt* M. deltoideus)

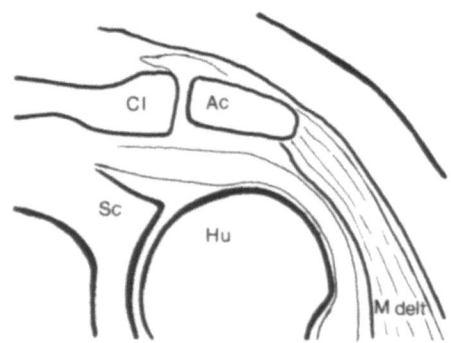

Abb. 3.21. AC-Gelenk. Der Schnitt liegt über dem AC-Gelenk (Schallkopfposition s. Abb. 3.9, Anatomie s. Abb. 3.20). (*Ac* Acromion, *Cl* Clavicula)

▼

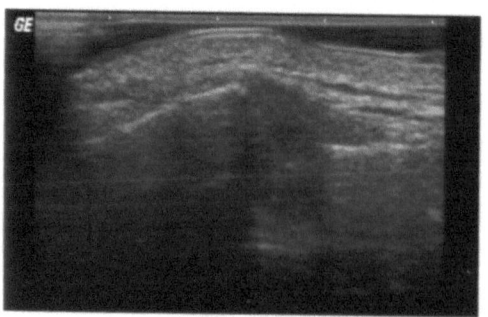 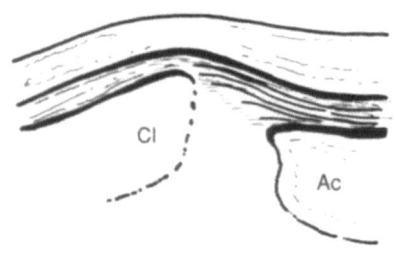

3.6.9 Axillärer Längsschnitt

Die Exploration der Fossa axillaris ist bei Patienten mit Erkrankungen des rheumatischen Formenkreises ein unverzichtbarer Bestandteil der Schulteruntersuchung. Mit diesem Schnitt werden freie Flüssigkeitsmengen, pericapitale Synovialitiden und auch entzündliche Destruktionen des Knochens gut erfaßt. Der Applikator wird in der Längsachse des Humerusschaftes bei eleviertem Arm aufgesetzt und bis zum Caput humeri verschoben (Abb. 3.22). In diesem Schnitt wird die kreisförmige Konfiguration des Oberarmkopfes und der gerade nach distal anschließende Humerusschaft dargestellt. Der axilläre Rezessus stellt sich am Kopf-Schaft-Übergang als zarte, spitz auslaufende echoarme Formation dar (Abb. 3.23).

3.6.10 Axillärer Querschnitt

Zur Ergänzung des axillären Längsschnittes wird der Querschnitt über dem Caput humeri angelegt. Aus dem Längsschnitt wird durch 90°-Drehung das Caput humeri eingestellt (Abb. 3.24). Im Querschnitt werden die im Längsschnitt gesehenen pathologischen Veränderungen überprüft. Der halbkreisförmigen Kontur des Humeruskopfes liegt ein echofreier Saum auf, der dem höher liegenden Knorpel entspricht. Die Gelenkkapsel stellt sich als echoreicher Reflex dar. Dorsal

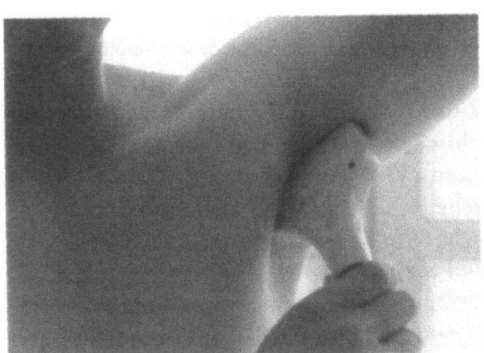

Abb. 3.22. Schallkopfposition zur Untersuchung der Axilla. Darstellung der Schallkopfführung bei eleviertem Arm. Längsschnitt

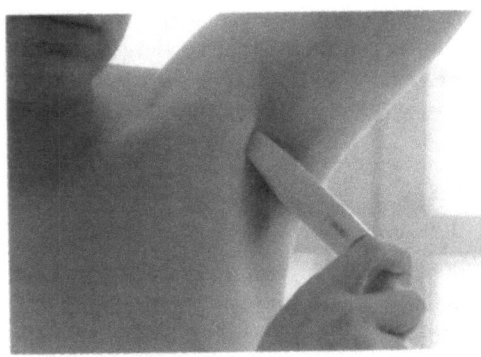

Abb. 3.24. Schallkopfposition zur Untersuchung der Axilla. Darstellung der Schallkopfführung bei eleviertem Arm. Querschnitt

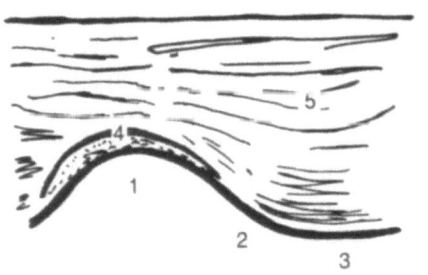

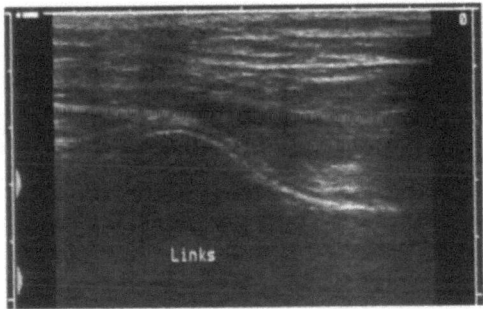

Abb. 3.23. Axillärer Längsschnitt. (*1* Caput humeri, *2* Collum humeri, *3* Humerusschaft, *4* hyaliner Knorpel, *5* M. pectoralis)

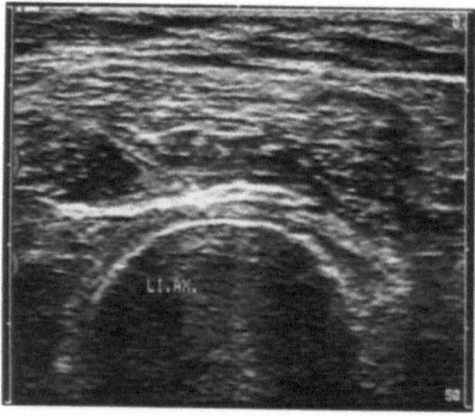 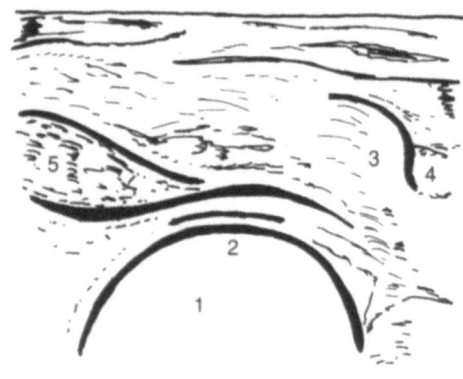

Abb. 3.25. Axillärer Querschnitt. (*1* Caput humeri, *2* hyaliner Knorpel, *3* Muskel der Axilla, *4* A. axillaris)

liegt der M. latissimus dorsi und ventral der M. pectoralis (Abb. 3.25). Die A. und V. axillaris werden medial vom Caput humeri als runde echofreie Strukturen dargestellt. Die Arterie wird an ihren typischen Pulsationen erkannt, die Vene läßt sich gut komprimieren.

3.7 Beurteilungskriterien

Um bei Verletzungen und Erkrankungen des Schultergelenkes bei der Untersuchung und späteren Befundbeschreibung möglichst alle pathologischen Veränderungen zu erfassen, sollten die Knochenoberflächen auf ossäre Veränderungen (Stufen, Hill-Sachs-Dellen, Usuren), die Gelenkhöhle und die Bursen auf Ergußbildungen und die Weichteilstrukturen auf entsprechende Veränderungen (Rupturen, echodichte Struktureinlagerungen, Änderungen der Echogenität und der Form) untersucht werden. Durch gezieltes Suchen nach den genannten Veränderungen wird die Treffsicherheit erhöht.

3.8 Krankheitsbilder

3.8.1 Sogenannte degenerative Veränderungen der Rotatorenmanschette

Zum besseren Verständnis der sonographischen Veränderungen bei sog. degenerativen Veränderungen der Rotatorenmanschette sollen einige anatomisch-histologische Grundlagen vorausgeschickt werden.

Prädilektionsstellen dieser degenerativen Veränderungen sind in der Rotatorenmanschette der Ansatz der Supraspinatus- und Infraspinatussehne am Tuberculum majus. Auch die Bizepssehne wird relativ häufig von diesen Veränderungen betroffen. Weitaus seltener sind der M. subscapularis und der M. teres minor befallen. Als Ursache wird eine mechanische Überbeanspruchung und die schlechte Gefäßversorgung diskutiert.

Histologisch bestehen die Veränderungen in einer Desorganisation der normalen Sehnenstruktur, die übergeht in Vernarbungen und ggf. Verkalkungen.

Ein großer Anteil der erwachsenen Bevölkerung leidet vorübergehend an Schultergelenksbeschwerden. Diese Erkrankungen treten bevorzugt im 5. Lebensjahrzehnt auf. Aus autoptischen Untersuchungen wissen wir, daß in höherem Lebensalter Rupturen der Rotatorenmanschette besonders häufig auftreten. Die Häufigkeit wächst mit dem Lebensalter. Für die Gruppe der über 80jährigen gehen die Angaben sogar bis 100%. Diese Rupturen sind nicht Folge adäquater Traumata, sondern sie ereignen sich auf dem Boden degenerativer Veränderungen.

Die Rotatorenmanschette liegt als breite, etwas weniger als 1 cm starke Sehnenplatte der proximalen Humeruskontur auf und wird dabei wie um eine Kugel gespannt. Die dabei auftretenden Richtungsänderungen (Phänomen der Reflexumkehr s. S. 10) führen zu erheblichen Interpretationsschwierigkeiten bei dem Wechsel echoreicher und echoarmer Sehnenabschnitte. Ein Großteil der Diskussionen und Probleme bei der Schultersonographie ist auf diesen Umstand zurückzuführen.

Voraussetzung für die Darstellbarkeit degenerativer Veränderungen ist, daß es in dem veränderten Areal zu einer Änderung der Schallaufgeschwindigkeit kommt und die Ausdehnung des Areals groß genug für das Auflösungsvermögen des Gerätes ist.

Eine wichtige Bedeutung für die Art der Darstellung hat die Stellung der Grenzfläche zur einfallenden Schallwellenfront. Meist kommen in veränderten Sehnenarealen echodichte und echoarme Regionen in unregelmäßiger Anordnung nebeneinander vor.

Die Interpretation echofreier Areale ist wegen den Verwechslungsmöglichkeiten mit schräg getroffenen Sehnenabschnitten (die ebenfalls echofrei erscheinen) unsicherer. Die homogen-echoreiche Darstellung der Supraspinatussehne gelingt fast nur im lateralen Vertikalschnitt. Im lateralen Horizontalschnitt erscheint sie nahezu immer inhomogen. Der vertikale Schnitt wird daher zur Durchmusterung der Sehne benutzt, und die gefundenen Veränderungen werden im horizontalen Schnitt überprüft.

Ossäre Veränderungen. Im lateralen Vertikalschnitt ist die proximale Humeruskontur als schmale echodichte Linie lateral des Acromions zu sehen. An der lateralen Begrenzung imponiert sie oft als kleine Vorbucklung. Bei Außenrotation als Armes oder weit nach ventral verschobenem Schallkopf kommt die Schnittführung in die Nähe des Sulcus intertubercularis, hier ist die Vorbucklung deutlicher. Ossäre Veränderungen bei degenerativen Schultergelenkserkrankungen treten oft als kleine (1–2 mm) Unterbrechungen der Kortikalisstruktur auf, mit dem typischen Basisreflex (Abb. 3.26). Die Veränderungen werden in beiden Schnitten dargestellt.

Da am Übergang des Tuberculum majus zum Sulcus intertubercularis die Knochenflächen gegen die einfallenden Schallwellen sehr schräg gestellt sind, wird dieser Übergang oft unscharf dargestellt und ist schwierig zu beurteilen. Die osteophytären Einengungen oder Überbrückungen des Sulcus intertubercularis lassen sich besser in den ventralen Schnitten überprüfen (Abb. 3.27).

Veränderungen der Gelenkhöhle und der Bursen. Veränderungen der Gelenkhöhle treten in den lateralen Schnitten auch bei ausgedehnten Gelenkergüssen praktisch nicht auf. Bei ca. 80% der Schultern liegt der Unterrand des M. deltoideus dem Oberrand der Rotatoren auf, und die Grenze stellt sich als echodichter schmaler Reflex dar. Bei ca. 20% der Untersuchten findet sich beidseitig eine etwa 1–2 mm breite echoarme Formation im Bereich der Bursa subdeltoidea, so daß Unterrand des M. deltoideus und Oberrand der Supraspinatussehne als parallel verlaufende, echodichte Streifen dadurch getrennt werden. Bei einseitigen Schulterschmerzen im Sinne eines Supraspinatussehnensyndromes finden wir häufiger (nicht regelmäßig) *seitendifferente* Aufweitungen der Bursa subdeltoidea. Zwischen Unterrand des Deltoideus und Oberrand der Supraspinatussehne liegt dann ein 2–4 mm großer (nur in Ausnahmefällen größerer) echoarmer bis echofreier Streifen (Abb. 3.28).

Eine ähnliche Veränderung besteht im Recessus der langen Bizepssehne. Zwischen

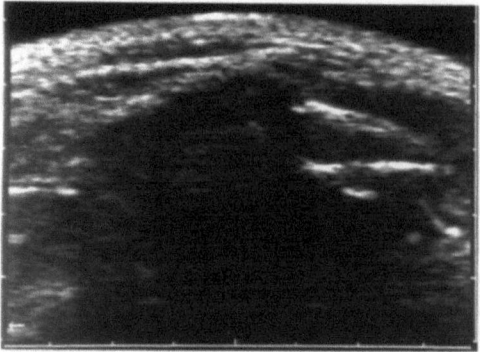 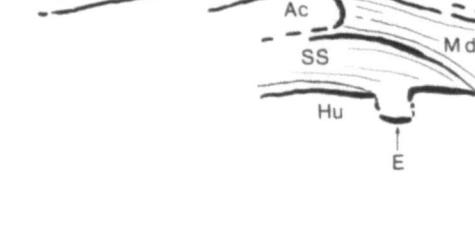

Abb. 3.26. 47jähriger Patient, seit mehr als 1 Jahr Schmerzen in der rechten Schulter im Sinne eines Impingementsyndroms. Konservative Behandlung mit Injektionen, physikalischer Therapie und Krankengymnastik. Lateraler Vertikalschnitt, Frontalschnitt (Normalbefund s. Abb. 3.11). Die proximale Humeruskortikalis ist kurzstreckig unterbrochen mit Basisreflexion. Die Supraspinatussehne ist dargestellt, sie ist in der Echogenität reduziert. Der Unterrand des M. deltoideus liegt der Sehne unmittelbar auf, keine echoarmen Formationen im Bereich der Bursa subdeltoidea. (*Ac* Acromion, *Hu* Humerus, *SS* Supraspinatussehne, *M delt* M. deltoideus, *E* Erosion)

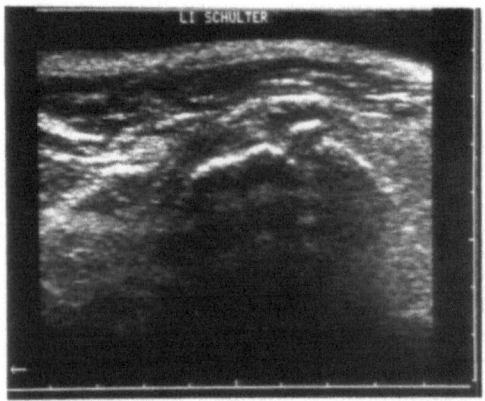 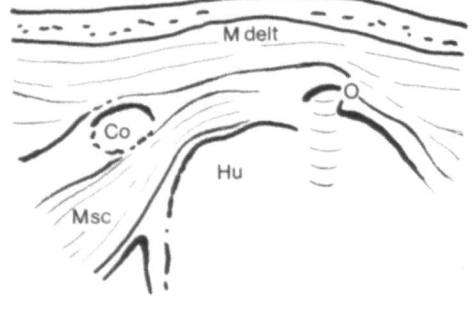

Abb. 3.27. 62jähriger Patient mit rezidivierendem Impingementsyndrom links seit ca. 4 Jahren. Ventraler Horizontalschnitt (Normalbefund s. Abb. 3.16). In Höhe des Sulcus intertubercularis ist der Humerusstruktur eine echodichte Strukturveränderung vorgelagert, die zur Schallschattenbildung mit Projektion auf den Sulcus intertubercularis führt. Bei maximaler Außenrotation wird der Sulcus einsehbar. Bei Rotationsbewegungen des Armes bewegt sich die Veränderung synchron (Osteophyt, vom Tuberculum majus ausgehend und über dem Sulcus intertubercularis liegend). (*Co* Korakoid, *Hu* Humerus, *M delt* M. deltoideus, *M sc* M. subcapularis, *O* Osteophyt)

dem Dach des Recessus und der echoreichen Sehnenstruktur sind dann ebenfalls echoarme Formationen eingelagert (Abb. 3.29). Diese Veränderung ist im ventralen Horizontal- und Vertikalschnitt darstellbar, letzterer ist dafür wegen des langen parallelen Verlaufes der langen Bizepssehne und der Begrenzung des Recessus am besten geeignet. Im Gegensatz zur Bursitis subdeltoidea, die bei anamnestisch und klinisch unauffälligen Schultern in einer Häufigkeit von ca. 20% auftritt, kommt die Synovialitis im Recessus der langen Bizepssehne bei beschwerdefreien Schultern nicht vor.

3.8.1 Sogenannte degenerative Veränderungen der Rotatorenmanschette

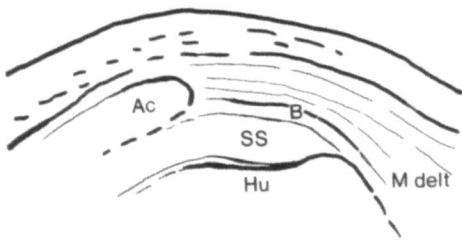

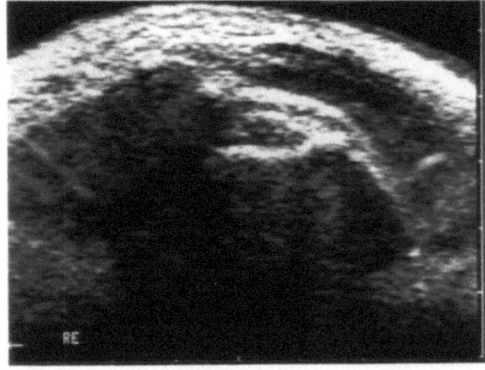

Abb. 3.28. 36jähriger Patient, akut aufgetretene Schultergelenksbeschwerden rechts 3 Wochen zuvor. Lateraler Vertikalschnitt (Normalbefund s. Abb. 3.11). Die Kortikalisstruktur des Humerus ist unauffällig. Die dem Humerus aufliegende Supraspinatussehne ist in allen Bereichen darstellbar, kein Hinweis für Ruptur. Zwischen Oberrand der Supraspinatussehne und Unterrand des M. deltoideus sind echoarme Formationen eingelagert (Bursitis subdeltoidea). (*Ac* Acromion, *Hu* Humerus, *SS* Supraspinatussehne, *M delt* M. deltoideus, *B* Bursitis subdeltoidea)

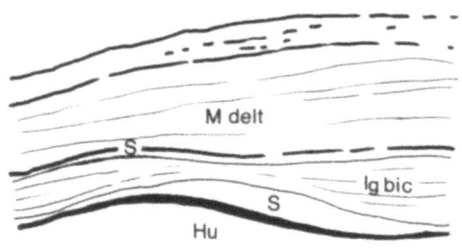

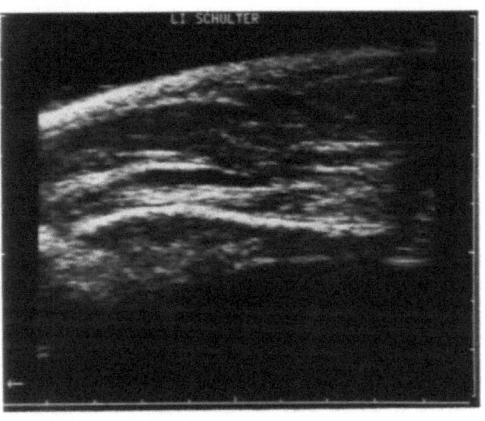

Abb. 3.29. 48jähriger Patient. Impingementsyndrom der linken Schulter seit 6 Wochen. Ventraler Vertikalschnitt (Normalbefund s. Abb. 3.17). Die Kontur des proximalen Humerus ist unauffällig. Die lange Bizepssehne ist echoreich ohne Strukturveränderungen. Zwischen Bizepssehne und M. deltoideus sind echoarme Formationen eingelagert (Synovialitis im Recessus der langen Bicepssehne). (*Hu* Humerus, *M delt* M. deltoideus, *lg bic* lange Bizepssehne, *S* Synovialitis im Recessus der langen Bizepssehne)

Weichteilveränderungen. Die Supraspinatussehne und die Infraspinatussehne sind am häufigsten von Veränderungen betroffen. Meist sind es echoreiche Strukturveränderungen mit einem echoarmen Hof. Die Herde sind von mehr oder weniger großen echodichten Sprenkeln durchsetzt. Sie reichen von kleinen, zentral in der Sehne gelegenen echodichten Herden bis zu großen, inhomogenen echodichten Veränderungen. Wenn der gesamte Sehnenquerschnitt durchsetzt wird, durchziehen auch die echoarmen Randbereiche die gesamte Sehne. Das kann zu Schwierigkeiten bei der Abgrenzung gegenüber Rupturen führen.

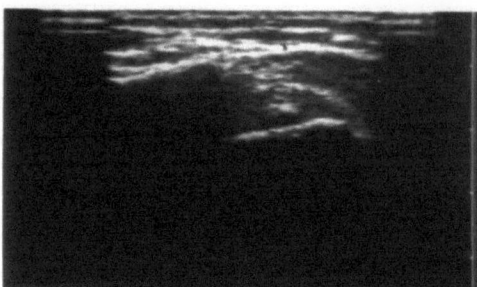 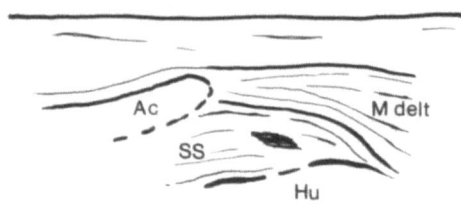

Abb. 3.30. 48jähriger Patient, rezidivierende Schmerzen in der rechten Schulter seit ca. $^{1}/_{2}$ Jahr. Lateraler Vertikalschnitt (Normalbefund s. Abb. 3.11). Der kräftige Kortikalisreflex des proximalen Humerus ist über eine Strecke von ca. 0,5 cm abgeschwächt. In der Supraspinatussehne liegt eine großflächige echodichte Strukturveränderung, die zur Schallabschwächung führt und von einem echoarmen Hof umgeben ist. Der Unterrand des M. deltoideus liegt der Sehne unmittelbar auf. (*Ac* Acromion, *Hu* Humerus, *SS* Supraspinatussehne, *M delt* M. deltoideus)

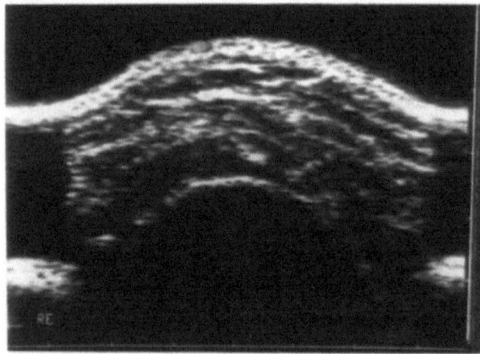 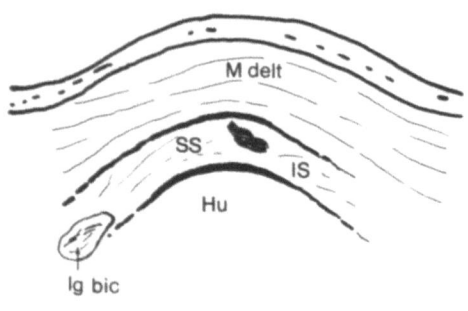

Abb. 3.31. Patient von Abb. 3.30. Lateraler Horizontalschnitt (Normalbefund s. Abb. 3.13). Die Kontur des proximalen Humerus ist durchgehend ohne Unterbrechung. Der Bogen der Außenrotatorenmanschette ist in der Stärke normal und ohne Unterbrechung. Die Strukturveränderungen liegen am Übergang von der Supraspinatus- zur Infraspinatussehne. (*Hu* Humerus, *SS* Supraspinatussehne, *IS* Infraspinatussehne, *M delt* M. deltoideus, *lg bic* lange Bizepssehne)

Große, degenerativ veränderte Bereiche haben häufig zentrale, echodichte Anteile, die zur Schallauslöschung mit Konturunterbrechung der Knochenlinie unter der Supraspinatussehne führen können (Abb. 3.30 und 3.31). Für diesen Befund ist der laterale Vertikalschnitt am geeignetsten, da er die unter der Supraspinatussehne verlaufende proximale Humeruskontur als gerade reflexreiche Linie abbildet. Aus der Unterbrechung dieser Linie durch Schallauslöschung lassen sich dann Schlüsse auf das Reflexverhalten der darüberliegenden Struktur ziehen (Abb. 3.32).

Degenerative Veränderungen der langen Bizepssehne spielen sich meist nicht in einem eng umschriebenen herdförmigen Bereich ab, sie betreffen längere Abschnitte. Diese Veränderungen lassen sich im ventralen Vertikalschnitt bei senkrechter Darstellung der Sehne am sichersten beurteilen. Nur wenn die Sehne über einen längeren Verlauf waagerecht im Bild liegt, kann davon ausgegangen werden, daß sie unter idealen Bedingungen angeschallt wurde und eine Minderung der Echogenität auf strukturelle Veränderungen und nicht auf physikalische Abbildungsfehler

3.8.1 Sogenannte degenerative Veränderungen der Rotatorenmanschette

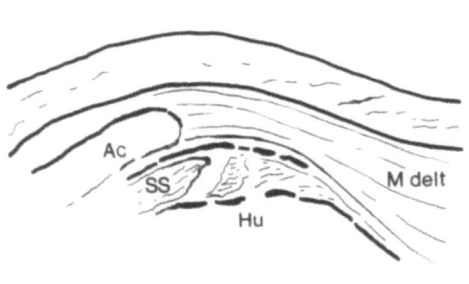
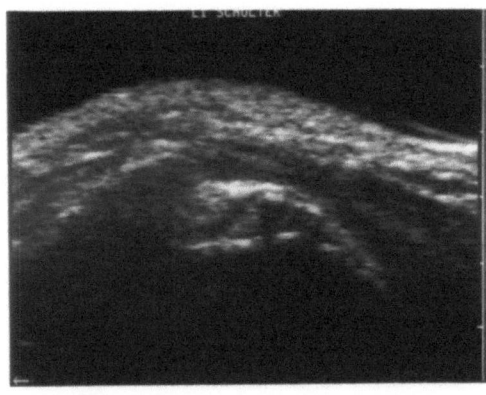

Abb. 3.32. 49jähriger Patient, rezidivierende Schultergelenksbeschwerden links, radiologisch Kalkschatten. Lateraler Vertikalschnitt (Normalbefund s. Abb. 3.11). Die proximale Humeruskontur ist mehrfach kurzstreckig unterbrochen durch vorgelagerte echodichte Strukturveränderungen in der Supraspinatussehne, die zur Schallschattenbildung führen. Der gesamte Querschnitt der Supraspinatussehne ist von echoreichen und echoarmen Strukturveränderungen durchsetzt. Die echodichten Strukturveränderungen führen zur Schallauslöschung an der daruntergelegenen Humeruskontur. Der Unterrand des M. deltoideus liegt der Supraspinatussehne auf. (*Ac* Acromion, *Hu* Humerus, *SS* Supraspinatussehne, *M delt* M. deltoideus)

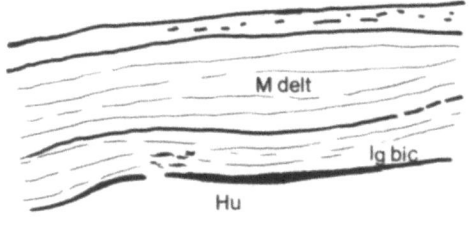
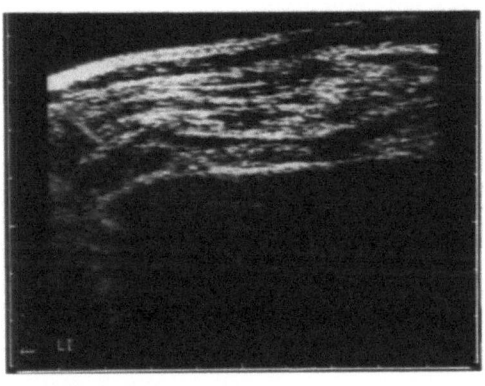

Abb. 3.33. 53jähriger Patient, Schultergelenksbeschwerden links seit ca. $1/2$ Jahr, ventraler schmerzhafter Bogen. Ventraler Vertikalschnitt (Normalbefund s. Abb. 3.17). Die Kontur des proximalen Humerus ist kurzstreckig durch Schallschattenbildung unterbrochen. Die Echogenität der langen Bizepssehne ist deutlich herabgesetzt, keine echoarmen Einlagerungen im Recessus der langen Bizepssehne. (*Hu* Humerus, *lg bic* lange Bizepssehne, *M delt* M. deltoideus)

zurückgeht (Abb. 3.33). Sowohl im M. infraspinatus als auch in der Subscapularissehne und dem zugehörigen Muskel werden nur sehr selten strukturelle Veränderungen in Form von echodichten Herden mit oder ohne Schallauslöschung (Abb. 3.34) gefunden. Besonders im ventralen Horizontalschnitt erscheint die Sehne des M. subscapularis bei Außenrotation des Armes in einigen Bereichen echodicht. Es handelt sich hierbei jedoch um zentral gelegene, senkrecht getroffene Sehnenabschnitte, die sich gegen peripher gelegene, schräg getroffene echoarme Sehnenabschnitte abheben.

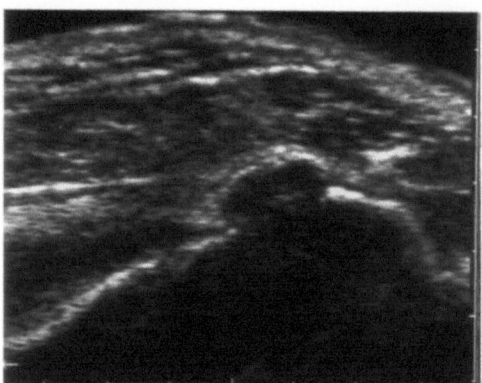 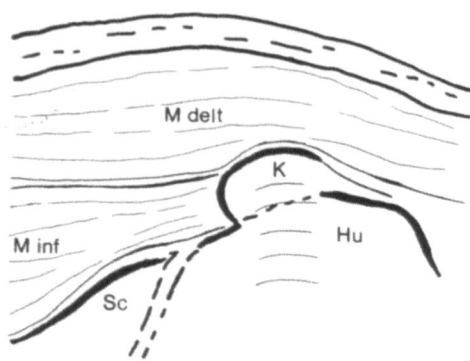

Abb. 3.34. Patient von Abb. 3.32. Dorsaler Horizontalschnitt (Normalbefund s. Abb. 3.6). Die Kontur des proximalen Humerus ist in Höhe des Collum anatomicum unterbrochen durch eine vorgelagerte echodichte Strukturveränderung, die zur Schallschattenbildung führt. Die Veränderung liegt im Bereich des M. infraspinatus und bewegt sich synchron bei Rotationsbewegungen des Armes. Der Unterrand des M. deltoideus liegt dem M. infraspinatus auf (radiologisch bohnengroße Verkalkung im Infraspinatusverlauf). (*Sc* Scapula, *Hu* Humerus, *M inf* M. infraspinatus, *M delt* M. deltoideus, *K* Verkalkung)

3.8.2 Rotatorenrupturen

Rupturen der Rotatorenmanschette können die Außenrotatoren (Supraspinatus, Infraspinatus und Teres minor), die lange Bizepssehne und die Innenrotatoren (Subscapularis, Teres major) betreffen. Sie ereignen sich meist auf dem Boden degenerativer Veränderungen und betreffen folgerichtig zumeist die Supraspinatus- und Infraspinatussehne und die lange Bizepssehne. Die Häufigkeit von Rotatorenrupturen wächst mit zunehmendem Alter. Eigene sonographische Untersuchungen bei beschwerdefreien und klinisch unauffälligen Versuchspersonen zeigten in der Gruppe der 70–80jährigen eine Häufigkeit von 60%.

Bei nicht degenerativ geschädigten Sehnen können adäquate Traumata (Sturz auf die Schulter, Luxationen) zu knöchernen Ausrissen der Sehnen führen.

Ossäre Veränderungen. Bei Rupturen auf der Basis degenerativer Veränderungen findet man sowohl in den dorsalen als auch in lateralen und ventralen Schnittführungen unregelmäßige, wellige Kortikalisoberflächen, wobei die Veränderungen teilweise usurähnlich unter dem erwarteten Niveau und teilweise osteophytenähnlich über dem erwarteten Niveau der Kortikalis liegen (Abb. 3.35).

Bei knöchernen Ausrissen nach Schulterluxationen oder nach Stürzen auf die Schulter verlagern sich die ausgerissenen Rupturenden in Richtung des Muskelzuges. Es entsteht eine Unterbrechung in der proximalen Humeruskontur. Auch nach Stürzen auf die Schulter kann es zu schalenförmigen Ausrissen kommen. Der Kortikalisdeckel führt zu einer Unterbrechung der proximalen Humeruskontur im lateralen Vertikalschnitt und hebt plateauartig das ursprüngliche Kortikalisniveau an (Abb. 3.36).

Veränderungen der Gelenkhöhle und der Bursen. Durch die Ruptur fehlt im Rupturbereich die Trenngrenze zwischen Bursa subdeltoidea und Gelenkhöhle. Bei den Rupturen auf degenerativer Basis bildet sich in der Regel wenig Erguß aus, und eine Abgrenzung gegen die reaktive Synovialitis und die Narbenbildung ist in der Regel schwer. Am besten gelingt die Darstellung der reaktiven Synovialitis im Recessus der langen Bizepssehne

3.8.2 Rotatorenrupturen

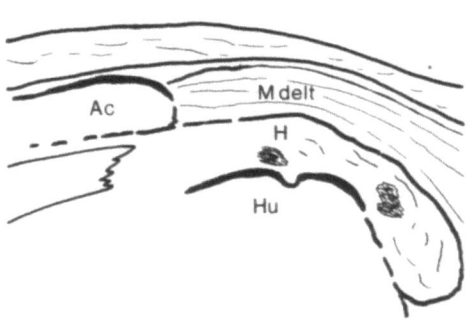
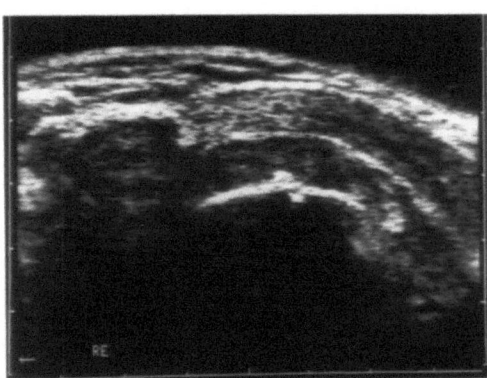

Abb. 3.35. 75jähriger Patient, frische Rotatorenruptur nach Sturz auf der Treppe. Lateraler Vertikalschnitt (Normalbefund s. Abb. 3.11). Die Kontur des proximalen Humerus ist kurzstreckig unterbrochen. Zwischen Humerus und Unterrand des M. deltoideus sind echoarme Formationen eingelagert, die sich nicht synchron bei Rotationsbewegungen des Armes bewegen, die Struktur der Supraspinatussehne fehlt. Der Unterrand des M. deltoideus ist bogenförmig vom Humerus abgehoben, die Abhebung läßt sich bei Verlagerung des Schnittes nach distal etwa 5 cm auf dem Humerusschaft verfolgen (Hämatom). (*Ac* Acromion, *Hu* Humerus, *M delt* M. deltoideus, *H* Hämatom)

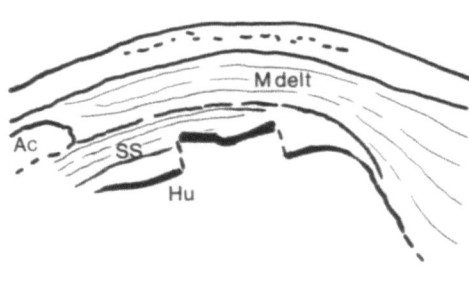
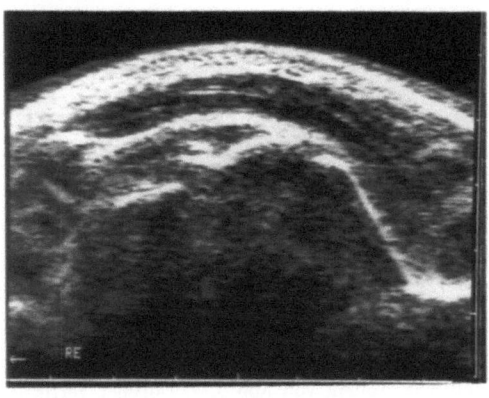

Abb. 3.36. 34jähriger Patient, schmerzhafte Bewegungseinschränkung der rechten Schulter nach Sturz auf die Schulter. Lateraler Vertikalschnitt (Normalbefund s. Abb. 3.11). Die Kontur des proximalen Humerus ist stufenförmig unterbrochen. Ein etwa 1,5 cm langes Plateau ist um knapp 0,5 cm angehoben. Die Supraspinatussehne ist durchgehend dargestellt, der Unterrand des M. deltoideus liegt der Supraspinatussehne auf (knöcherner Ausriß der Supraspinatussehne). (*Ac* Acromion, *Hu* Humerus, *SS* Supraspinatussehne, *M delt* M. deltoideus)

im ventralen Vertikalschnitt. Dort findet sich häufig eine Einlagerung echoarmen Materials zwischen Bizepssehne und dem Dach des Recessus (s. Abb. 3.29).

Weichteilveränderungen. Die Abgrenzung sog. Sehnenteilrupturen von anderen degenerativen Veränderungen ist auch histologisch schwierig.

Eine Ruptur halten wir nur dann für sonographisch gesichert, wenn in 2 senkrecht aufeinander stehenden Ebenen das Fehlen einer Sehne nachgewiesen werden kann.

Bereits in den dorsalen Schnitten können größere Rupturen des *M. infraspinatus* dargestellt werden. Bei der Ruptur auf dem Boden degenerativer Veränderungen ist der Muskelsehnenstumpf nach medial bis in Höhe des

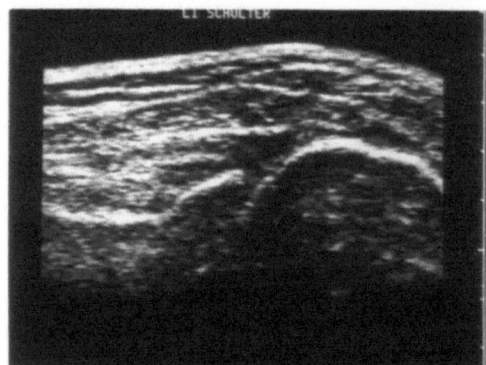 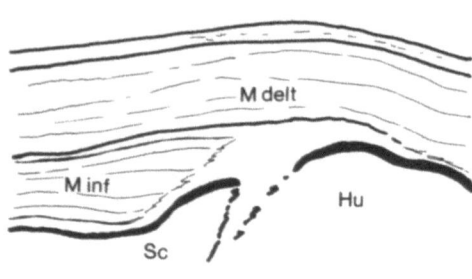

Abb. 3.37. 63jähriger Patient, große Rotatorenruptur nach Sturz auf die linke Schulter. Dorsaler Horizontalschnitt (Normalbefund s. Abb. 3.6). Die knöchernen Strukturen der Scapula und des Humerus sind unauffällig. Die Struktur des M. infraspinatus ist in Höhe des Gelenkspaltes unterbrochen. Bei Rotationsbewegungen des Armes bewegen sich die Humeruskontur und der Muskelstumpf asynchron. Der M. deltoideus liegt dem Infraspinatus und der Humeruskontur auf. (*Sc* Scpula, *Hu* Humerus, *M inf* M. infraspinatus, *M delt* M. deltoideus)

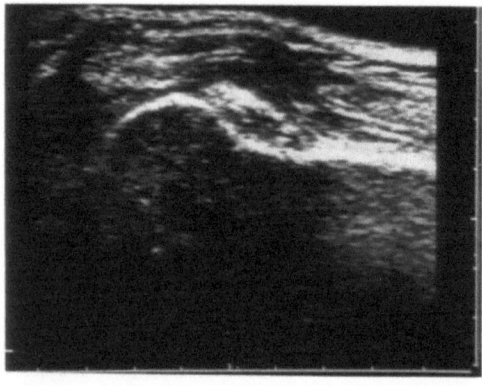 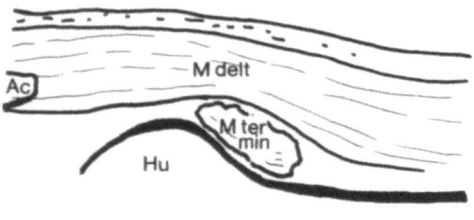

Abb. 3.38. Patient von Abb. 3.37. Dorsaler Vertikalschnitt (Normalbefund s. Abb. 3.8). Die Kontur des proximalen Humerus ist unauffällig. Der Bogen der Außenrotatorenmanschette ist am Übergang vom M. teres minor zum M. infraspinatus unterbrochen. Der Unterrand des M. deltoideus legt sich oberhalb des M. teres minor der Humeruskontur bogenförmig auf. (*Ac* Acromion, *Hu* Humerus, *M ter min* M. teres minor, *M delt* M. deltoideus)

Gelenkspaltes oder bis in die Fossa infraspinata verlagert (Abb. 3.37). Über dem Gelenkspalt und weiter lateral auf der proximalen Humeruskontur fehlt die Struktur der Sehne, der Unterrand des M. deltoideus liegt der Knochenstruktur auf. Bei fixiertem Arm wird bei Anspannen der Außenrotatoren die Narbe nach medial verlagert. Im dorsalen Vertikalschnitt ist die bogenförmige Außenrotatorenmanschette in Höhe der kranialen Begrenzung des M. teres minor unterbrochen, der Unterrand des M. deltoideus liegt der Humeruskontur auf (Abb. 3.38).

Wenn in den dorsalen Schnitten eine Ruptur des M. infraspinatus gefunden wird, dann läßt sich in der Regel in den lateralen Schnittführungen die Ausdehnung der Ruptur nach kranial/ventral in den Supraspinatusbereich verfolgen.

3.8.2 Rotatorenrupturen

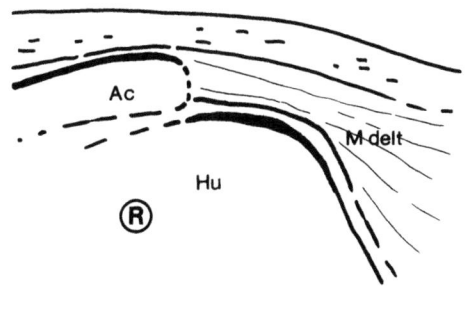

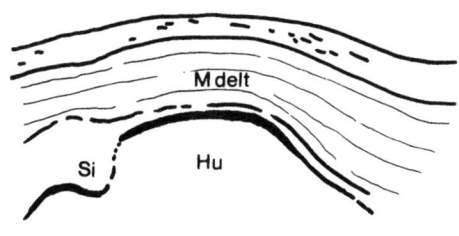

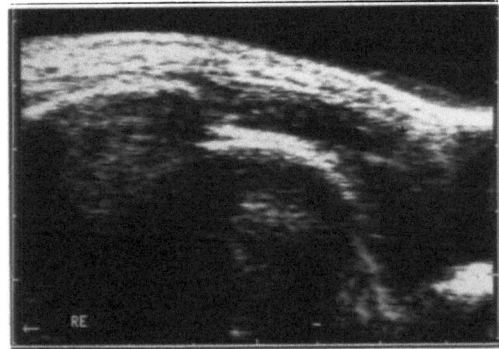

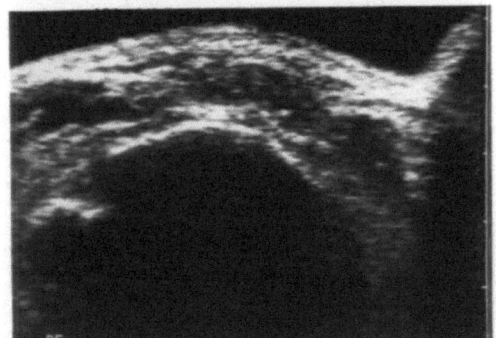

Bei Rupturen fehlt im lateralen Vertikalschnitt die echoreiche Struktur der *Supraspinatus-* und *Infraspinatussehne*. Der Unterrand des M. deltoideus verläuft nicht mehr gegen die Hautoberfläche bogenförmig, sondern legt sich vom lateralen Rand des Acromions nach unten auf die proximale Humeruskontur auf (Abb. 3.39). Durch Ventral- und Dorsalverlagerung des Schallkopfes oder durch Innen- und Außenrotationsbewegungen des Oberarmes können bei kleineren Rupturen die Randbereiche dargestellt werden. In diesen Bereichen kommt dann die echodichtere Schnenstruktur wieder zur Abbildung, und der Unterrand des Deltoideus wird sichtbar angehoben. Im lateralen Horizontalschnitt liegt bei großen Rupturen, die die Supraspinatus- und Infraspinatussehne betreffen, der Unterrand des Deltoideus der gesamten dargestellten Zirkumferenz des proximalen Humerus auf (Abb. 3.40). Bei weit nach ventral herumgezogenem Horizontal-

Abb. 3.39. 53jähriger Patient, Schmerzen in der rechten Schulter nach forcierter Elevation des Armes bei der Arbeit, vollständige Ruptur der Supraspinatussehne und der kranialen Infraspinatussehnenanteile. Lateraler Vertikalschnitt (Normalbefund s. Abb. 3.11). Die Kontur des proximalen Humerus ist nicht unterbrochen. Die Struktur der Supraspinatussehne fehlt vollständig, der Unterrand des M. deltoideus liegt der Humeruskontur unmittelbar auf. (*Ac* Acromion, *Hu* Humerus, *M delt* M. deltoideus)

Abb. 3.40. Patient von Abb. 3.39. Lateraler Horizontalschnitt (Schnitt im Verlauf des Lig. coracoacromiale) (Normalbefund s. Abb. 3.13). Die Kontur des proximalen Humerus ist unauffällig, am linken Bildrand ist der Sulcus intertubercularis abgebildet. Vom Sulcus intertubercularis beginnend und etwa 2,5 cm nach dorsal reichend, liegt die Kontur des Deltoideusunterrandes dem Knochen unmittelbar auf (komplette Supraspinatussehnenruptur und Ruptur der kranialen Infraspinatussehnenanteile). (*Hu* Humerus, *Si* Sulcus intertubercularis, *M delt* M. deltoideus)

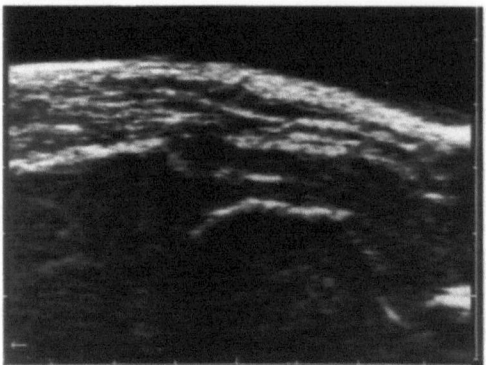 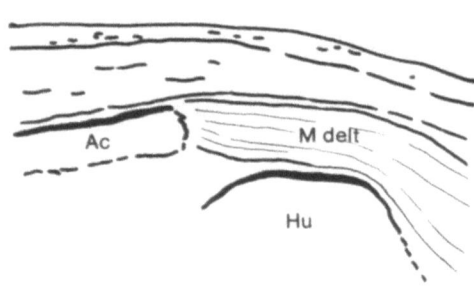

Abb. 3.41. 56jähriger Patient, rezidivierende Schultergelenksbeschwerden rechts seit 1/2 Jahr. Lateraler Vertikalschnitt (Normalbefund s. Abb. 3.11). Die Kontur des proximalen Humerus ist unauffällig. Der M. deltoideus biegt lateral des Acromions nach unten und liegt der Humeruskontur auf. Bei maximaler Innenrotation des Armes wird der Unterrand des Deltoideus durch echodichte Strukturen angehoben (Ruptur der Supraspinatussehne). (*Ac* Acromion, *Hu* Humerus, *M delt* M. deltoideus)

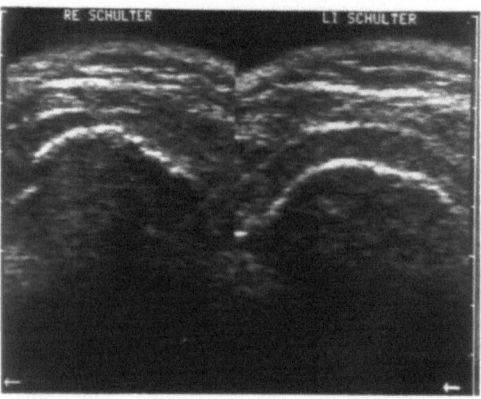 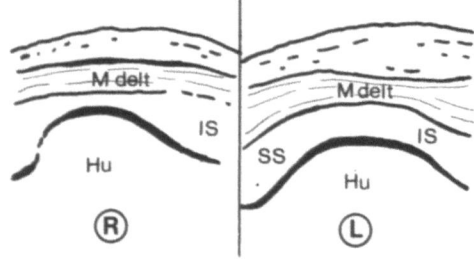

Abb. 3.42. Patient von Abb. 3.41. Lateraler Horizontalschnitt (Normalbefund s. Abb. 3.13). Die Humeruskontur ist unauffällig. Der der Humeruskontur aufliegende Bogen der Rotatorenmanschettte ist im Bereich der Supraspinatussehne über eine Strecke von etwa 1 cm sanduhrenförmig eingeschnürt. Die gesunde linke Schulter ist zum Vergleich abgebildet. (*Hu* Humerus, *SS* Supraspinatussehne, *IS* Infraspinatussehne, *M delt* M. deltoideus)

schnitt oder bei maximaler Außenrotation des Armes kann diese Veränderung bei gleichzeitiger Ruptur der Subscapularissehne auch weiter nach ventromedial reichen. Bei kleineren Rupturen ist der zwischen Oberrand des proximalen Humerus und Unterrand des M. deltoideus gelegene Bogen der Rotatorensehnen an der Rupturstelle sanduhrförmig eingezogen (Abb. 3.41 und 3.42). Alle Schnitte zusammen erlauben eine sehr präzise Aussage über die Ausdehnung der Ruptur.

Im ventralen Horizontalschnitt fehlt bei Rupturen des *M. subscapularis* die echoarme, gegen das Tuberkulum minus spitzzipflig auslaufende Struktur der Sehne. Der Unterrand des M. deltoideus liegt der Humeruskontur auf. Bei Rupturen auf dem Boden degenerativer Veränderungen ist dann in der Regel auch die lange Bizepssehne rupturiert

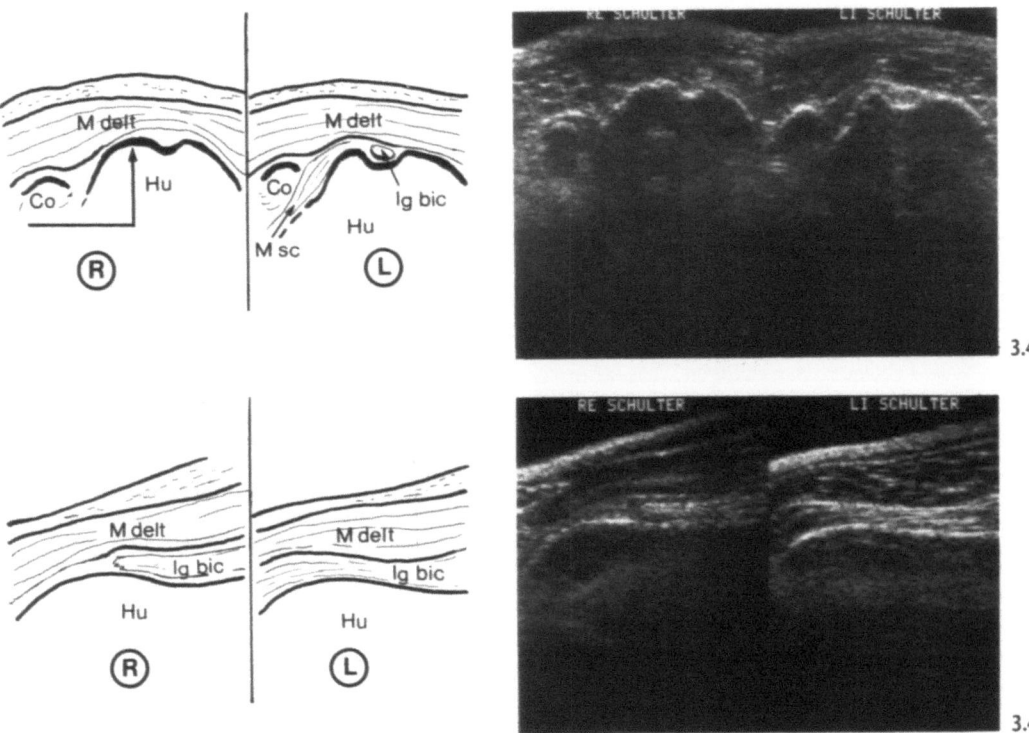

und im Sulcus intertubercularis nicht darstellbar (Abb. 3.43 und 3.44).

Bei frischen Rupturen nach direktem Sturz auf die ventrale Schulterkontur oder bei forcierten Innenrotationsverletzungen können isolierte Rupturen des M. subscapularis auftreten. Die zum Tuberculum minus spitzzipflig auslaufende Kontur der Sehne ist unterbrochen, bei den frischen Rupturen besteht ein Hämatom (Abb. 3.45). Die Kontur des Tuberculum minus ist abgeflacht und die Humeruskontur oft gegenüber dem Korakoid nach ventral verlagert. Da im wesentlichen die Fasern des Subscapularis das Dach des Recessus der langen Bizepssehne bilden, besteht in der Regel gleichzeitig eine *Luxation der Bizepssehne*. Die Sehne ist im luxierten Zustand nach medial verlagert und kann in den echodichten Strukturen der rupturierten Sehne und des bestehenden Hämatoms nicht sicher identifiziert werden (Abb. 3.46).

Abb. 3.43. 62jähriger Patient, ausgedehnte Rotatorenruptur (M. infraspinatus, M. supraspinatus, lange Bizepssehne und M. subscapularis) durch kräftige Elevation des Armes beim Heuaufladen. Ventraler Horizontalschnitt (Normalbefund s. Abb. 3.16). Die Humeruskontur steht auf der rechten Seite im Verhältnis zum Processus coracoideus gegenüber der gesunden linken Schulter weiter ventral. Die Kontur des Tuberculum minus ist abgeflacht. Die Struktur des M. subscapularis und der langen Bizepssehne sind nicht darstellbar, der Unterrand des M. deltoideus liegt der Humeruskontur auf. Die gesunde linke Schulter ist zum Vergleich abgebildet. (*Co* Korakoid, *Hu* Humerus, *M sc* M. subscapularis, *lg bic* lange Bizepssehne, *M delt* M. deltoideus)

Abb. 3.44. Patient von Abb. 3.43. Ventraler Vertikalschnitt (Normalbefund s. Abb. 3.17). Die Kontur des proximalen Humerus ist unauffällig. Die echodichte Struktur der langen Bizepssehne bricht im Sulcus intertubercularis ab und kann an der verletzten rechten Schulter nicht weiter nach kranial verfolgt werden. (*Hu* Humerus, *lg bic* lange Bizepssehne, *M delt* M. deltoideus)

3 Schulter

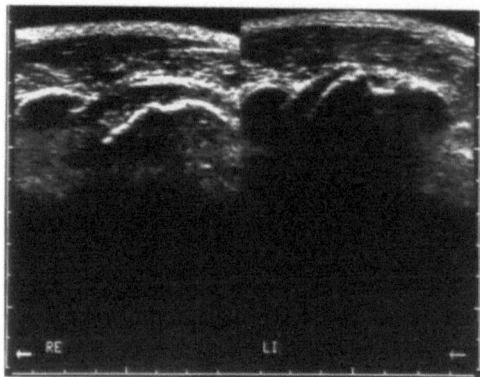 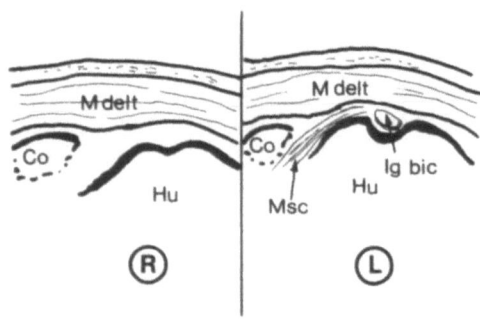

Abb. 3.45. 56jähriger Patient, Schmerzen im rechten Arm nach kräftiger Innenrotationsbewegung. Ventraler Horizontalschnitt (Normalbefund s. Abb. 3.16). Die Kontur des Tuberculum minus ist gegenüber der gesunden Seite abgeflacht. Im Sulcus intertubercularis ist die echodichte Struktur der langen Bizepssehne nicht darstellbar. Der Unterrand des M. deltoideus ist sowohl vom M. subscapularis als auch von der lateral gelegenen Humeruskontur abgehoben. Die gesunde linke Seite ist zum Vergleich abgebildet. (*Co* Korakoid, *Hu* Humerus, *M sc* M. subscapularis, *M delt* M. deltoideus, *lg bic* lange Bizepssehne)

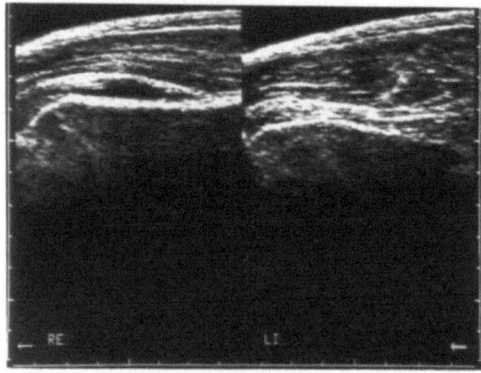 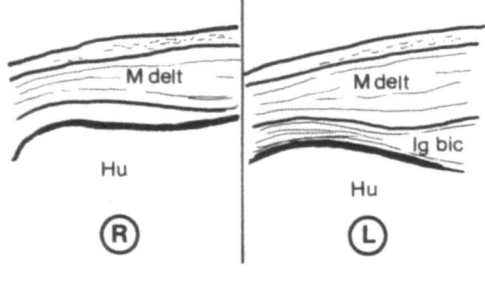

Abb. 3.46. Patient von Abb. 3.45. Ventraler Vertikalschnitt (Normalbefund s. Abb. 3.17). Die Kontur des proximalen Humerus ist in Höhe des Sulcus intertubercularis unauffällig. Die lange Bizepssehne ist im Sulcus nicht darstellbar. Der Recessus der langen Bizepssehne ist durch echoarme Formationen ausgefüllt und vorgewölbt. Die gesunde linke Seite ist zum Vergleich abgebildet. (*Hu* Humerus, *M delt* M. deltoideus, *lg bic* lange Bizepssehne)

Eine Luxation der Bizepssehne kann nur bei gleichzeitiger Verletzung des M. subscapularis vorkommen. Schnitte, die kranial des Sulcus intertuberkularis liegen, zeigen den physiologischen intraartikulären Verlauf der Bizepssehne, die nach medial zum oberen Rand der Schulterpfanne zieht. Im ventralen Vertikalschnitt kann die echoreiche Bizepssehne dann nicht im Sulcus dargestellt werden, im Sulcus selbst liegt echoarmes Material. Das Dach des Recessus ist ebenfalls nicht dargestellt und der Unterrand des M. deltoideus abgehoben.

Frische und alte *Rupturen der langen Bizepssehne* können zwar an der fehlenden Struktur der langen Bizepssehne auch im ventralen Horizontalschnitt erkannt werden, die Darstellung ist jedoch in diesem Schnitt nicht so sicher wie im ventralen Vertikalschnitt. Bei frischen Rupturen fehlt die echoreiche Struktur der langen Bizepssehne, und der Recessus ist mit echoarmem Material angefüllt (s. Abb. 3.46). Bei alten Rupturen fehlt ebenfalls die Struktur der langen Bizepssehne, eine sichere Abgrenzung des Recessus ist nicht mehr möglich. Nur selten ist der Stumpf der langen Bizepssehne weiter distal eindeutig abgrenzbar (s. Abb. 3.44).

3.8.3 Schultergelenkbefall bei Erkrankungen des rheumatischen Formenkreises

Eine Omarthritis kann bei verschiedenen entzündlich-rheumatischen Krankheiten auftreten. Sowohl die rheumatoide Arthritis als auch Psoriasisarthropathie, ankylosierende Spondylitis, Kollagenosen und reaktive Arthritis können mit den Symptomen einer Omarthritis einhergehen. Gerade die „Spätform" einer rheumatoiden Arthritis tritt als Omarthritis in Erscheinung. Ihre Differenzierung ist eine besondere klinische und arthrosonographische Herausforderung. Da es sich bei diesem Krankheitsbild um Patienten höhren Alters handelt, liegen meist auch zusätzlich degenerative Veränderungen vor.

Zur arthrosonographischen Untersuchung bei Verdacht auf Omarthritis muß in jedem Fall ein axillärer Schnitt in 2 Ebenen durchgeführt werden, damit pericapitale Änderungen der Membrana synovialis im axillären Recessus erfaßt werden können. Auch knöcherne Destruktionen werden nicht selten in diesem Bereich zuerst entdeckt. Die Anwendung eines Sektorscanners hat gewisse Vorteile bei der Exploration der Fossa axillaris, ist aber keineswegs unbedingt erforderlich. Linearscanner mit schmaler Auflagefläche, z.B. 4,8–6 cm, sind für diesen Zweck gut geeignet. Sonographische Veränderungen der Schulter können differenziert werden in solche, die für eine rheumatoide Arthritis unspezifisch und andere, die hochgradig spezifisch sind.

Unspezifische Zeichen einer Omarthritis sind Exsudationen, die im Rahmen entzündlicher Veränderungen des Schultergelenkes auftreten und an typischen Lokalisationen entstehen. Betroffen sind die Bursen – Bursa subdeltoidea (Abb. 3.47–3.49), Bursa coracobrachialis, Bursa subacromialis (Abb. 3.50) – und die Gelenkhöhle – Erguß im Recessus axillaris (Abb. 3.51), Erguß im dorsalen Gelenkspalt, Erguß im Sulcus intertubercularis (Abb. 3.52 und 3.53). Da diese liquiden Veränderungen auch bei Periarthropathien auftreten, können sie ohne Punktion nicht differenziert werden.

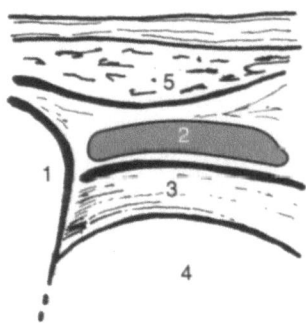
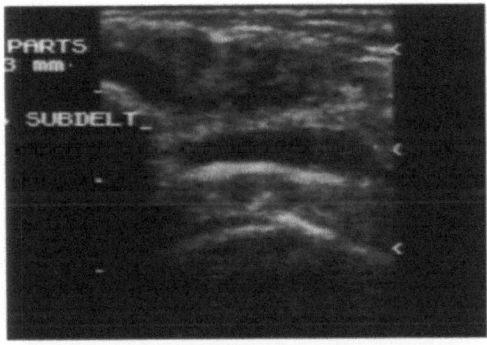

Abb. 3.47. Bursitis subdeltoidea lateraler Längsschnitt. 78jährige Patientin mit fortgeschrittener, degenerativer Veränderung der Rotatorenmanschette und akuter Bursitis, positives Impingement-Zeichen. (*1* Acromion, *2* Bursitis subdeltoidea, *3* Rotatorenmanschette, *4* Caput humeri, *5* M. deltoideus)

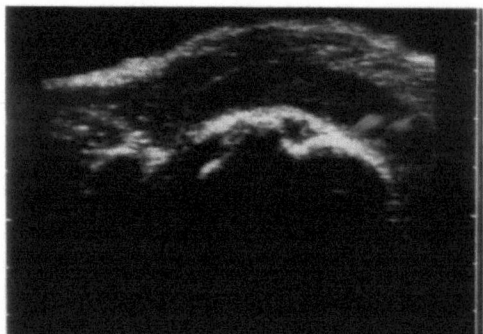 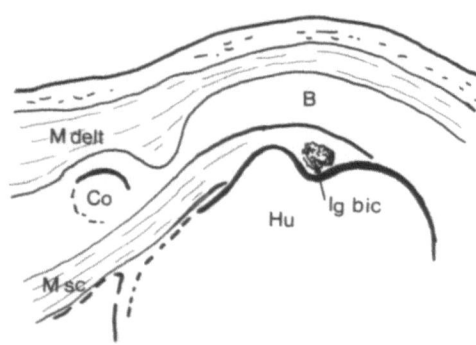

Abb. 3.48. 47jähriger Patient, Schultergelenksbefall bei bekannter RA. Ventraler Horizontalschnitt (Normalbefund s. Abb. 3.16). Die Kontur des proximalen Humerus ist unauffällig. Die lange Bizepssehne ist in der Schnittführung nicht echodicht dargestellt. Zwischen Unterrand des M. deltoideus einerseits und M. subscapularis und Humeruskontur andererseits sind echoarme Formationen eingelagert (Bursitis subdeltoidea). (*Co* Korakoid, *Hu* Humerus, *M sc* M. subscapularis, *M delt* M. deltoideus, *lg bic* lange Bizepssehne, *B* Bursitis subdeltoidea)

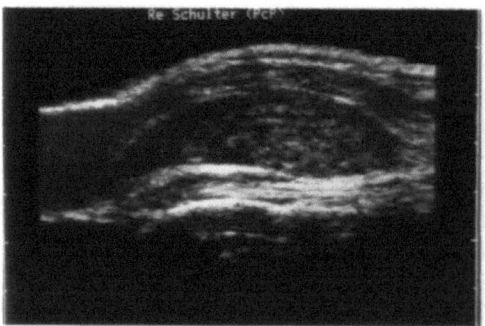 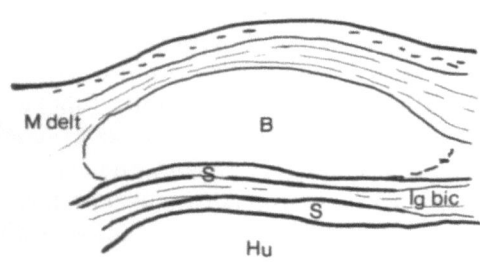

Abb. 3.49. Patient von Abb. 3.48. Ventraler Vertikalschnitt (Normalbefund s. Abb. 3.17). Die Kontur des proximalen Humerus ist unauffällig. Die lange Bizepssehne ist echodicht dargestellt, sie ist von echoarmen Formationen umgeben (Synovialitis im Recessus der langen Bizepssehne). Die Veränderung ist im ventralen Horizontalschnitt (s. Abb. 3.48) nicht eindeutig zu identifizieren. Der Unterrand des M. deltoideus ist vom Dach des Recessus der langen Bizepssehne durch echoarme Formationen angehoben (Bursitis subdeltoidea). (*Hu* Humerus, *lg bic* lange Bizepssehne, *M delt* M. deltoideus, *S* Synovialitis im Recessus der langen Bizepssehne, *B* Bursitis subdeltoidea)

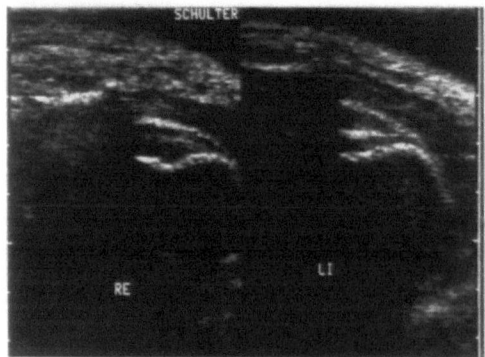 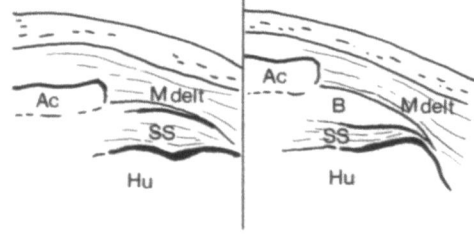

Abb. 3.50. Legende s. S. 73

3.8.3 Schultergelenkbefall bei Erkrankungen des rheumatischen Formenkreises

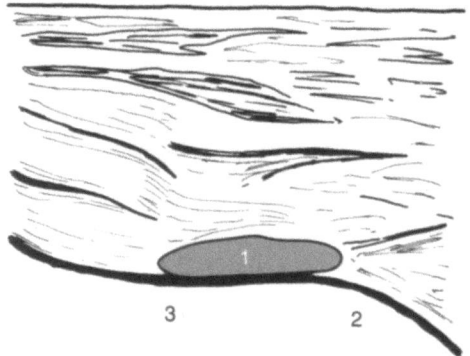 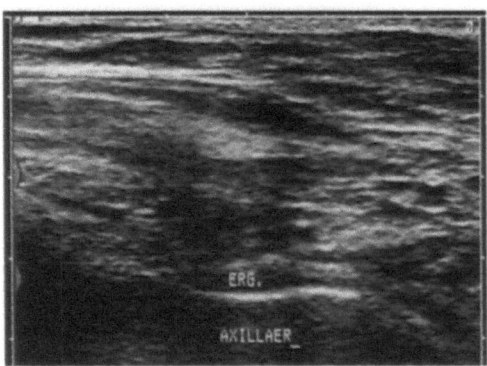

Abb. 3.51. Axillärer Erguß bei Omarthritis. 52jährige Patientin mit Omarthritis (beginnende rheumatoide Arthritis). (*1* Erweiterter axillärer Recessus mit Exsudation, *2* Collum humeri, *3* Caput humeri)

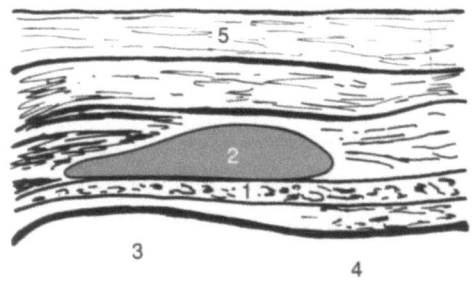 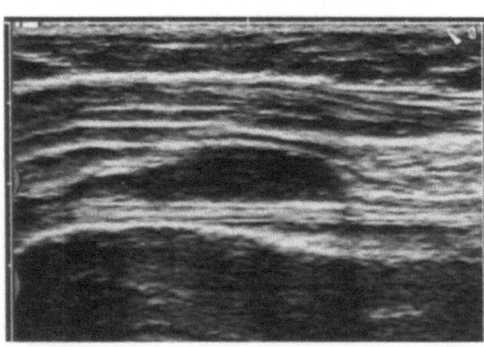

Abb. 3.52. Längsschnitt über der langen Bizepssehne, ventraler Erguß im Sulcus intertubercularis. Gleiche Patientin wie in Abb. 3.51. (*1* Lange Bizepssehne, *2* Exsudation ventral der Bizepssehne im Sulcus intertubercularis (Tenovaginitis), *3* Caput humeri, *4* Humerusschaft, *5* M. deltoideus)

◀

Abb. 3.50. 53jähriger Patient, Schultergelenksbeschwerden links seit 1 Jahr, bisher unbekannte Psoriasis. Lateraler Vertikalschnitt (Normalbefund s. Abb. 3.11). Die Kontur des proximalen Humerus ist unauffällig. Die Supraspinatussehne ist durchgängig dargestellt, sie ist gegenüber der gesunden rechten Seite in der Dicke reduziert. Zwischen Unterrand des M. deltoideus und Oberrand der Supraspinatussehne besteht eine seitendifferente Aufweitung der Bursa subdeltoidea. An der linken Schulter läßt sich diese Veränderung nach ventral bis in Höhe des Processus coracoideus verfolgen, dort bestanden zusätzlich massive Einlagerungen im Recessus der langen Bizepssehne. (*AC* Aromion, *Hu* Humerus, *SS* Supraspinatussehne, *M delt* M. deltoideus, *B* Bursitis subdeltoidea)

Spezifische Entzündungszeichen sind die pericapitalen Synovialitiden (Abb. 3.54) und Usuren. Im Gegensatz zur arthrotischen Veränderung am Caput humeri stellen sich die Erosionen als Defekt unterhalb des Niveaus der Knochenoberfläche dar (Abb. 3.55 und 3.56). Sie müssen in 2 Ebenen abgebildet werden. Verwechslungsmöglichkeiten bestehen zur Hill-Sachs-Delle und zu Corticalisdefekten, die bei degenerativen Erkrankungen auftreten. Nach bisherigen Erfahrungen führen Omarthritiden bei Kollagenosen und reaktiven Arthritiden nicht zu knöchernen Destruktionen.

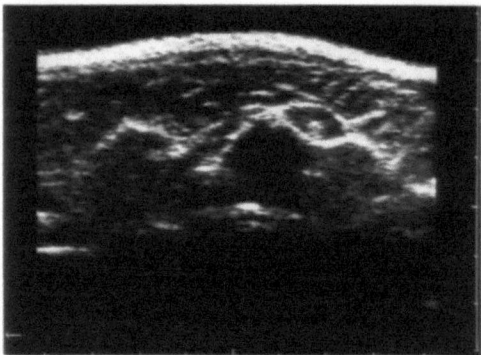 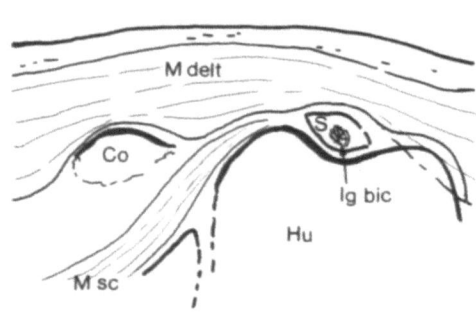

Abb. 3.53. 47jähriger Patient, Schultergelenksbefall bei RA. Ventraler Horizontalschnitt (Normalbefund s. Abb. 3.16). Die Kontur des proximalen Humerus ist unauffällig. Die echoreich dargestellte lange Bizepssehne ist von einem echoarmen Hof umgeben, der zur Vorwölbung der Begrenzung des Recessus führt. Der M. subscapularis ist unauffällig, der Unterrand des Deltoideus liegt den Strukturen auf (kein Hinweis für Bursitis subdeltoidea). (*Co* Korakoid, *Hu* Humerus, *M sc* M. subscapularis, *lg bic* lange Bizepssehne, *M delt* M. deltoideus, *S* Synovialitis im Recessus der langen Bizepssehne)

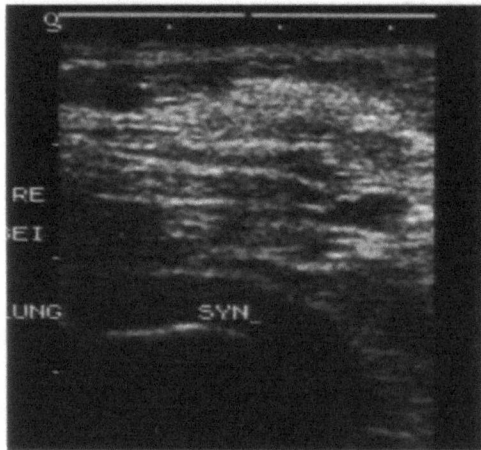 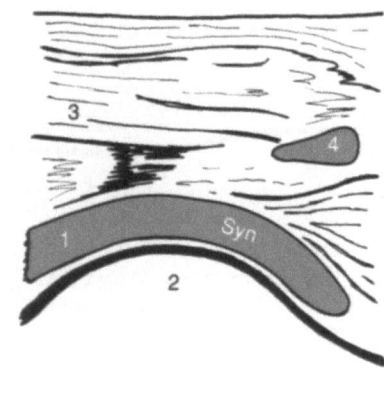

Abb. 3.54. Omarthritis mit perikapitaler Synovialitis bei rheumatoider Arthritis, Diagnosestellung 1990 axillärer Längsschnitt. 62jährige Patientin mit rheumatoider Arthritis. (*1* Perikapitale Synovialitis, *2* Caput humeri, *3* Muskulatur, *4* A. axillaris, diagonaler Anschnitt)

Neben den rein statischen Kriterien können auch dynamische Kriterien der sonographischen Untersuchung mit herangezogen werden. So werden diskrete Flüssigkeitsansammlungen der Bursa subdeltoidea nur in der Bewegung erfaßt. Es ist daher erforderlich, im lateralen Frontalschnitt Ab- und Adduktionsbewegungen durchzuführen, um eine Füllung und Entleerung der Bursa subdeltoidea zu beobachten.

Ossäre Veränderungen. Erosionen stellen sich als ossäre Defekte in den Schnitten dar, die die Knorpelknochengrenze (dem Collum anatomicum entsprechend) erfassen: Das sind der dorsale Horizontal- und Vertikalschnitt und der ventrale Horizontalschnitt. Im Gegensatz zu Hill-Sachs-Dellen sind Erosionen scharfrandiger begrenzt und haben oft bizarre Formen (s. Abb. 3.55). Die Hill-Sachs-Dellen entsprechen eher dreieckförmi-

3.8.3 Schultergelenkbefall bei Erkrankungen des rheumatischen Formenkreises

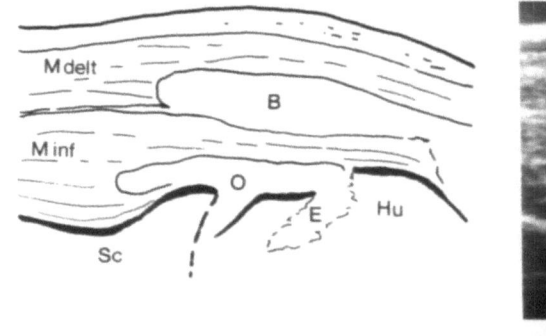
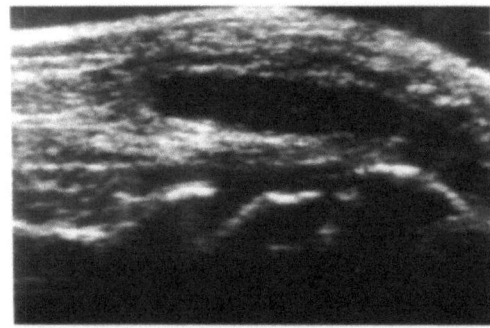

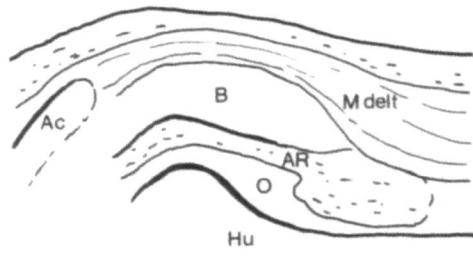
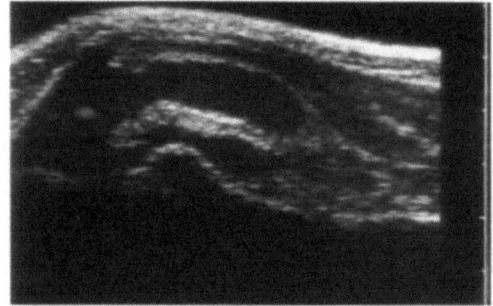

gen glattwandigen Eindellungen. Um Artefakte auszuschließen, müssen Erosionen in 2 Ebenen abgebildet werden.

Veränderungen der Gelenkhöhle und der Bursen. Meist kommen Omarthritis und Bursitis zusammen vor. Die Omarthritis führt zu einer Vorwölbung der dorsalen Kapselanteile und läßt sich sowohl im dorsalen Horizontalschnitt (s. Abb. 3.55) als auch Vertikalschnitt (s. Abb. 3.56) darstellen. Da sich große Teile der Flüssigkeit in die Recessus verlagern, ist eine Darstellung im dorsalen Horizontalschnitt oft nur dann möglich, wenn der Patient den Arm fest an den Körper preßt und sich die Recessus damit entleeren. Es kommt dann zu einer Vorwölbung der dorsalen Kapsel. Die Bursa subdeltoidea kann dorsal bis weit auf die Scapula von entzündlichem Substrat aufgefüllt sein. Lateral können sich aufgrund der Druckverhältnisse am Schulterdach keine Gelenkergüsse ausbilden. Auch ausgeprägte Veränderungen in der Bursa subdeltoidea sind selten. Wir haben sie meist bei

Abb. 3.55. 66jähriger Patient, Schultergelenksbefall bei RA. Dorsaler Horizontalschnitt (Normalbefund s. Abb. 3.6). Die Kontur des proximalen Humerus ist in Höhe des Collum anatomicum unregelmäßig unterbrochen mit Basisreflektion (Erosion). Zwischen Kontur des Humerus und der Scapula einerseits und Unterrand des M. infraspinatus sind echoarme Formationen eingelagert (Omarthritis). Zwischen Oberrand des M. infraspinatus und Unterrand des M. deltoideus sind ebenfalls echoarme Formationen eingelagert (Bursitis subdeltoidea). Diese Veränderung reicht dorsal vom Gelenkspalt bis ventral in Höhe des Processus coracoideus. (*Sc* Scapula, *Hu* Humerus, *M inf* M. infraspinatus, *M delt* M. deltoideus, *E* Erosion, *O* Omarthritis, *B* Bursitis subdeltoidea)

Abb. 3.56. Patient von Abb. 3.55. Dorsaler Vertikalschnitt (Normalbefund s. Abb. 3.8). Der Schnitt wurde in maximaler Innenrotation angefertigt, so daß die Erosion in dieser Abbildung nicht miterfaßt wurde. Die Kontur des proximalen Humerus ist unauffällig. Der Bogen der Außenrotatoren erscheint verschmälert und in der Echogenität vermehrt. Er ist durchgängig ohne Unterbrechung darstellbar. Zwischen Humerus und Außenrotatoren liegen echoarme Formationen (Omarthritis). Der Unterrand des M. deltoideus ist durch echoarme Formationen von den Außenrotatoren abgehoben (Bursitis subdeltoidea). (*Ac* Acromion, *Hu* Humerus, *Ar* Außenrotatorenmanschette, *M delt* M. deltoideus, *O* Omarthritis, *B* Bursitis subdeltoidea)

der Psoriasisarthritis gefunden, wo sie mit einer makroskopisch sehr festen grobkörnigen synovialen Hypertrophie verbunden waren (s. Abb. 3.50). In den ventralen Schnitten dehnt sich die Omarthritis auch im Recessus der langen Bizepssehne aus und führt dann zu ausgeprägteren Vorwölbungen des Daches der Bizepssehne, als das bei Reizergüssen der Fall ist.

Zwischen M. subscapularis und M. deltoideus kann die Bursa subdeltoidea ventral bis zum Korakoid durch echoarme Formationen (Bursitis) angehoben sein. Sowohl im Horizontal- als auch im Vertikalschnitt ist im Gegensatz zur Synovialitis im Recessus der langen Bizepssehne die oberflächlichere Lage zu erkennen und eine gute Abgrenzung möglich (s. Abb. 3.48, 3.49 und 3.53).

Weichteilveränderungen. Die häufig im Laufe der Erkrankung eintretenden Muskelatrophien führen zu einer Zunahme der Echogenität. Septierungen werden weniger deutlich, und die Abgrenzung einzelner Muskelgruppen kann schwierig werden. Der Eindruck der Echogenitätszunahme wird noch verstärkt, wenn gleichzeitig echoarme synoviale Proliferationen vorliegen. In den dorsalen Schnitten ziehen die Außenrotatoren dann als schmale elongierte Bänder durch die entzündlich veränderten Räume (s. Abb. 3.56). Degenerative Veränderungen und Rupturen stellen sich wie oben beschrieben dar.

3.8.4 Schulterinstabilitäten

Instabilitäten des Schultergelenkes können zu Beschwerden im Sinne des sogenannten Instabilitätsimpingementes führen. Bei Belastungen nach bestimmten Bewegungen kommt es zu Subluxationen mit Deformierung des Limbus.

Die Transponierbarkeit des Humerus gegen die Scapula kann in verschiedenen Ebenen überprüft werden (Abb. 3.57-3.59; s. auch Abschn. 3.3.3). Es ist wichtig für die Untersuchung, daß der Patient in der Lage ist, die Muskulatur zu entspannen.

Die interindividuellen Unterschiede in der Gelenkstabilität sind sehr groß. Für die Beurteilung der Distanzen ist daher der Seitenvergleich wichtig.

Bei der Untersuchung beider Schultern an 47 Patienten haben wir 25 Schultern mit Luxationen und 69 Schultern ohne Luxationen auf ihre Transponierbarkeit im dorsalen Horizontalschnitt untersucht. Wir fanden dabei Stufen von 0-16 mm. Bei Schultern ohne Luxationen lagen 68% aller Werte bei

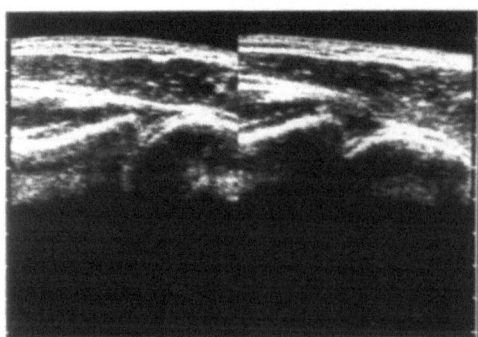
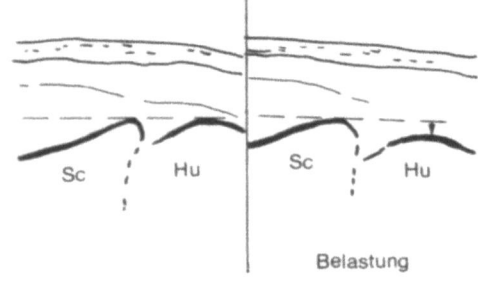

Abb. 3.57. 26jähriger Patient, Instabilitätsimpingement. Prüfung der ventralen Stabilität im dorsalen Horizontalschnitt. Die Schulter ist im dorsalen Horizontalschnitt dargestellt (Normalbefund s. Abb. 3.6). In der linken Bildhälfte ist die Stellung der Scapula und des Humerus ohne Belastung, in der rechten Bildhälfte bei Druck des proximalen Humerus nach ventral dargestellt. Der Humerus ist gegenüber der Scapula um ca. 7 mm nach ventral transponierbar. (*Sc* Scapula, *Hu* Humerus)

3.8.5 Schulterluxationen

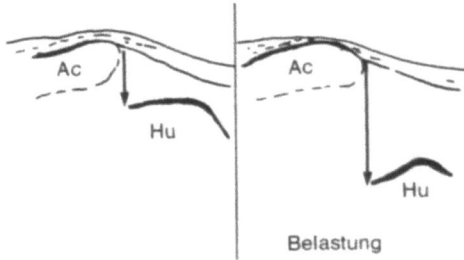
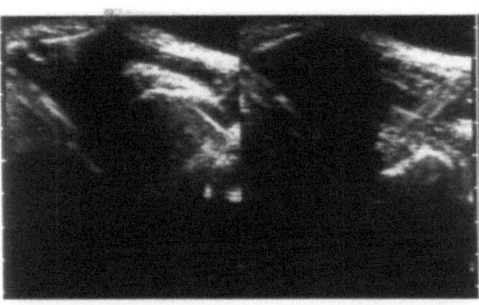

Abb. 3.58. Patient von Abb. 3.57. Prüfung der kaudalen Stabilität im lateralen Vertikalschnitt (Normalbefund s. Abb. 3.11). Die Schulter ist im lateralen Vertikalschnitt dargestellt. In der linken Bildhälfte ist die Stellung des Acromions und des proximalen Humerus ohne Belastung, in der rechten Bildhälfte bei Zug nach distal dargestellt. Der proximale Humerus ist unter Belastung um ca. 2 cm gegen das Acromion nach distal transponierbar. (*Ac* Acromion, *Hu* Humerus)

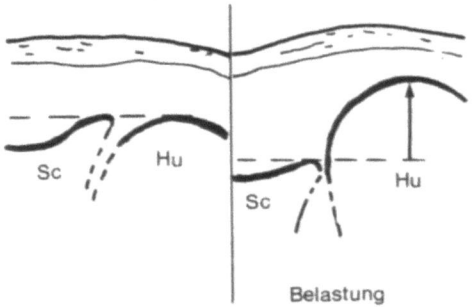
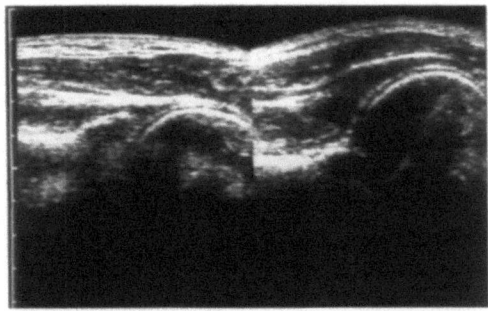

Abb. 3.59. Patient von Abb. 3.57. Prüfung der dorsalen Stabilität der Schulter im dorsalen Horizontalschnitt (Normalbefund s. Abb. 3.6). Die Schulter ist im dorsalen Horizontalschnitt dargestellt. In der linken Bildhälfte ist die Stellung der Scapula und des Humerus ohne Belastung, in der rechten Bildhälfte bei Druck des Humerus nach dorsal dargestellt. Der Humerus ist gegen die Scapula um ca. 12 mm nach dorsal transponierbar. (*Sc* Scapula, *Hu* Humerus)

0–4 mm, bei Schultern mit Luxationen lagen 56 % aller Werte über 8 mm. Im Bereich von 4–8 mm überschneiden sich beide Kollektive. Seitenunterschiede von mehr als 4 mm kamen bei Patienten ohne Schulterluxation nicht vor. Nach unseren Untersuchungen haben wir für die Beurteilung der Stabilität folgende Einteilung vorgenommen:

- Stufe < 5 mm: nicht pathologisch,
- Stufe 5–8 mm: fraglich pathologisch,
- Stufe > 8 mm: pathologisch,
- Seitendifferenz < 4 mm: nicht pathologisch,
- Seitendifferenz > 4 mm: pathologisch.

3.8.5 Schulterluxationen

Bei der Schulterluxation kommt es in Folge der massiven Verschiebung und Dehnung einzelner Weichteilstrukturen zu Hämatomen und Einrissen.

Ossäre Veränderungen. Bei Luxationen nach vorne unten liegen die Hill-Sachs-Dellen dorsal. Im Horizontalschnitt erscheinen sie als sektorförmige Impressionen der proximalen Humeruskontur, im Vertikalschnitt ist der sonst halbkreisförmige Humeruskopf kranial abgeflacht (Abb. 3.60 und 3.61). Durch Rotationsbewegungen kann im dorsalen Horizon-

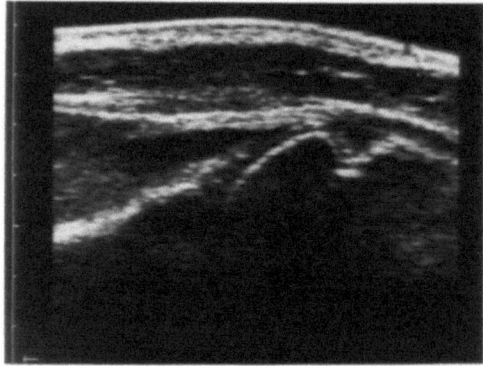 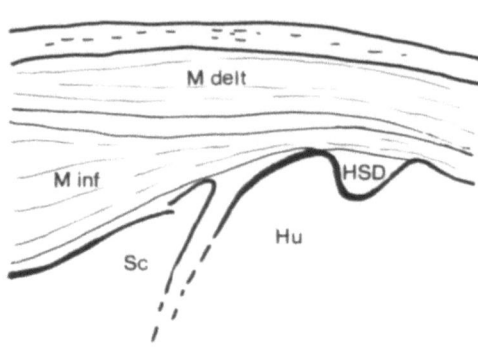

Abb. 3.60. 29jähriger Patient, habituelle Schulterluxation. Dorsaler Horizontalschnitt (Normalbefund s. Abb. 3.6). Die Kontur des proximalen Humerus ist in Höhe des Collum anatomicum dreieckförmig eingezogen (Hill-Sachs-Delle). Die übrigen Strukturen sind unauffällig. (*Sc* Scapula, *Hu* Humerus, *M inf* M. infraspinatus, *M delt* M. deltoideus, *HSD* Hill-Sachs-Delle)

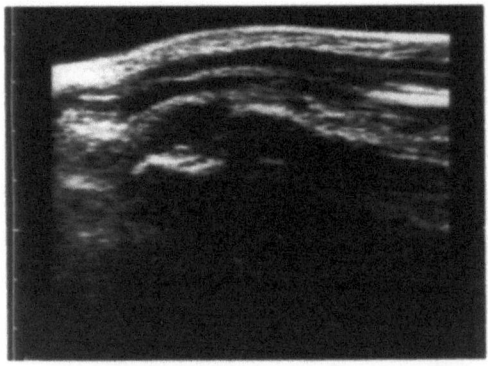 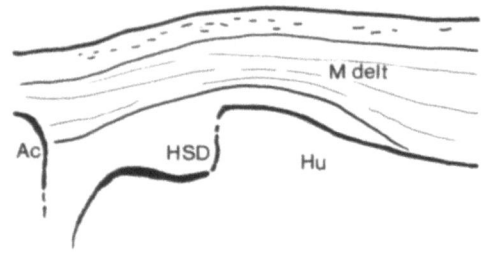

Abb. 3.61. Patient von Abb. 3.60. Dorsaler Vertikalschnitt (Normalbefund s. Abb. 3.8). Die Kontur des proximalen Humerus ist im kranialen Anteil stufenförmig unterbrochen. Der Kortikalisreflex setzt sich ca. 1 cm unter dem erwarteten Niveau nach kranial fort (Hill-Sachs-Delle). (*Ac* Acromion, *Hu* Humerus, *M delt* M. deltoideus, *HSD* Hill-Sachs-Delle)

talschnitt überprüft werden, wie weit sich die Delle bei entsprechender Außenrotation des Oberarmes in die Gelenkpfanne eindreht, so daß auch eine funktionelle Beurteilung dieses knöchernen Defektes möglich ist. Die am vorderen unteren Pfannenrand gelegene Bankartläsion kann ventral als Abflachung des Limbus (ggf. Einziehung der knöchernen Pfannenkontur) bei Rotationsbewegungen des Armes gut erkannt werden (Abb. 3.62).

Die Defekte nach knöchernen Ausrissen der Rotatoren sind auf S. 64 beschrieben.

Veränderungen der Gelenkhöhle und der Weichteile. Bei luxiertem Humeruskopf wird im dorsalen und ventralen Vertikalschnitt die vergrößerte Distanz zwischen ihm und den knöchernen Strukuren der Schulterpfanne (Scapula, Acromion, Korakoid) deutlich. Im ventralen Schnitt zieht die lange Bizepssehne frei durch diesen Raum (Abb. 3.63). Der M. subscapularis setzt am Tuberculum minus an und wird bei der Luxation nach distal verlagert. Er verschiebt sich dabei gegen den M. deltoideus. Dieser unphysiologische

3.8.5 Schulterluxationen

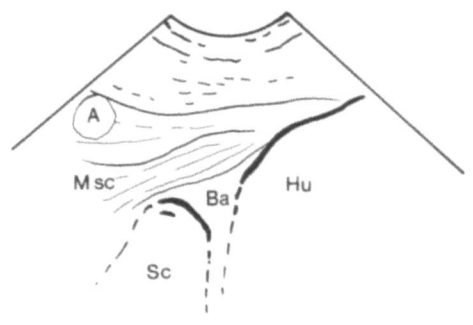
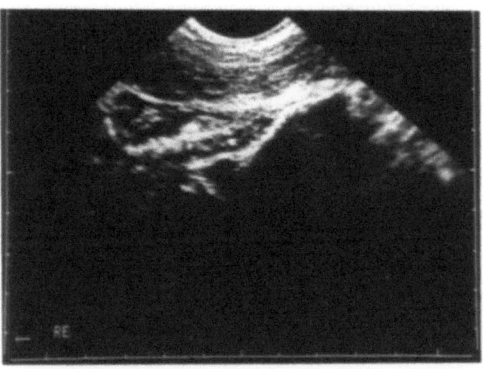

Abb. 3.62. 24jähriger Patient, rezidivierende Schulterluxationen. Pektoralisrandschnitt (Normalbefund s. Abb. 3.19). Der sonst kurzbogige Konus der ventralen Pfannenkontur ist verplumpt, der echodichte spitzzipflige Reflex des Labrum glenoidale, der sich dem Humeruskopf anlegt, fehlt (Bankart-Läsion). (*Hu* Humerus, *Sc* Scapula, *M sc* M. subscapularis, *A* Arterie, *Ba* Bankart-Läsion)

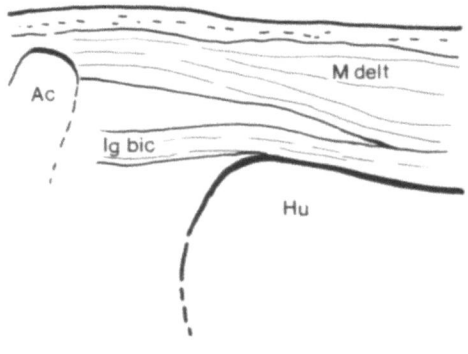
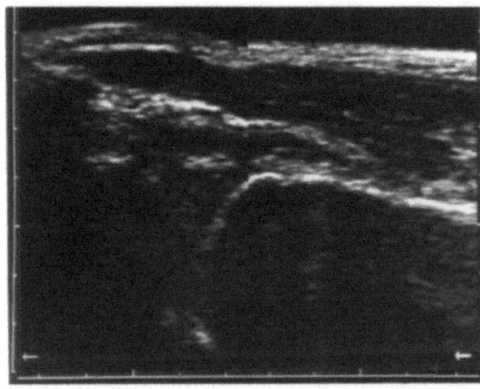

Abb. 3.63. 52jähriger Patient, vordere untere Schulterluxation, Schulter luxiert. Ventraler Vertikalschnitt (Normalbefund s. Abb. 3.17). Die Distanz zwischen Acromion und proximalem Humerus ist deutlich vergrößert. Der Raum unterhalb des M. deltoideus ist durch echoarme Formationen aufgefüllt. Durch diesen Raum zieht als echodichte Struktur die lange Bizepssehne aus dem Sulcus intertubercularis nach kranial. (*Hu* Humerus, *Ac* Acromion, *lg bic* lange Bizepssehne, *M delt* M. deltoideus)

Gleitvorgang führt dazu, daß nach Reposition zwischen beiden Strukturen ein Erguß (Hämatom) besteht, der sich im ventralen Horizontalschnitt am besten zeigt (Abb. 3.64). Dorsal werden die unteren Portionen der Außenrotatoren (M. teres minor und M. infraspinatus) durch die Distalverlagerung am wenigsten betroffen. Die oberen Anteile (M. supraspinatus und obere Anteile des M. infraspinatus) werden elongiert und sowohl von der Humeruskontur als auch vom Unterrand des M. deltoideus abgelöst (Abb. 3.65).

Daher entsteht ein Erguß (Hämatom) in diesem Bereich der Ablösung. In die oberen Anteile der Außenrotatoren sind echoarme Strukturen (Hämatom) eingelagert, die spitzzipflig bis in den sehnigen Anteil des M. supraspinatus hineinziehen (Abb. 3.66).

Nach Reposition besteht häufig ein intraartikuläres Hämatom, das in den dorsalen Schnitten zur Vorwölbung der Kapsel führt (Abb. 3.67).

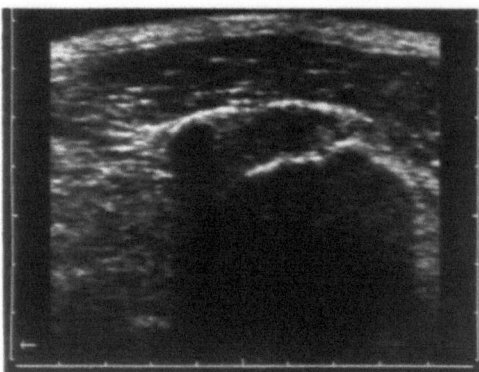 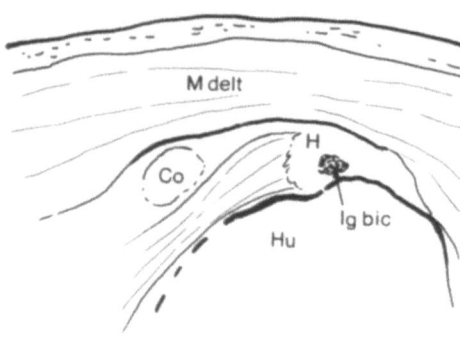

Abb. 3.64. Patient von Abb. 3.63, Schulter reponiert. Ventraler Horizontalschnitt (Normalbefund s. Abb. 3.16). Die lange Bizepssehne ist echodicht dargestellt, sie ist umgeben von echoarmen Formationen (Hämatom). (*Hu* Humerus, *Co* Korakoid, *M delt* M. deltoideus, *lg bic* lange Bizepssehne, *H* Hämatom)

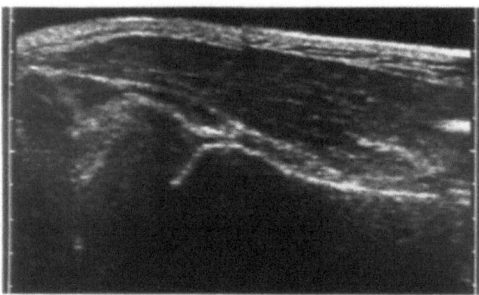 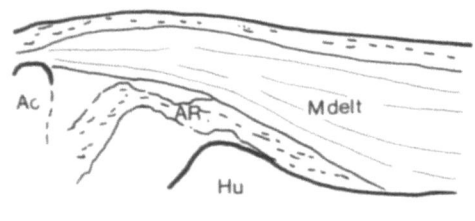

Abb. 3.65. Patient von Abb. 3.63, Schulter luxiert. Dorsaler Vertikalschnitt (Normalbefund s. Abb. 3.8). Die Distanz zwischen Acromion und proximalem Humerus ist deutlich vergrößert. Die zwischen Unterrand des M. deltoideus und Humerus gelegene bogenförmige Muskelmanschette der Außenrotatoren ist elongiert. (*Hu* Humerus, *Ac* Acromion, *M delt* M. deltoideus, *AR* Außenrotatorenmanschette)

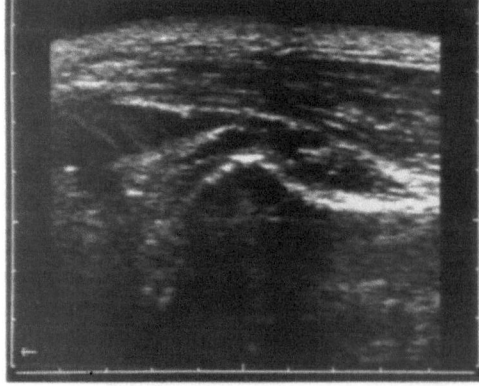 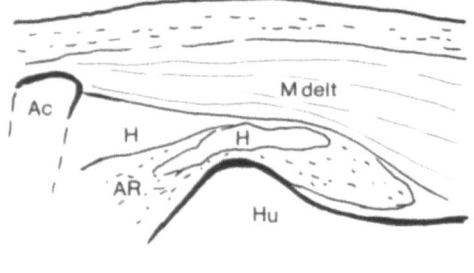

Abb. 3.66. Patient von Abb. 3.65. Schulter reponiert. Dorsaler Vertikalschnitt (Normalbefund s. Abb. 3.8). Die Kontur des proximalen Humerus ist unauffällig. Zwischen Unterrand des M. deltoideus und Außenrotatorenmanschette sind im mittleren und kranialen Anteil echoarme Formationen eingelagert. Die echoarmen Formationen dehnen sich auch in die Muskelstrukturen der Außenrotatorenmanschette aus (Hämatom). (*Hu* Humerus, *Ac* Acromion, *M delt* M. deltoideus, *AR* Außenrotatorenmanschette, *H* Hämatom)

3.8.5 Schulterluxationen

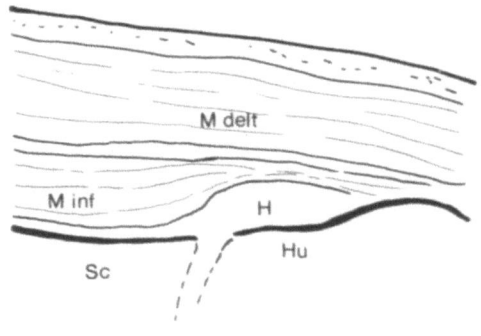

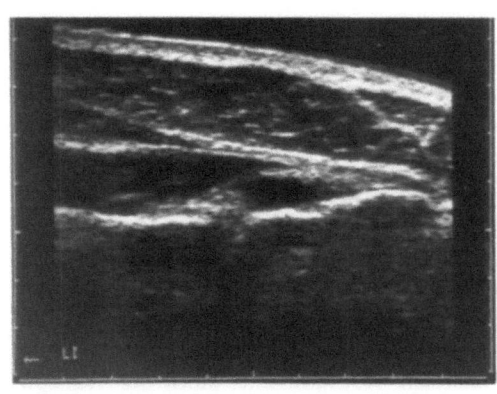

Abb. 3.67. Patient von Abb. 3.63, Schulter reponiert. Dorsaler Horizontalschnitt (Normalbefund s. Abb. 3.60). Der Unterrand des M. deltoideus ist durch echoarme Formationen von der Humeruskontur abgehoben (Hämatom). (*Sc* Scapula, *Hu* Humerus, *M inf* M. infraspinatus, *M delt* M. deltoideus, *H* Hämatom)

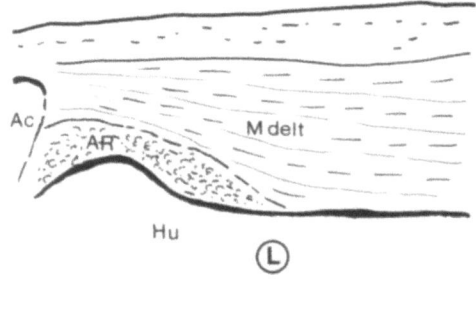

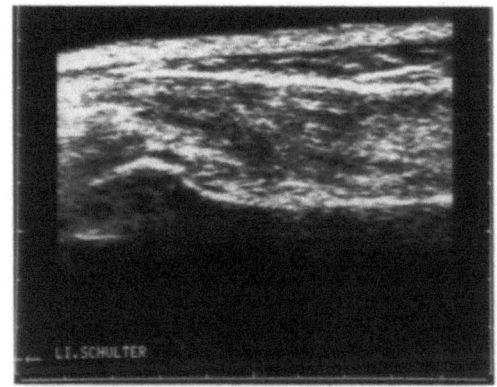

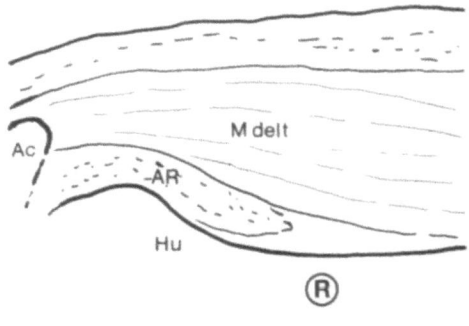

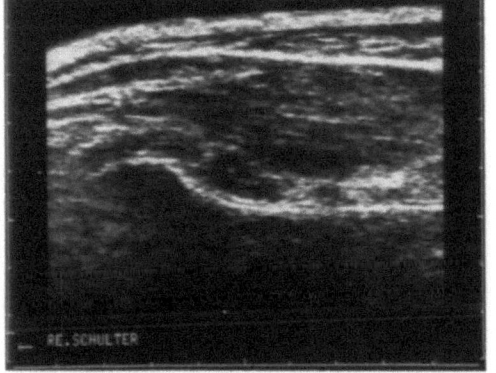

Abb. 3.68 a, b. 22jähriger Patient, Schädigung des N. axillaris nach Schulterluxation. Dorsaler Vertikalschnitt (Normalbefund s. Abb. 3.8). **a** An der verletzten linken Schulter ist die Echogenität des M. deltoideus und M. teres minor deutlich höher (neurogene Myopathie) als **b** an der gesunden rechten Schulter. Die Muskeldicke ist gegenüber der gesunden Seite reduziert. (*Ac* Acromion, *Hu* Humerus, *M delt* M. deltoideus, *Ar* Außenrotatoren)

Nach Schädigung des N. axillaris entsteht eine neurogene Myopathie, die den M. deltoideus und den M. teres minor betrifft. Die Dicke der Muskeln nimmt ab, sie werden in der Struktur echodichter, die Grenze zwischen beiden Muskeln wird undeutlicher (Abb. 3.68).

Stabilitätsprüfung und Retrotorsionswinkelbestimmung. Durch die Prüfung der Stabilität im dorsalen Horizontalschnitt und im lateralen Vertikalschnitt kann die Transponierbarkeit des proximalen Humerus gegen die Schultergelenkspfanne in den verschiedenen Richtungen gemessen werden (s. Abschnitt 3.8.4).

Die Bestimmung des Retrotorsionswinkels wurde in Abschnitt 3.3.4 beschrieben.

Pathologisch niedrige Retrotorsionswinkel können Ursache für habituelle Schulterluxationen nach vorne (Abb. 3.69 und 3.70), pathologisch große Retrotorsionswinkel Ursache für Schulterluxationen nach hinten sein.

Die Kenntnis der strukturellen Veränderungen der Stabilität der Schulter und der Größe des Retrotorsionswinkels erlaubt bereits unmittelbar nach Reposition eine differenzierte Beurteilung und die Einteilung der geeigneten Therapie. Große Labrumdefekte und Verletzungen der Rotatorenmanschette können suffizient operativ versorgt werden, und bei habituellen Luxationen ist die Auswahl des geeigneten Operationsverfahrens möglich.

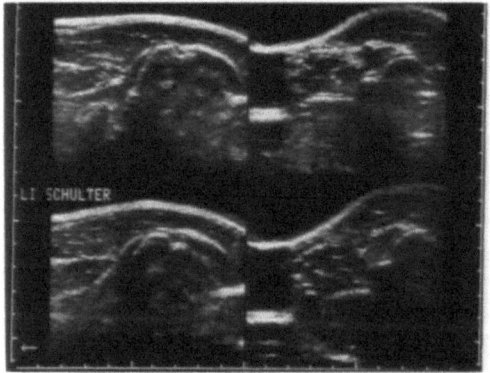

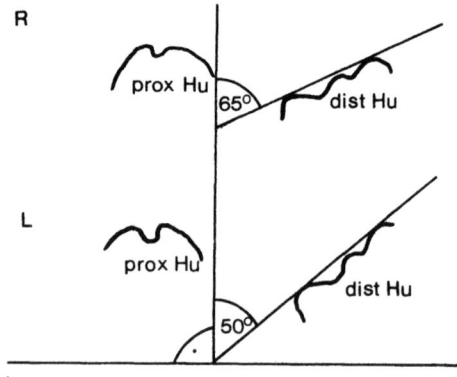

Abb. 3.69. 19jähriger Patient, habituelle Schulterluxation nach Aitken-I-Fraktur des proximalen Humerus. Retrotorsionswinkelbestimmung (Normalbefund s. Abb. 3.2 und 3.3). Der Retrotorsionswinkel der rechten Schulter beträgt 65°, der der linken Schulter 50°. (*prox Hu* proximaler Humerus, *dist Hu* distaler Humerus)

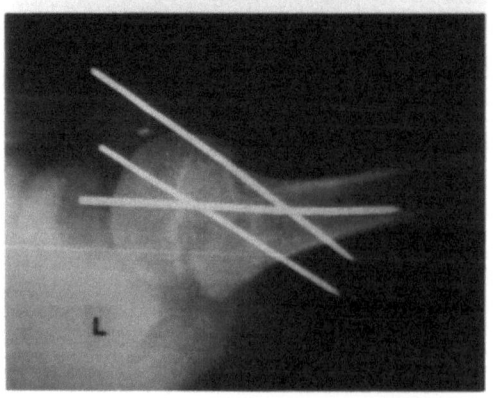

Abb. 3.70. Patient von Abb. 3.69. Rö.-Bild der kindlichen proximalen Humerusfraktur (Aitken I)

3.8.6 Frakturen des proximalen Humerus

Abrißfrakturen des Tuberculum majus kommen nach Stürzen auf die Schulter vor. Der Verletzungsmechanismus ist ein ähnlicher wie bei den zuvor beschriebenen knöchernen Ausrissen der Supraspinatussehne. Wenn das gesamte Tuberculum majus abgerissen ist, kommt es zu Veränderungen der Kortikalisoberfläche, die in allen Schnitten durchgehend zu sehen sind. Im lateralen Vertikalschnitt (Frontalschnitt) ist die Kranialverlagerung und Kippung des Fragmentes am besten zu beurteilen (s. Abb. 3.36).

Das Hämatom dehnt sich zwischen Tuberculum majus und M. deltoideus nach lateral aus.

3.8.7 AC-Gelenk-Veränderungen

Bei Arthrosen sind die gelenknahen Knochenenden zur Oberfläche hin unregelmäßig begrenzt. Dem Gelenkspalt sitzt eine haubenförmige echoarme Formation auf (Abb. 3.71). Prellungen ohne Zerreißung des Bandapparates können zu Hämatomen führen, die sich durch eine Vorwölbung der Gelenkkapsel zur Hautoberfläche zeigen (Abb. 3.72). Durch Zug am Arm kann die Stabilität des Gelenkes überprüft werden. Bei Zerreißungen des Bandapparates kommt es in der Regel spontan zu einer Stufenbildung. Durch den Zug am Arm kann die maximale Verschiebung der Gelenkenden überprüft und die größte Stufe zur Dokumentation festgehalten werden (Abb. 3.73).

Wenn die Bandverbindung zwischen Korakoid und Clavicula stabil ist und keine ausgeprägte Stufenbildung besteht, können Translationsbewegungen gut bei fixiertem Schallkopf dargestellt werden durch kreiselnde Bewegung des Armes, die in der Abduktion bis maximal 40° gehen.

3.8.8 Tumoren

Tumoren kommen an der Schulterregion relativ selten vor. Bei dem breiten Einsatzgebiet der Schultersonographie werden jedoch zwangsläufig auch Patienten mit Tumoren zur sonographischen Untersuchung der Schulter kommen. Tumoren können prinzipiell nur dann entdeckt werden, wenn sie Weichteilveränderungen hervorrufen oder wenn sie zu einer Veränderung der Knochenoberfläche (s. Abb. 2.35) geführt haben. Es besteht die Gefahr, das Tumoren übersehen werden, wenn sich die Diagnostik zu sehr auf die sog. degenerativen Veränderungen der Rotatorenmanschette konzentriert, die ab dem mittleren Lebensalter mit steigender Häufigkeit

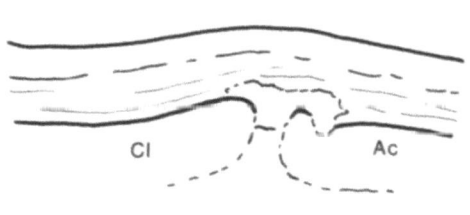
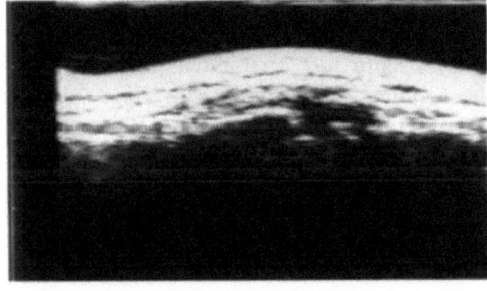

Abb. 3.71. 67jähriger Patient mit chronischen Schultergelenksschmerzen. AC-Gelenk (Normalbefund s. Abb. 3.21). Die Kortikalisstruktur der distalen Clavicula und des Acromions sind zum AC-Gelenksspalt wulstig aufgeworfen. Die gelenknahen Knochenanteile und der Gelenkspalt sind durch echoarme Formationen überzogen (AC-Gelenksarthrose). (*Cl* Clavicula, *Ac* Acromion)

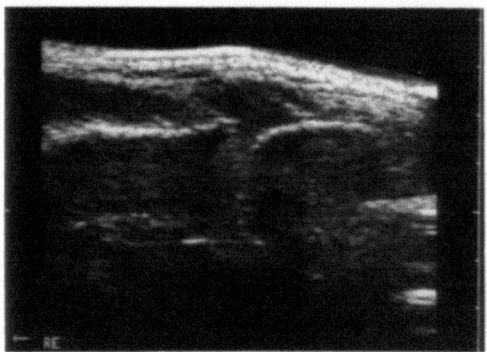 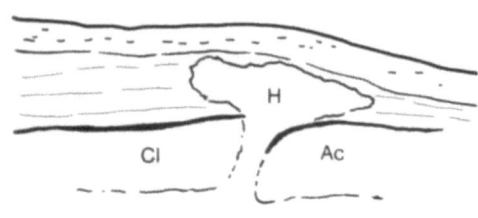

Abb. 3.72. 54jähriger Patient, Fahrradsturz auf die rechte Schulter. AC-Gelenk (Normalbefund s. Abb. 3.21). Die Konturen der Clavicula und des Acromions sind glatt. Der Gelenkspalt ist durch eine echoarme Formation überbrückt, die die angrenzenden Weichteile verdrängt (Hämatom). (*Cl* Clavicula, *Ac* Acromion, *H* Hämatom)

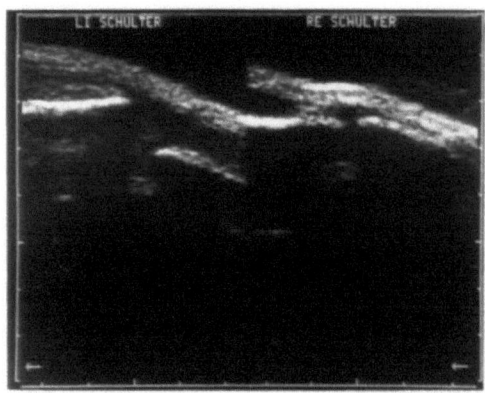 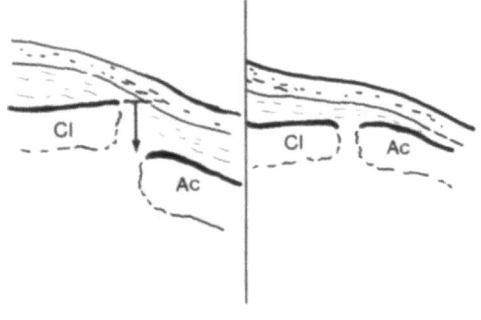

Abb. 3.73. 26jähriger Patient, Motorradsturz auf die linke Schulter. AC-Gelenk (Normalbefund s. Abb. 3.21). An der linken Schulter sind Acromion und Clavicula stufenförmig gegeneinander versetzt. Die Stufe kann durch Zug am Arm vergrößert werden. Die rechte unverletzte Schulter ist zum Vergleich abgebildet. (*Cl* Clavicula, *Ac* Acromion)

auch ohne Beschwerdesymptomatik gefunden werden.

Dies kann nur vermieden werden, wenn die Schulter sonographisch in *allen* Projektionen untersucht wird und Röntgenaufnahmen vorliegen. Die Untersuchung der Schulter durch wenige, ausgesuchte Schnittführungen muß daher abgelehnt werden.

3.9 Stellenwert

Die Morphologie der Schulterweichteile und der Knochenoberfläche kann durch die Sonographie sehr gut erfaßt werden. Die nachgenannten Zahlen und das Diagramm sind der bundesweiten Umfrage an 387 orthopädischen Kiniken, Universitätskliniken und Rehabilitationskliniken aus dem Jahre 1994 entnommen (Abb. 3.74) (s. Kap. 2).

Die Schulter stand mit 17% aller Untersuchungen nach der Säuglingshüfte an zweiter Stelle.

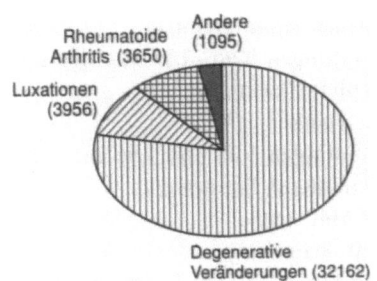

Abb. 3.74. Sonographische Untersuchung des Schultergelenkes (40863 Untersuchungen/Jahr)

Bei den degenerativen Veränderungen hat den höchsten Stellenwert die Klinik. Gleichartige morphologische Veränderungen können sowohl mit massiven klinischen Beschwerden als auch mit unauffälligem, klinischem Befund verbunden sein. Von den bildgebenden Verfahren liefert das Röntgenbild gute Informationen über die knöchernen Verhältnisse und die Sonographie über die Weichteilverhältnisse. Weitergehende bildgebende Diagnostik hat in der Regel keinen Einfluß auf die Therapie und trägt dann nur zur Kostensteigerung bei.

Bei Luxationen ist die Röntgenaufnahme das erste bildgebende Verfahren. Knöcherne Begleitverletzungen und Weichteilschädigungen können sonographisch mit ausreichender Sicherheit dargestellt werden. Wenn eine konkrete Entscheidung zur Operation ansteht, sollten weitergehende bildgebende Verfahren eingesetzt werden.

Erkrankungen des rheumatischen Formenkreises werden in ihren Spätformen sicher häufig mit altersabhängigen degenerativen Erkrankungen verwechselt. Sonographisch ist eine Differenzierung möglich und damit die Einleitung einer suffizienten Therapie der Grunderkrankung.

3.10 Dokumentation

Prinzipiell muß jeder pathologische Befund dokumentiert werden. Wird eine Untersuchung durchgeführt mit einer Fragestellung, die in den dorsalen Schnitten pathologische Veränderungen erwarten läßt (z.B. Hill-Sachs-Delle bei Schulterluxation, Usuren bei RA, Gelenkergüsse, große Rotatorenrupturen), und wird in den dorsalen Schnitten kein pathologischer Befund erhoben, so sollte das ebenfalls durch den Normalbefund dokumentiert werden. Dafür bietet sich der dorsale Vertikalschnitt in Innenrotationstellung des Armes (s. unten) an, da so die Außenrotatoren, der Humeruskopf und die dorsale Gelenkkapsel dargestellt werden.

Wird die Untersuchung mit einer Fragestellung durchgeführt, die pathologische Veränderungen in den lateralen Schnittführungen erwarten läßt (Tuberculum-majus-Abriß, Supraspinatussehnensyndrom, Supraspinatussehnenruptur) und ergibt sich kein pathologischer Befund, so sollte der laterale Vertikalschnitt (Frontalschnitt) dokumentiert werden.

Wenn die Untersuchung mit einer Fragestellung durchgeführt wird, die Veränderungen in den ventralen Schnitten erwarten läßt (Veränderungen der langen Bizepssehne, Veränderungen des M. subscapularis, Veränderungen im Recessus der langen Bizepssehne), und in diesen Schnitten keine auffälligen Veränderungen gefunden werden, so empfiehlt sich die Dokumentation des Normalbefundes im Horizontalschnitt.

Die Häufigkeit der Schulteruntersuchung und die Tatsache, daß pathologische Veränderungen sich immer wieder ähnlich an bestimmten Stellen darstellen lassen, legen eine Standardisierung der Befundung nahe.

Im folgenden werden Vorschläge für die graphische und textgebundene Standarddokumentation der Schulteruntersuchung dargestellt:

- Dorsales Kompartiment
  Abbildungen 3.75–3.82 aus der Schulterdatenbank Sonodoc.1.
- Laterales Kompartiment
  Abbildungen 3.83–3.89 aus der Schulterdatenbank Sonodoc.1.
- Ventrales Kompartiment
  Abbildungen 3.90–3.97 aus der Schulterdatenbank Sonodoc.1.
- AC-Gelenk
  Abbildungen 3.98 und 3.99 aus der Schulterdatenbank Sonodoc.1.
  bzw. Abb. 3.99.
- Stabilitätstestung
  Abbildungen 3.100–3.102 aus der Schulterdatenbank Sonodoc.1.

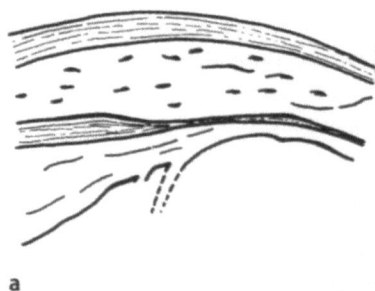
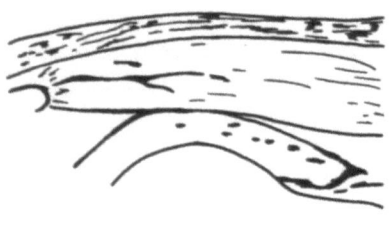

Abb. 3.75. a Normalbefund des dorsalen Kompartiments. **b** Die Kortikalis ist glatt begrenzt, keine Omarthritis, keine Bursitis, Weichteilstrukturen von normaler Echogenität (Normalbefund)

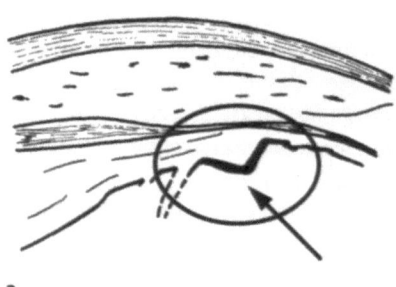
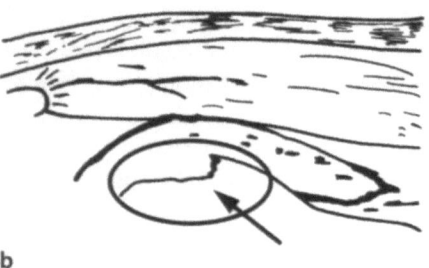

Abb. 3.76. a Hill-Sachs-Läsion am Humeruskopf dorsal (*Pfeil*). **b** Unterbrechung der proximalen Humeruskontur in Höhe des Collum anatomicum mit dreieckförmiger Einziehung des Kortikalisreflexes (Hill-Sachs-Delle, *Pfeil*)

3.10 Dokumentation 87

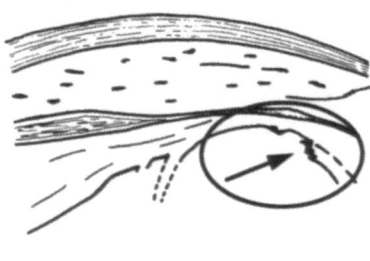 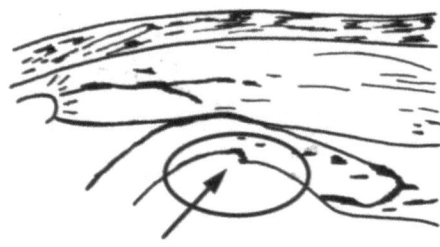

a b

Abb. 3.77. a Stufenbildung am dorsalen Humeruskopf (*Pfeil*). b Konturunterbrechung der proximalen Humeruskortikalis mit Anhebung des Niveaus (Stufenbildung, *Pfeil*)

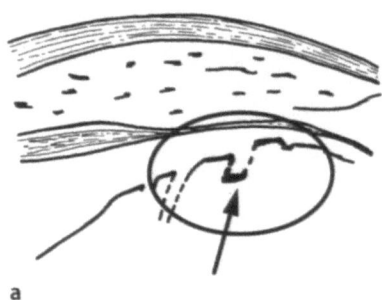 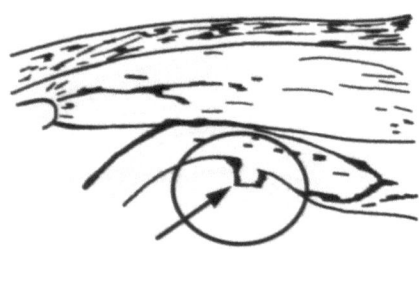

a b

Abb. 3.78. a Usur/Erosion am dorsalen Humeruskopf. b Unterbrechung der proximalen Humeruskontur. In Höhe der Unterbrechung findet sich eine Basisreflexion (Erosion, *Pfeil*)

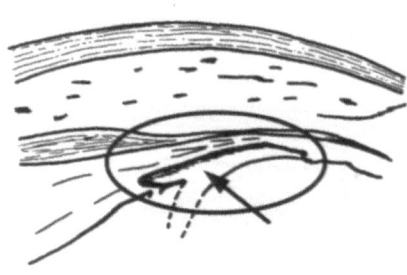 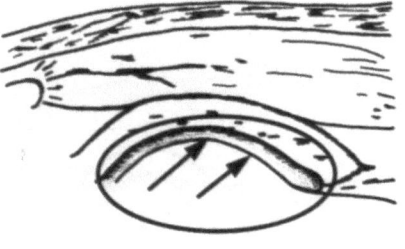

a b

Abb. 3.79. a Erguß/Synovialitis am dorsalen Humeruskopf (*Pfeil*). b Abhebung der echodichten Kapselstruktur von der Scapula und dem proximalen Humerus, zwischen Kapsel und Knochenkontur ist echoarmers Material eingelagert (Erguß, Synovialitis, *Pfeile*)

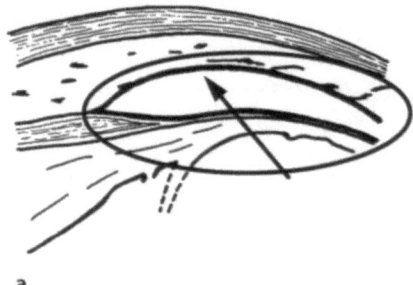 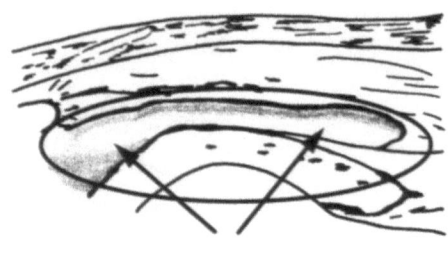

Abb. 3.80. Bursitis subdeltoidea im dorsalen Kompartiment (*Pfeil*). **b** Die Strukturen des M. deltoideus und des M. infraspinatus sind durch echoarmes Material voneinander getrennt (Bursitis subdeltoidea, *Pfeile*)

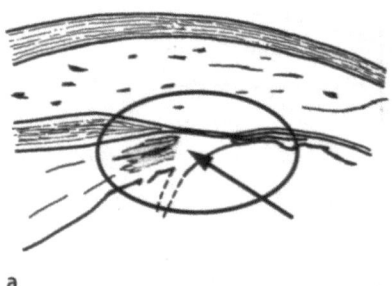 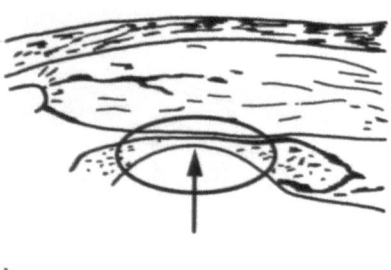

Abb. 3.81. a Ruptur des M. infraspinatus (*Pfeil*). **b** Die Struktur des M. infraspinatus ist in Höhe des Gelenkspaltes aufgehoben. Sie setzt sich nicht nach lateral bis zum Hinterrand des Tuberculum majus fort. Bei der dynamischen Untersuchung wickelt sich die Sehne bei Innenrotation nicht harmonisch auf die proximale Humeruskontur auf

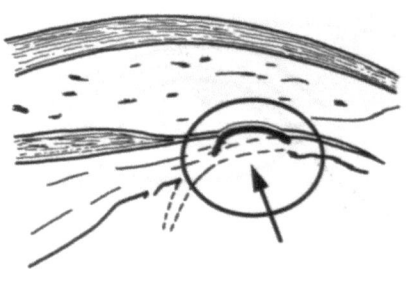 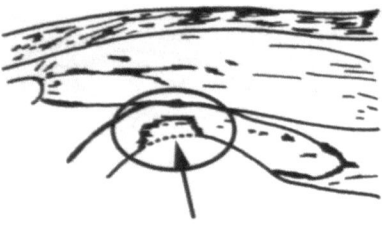

Abb. 3.82. a Echodichte Veränderung der Infraspinatussehne (*Pfeil*). **b** Im Verlauf des M. infraspinatus besteht eine echodichte Strukturveränderung mit Schallschattenbildung, die zur Konturunterbrechung der daruntergelegenen Kortikalis führt („Verkalkung", *Pfeil*)

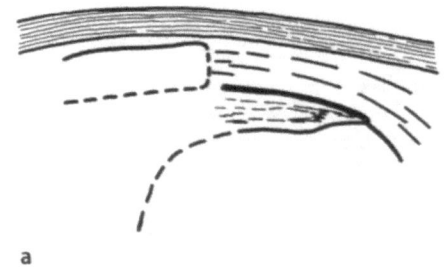 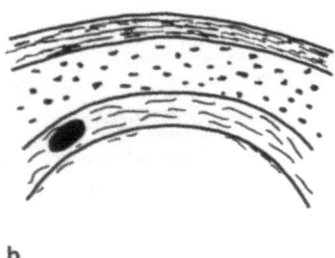

Abb. 3.83. a Normalbefund des lateralen Kompartiments. **b** Die Kontur des proximalen Humerus ist glatt, die Struktur der Außenrotatoren liegt der Knochenkontur unmittelbar auf, die Region der Bursa subacromialis/subdeltoidea ist nicht verbreitert, die Sehnenstrukturen sind homogen echodicht ohne Konturunterbrechung

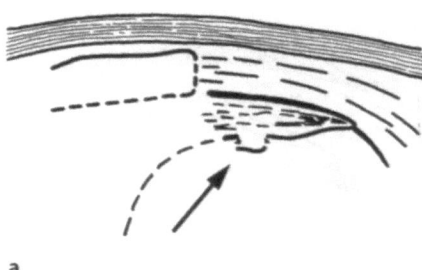 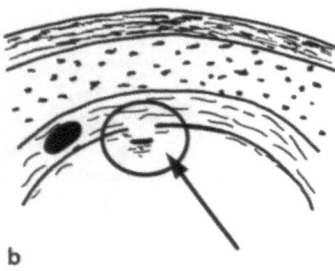

Abb. 3.84. a Erosion/Usur unter der Supraspinatussehne. **b** Die Kontur des proximalen Humerus ist kurzstreckig unterbrochen, im Bereich der Unterbrechung besteht eine Basisreflexion (Erosion, *Pfeil*)

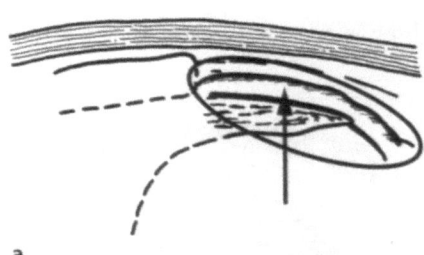 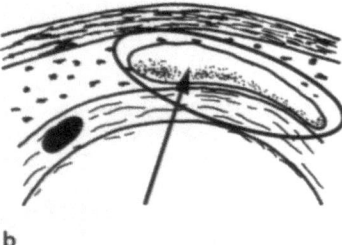

Abb. 3.85. a Bursitis subdeltoidea/subacromialis (*Pfeil*). **b** Zwischen Oberrand der Supraspinatussehne und Unterrand des M. deltoideus sind echoarme Formationen eingelagert (*Pfeil*), die Dicke beträgt mehr als 2 mm (Bursitis subacromialis/subdeltoidea)

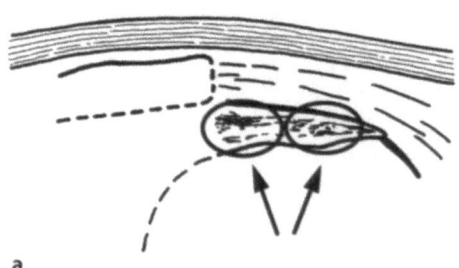 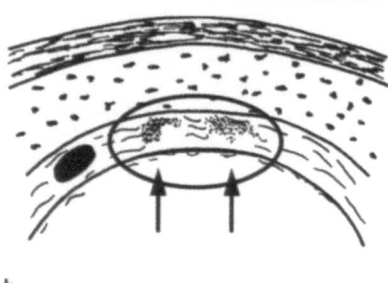

Abb. 3.86. a Unvollständige Strukturveränderungen der Rotatorenmanschette ohne Schallauslöschung (*Pfeile*). **b** Die homogen-echodichte Binnenstruktur der kranialen Außenrotatorenmanschette (Sehne der Mm. supra-/infraspinatus) ist durch einen Wechsel großflächiger echodichter und echoarmer Areale unterbrochen (*Pfeil*). Die Strukturveränderungen durchsetzen den Sehnenquerschnitt nicht vollständig

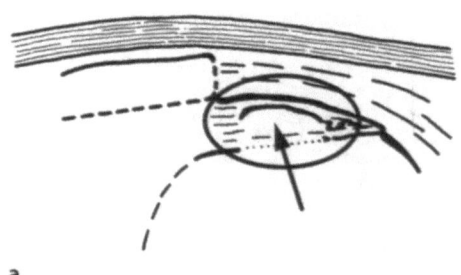 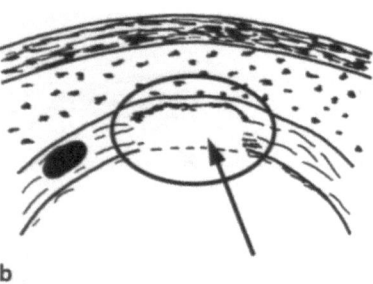

Abb. 3.87. a Durchgehende Strukturveränderungen der Rotatorenmanschette mit Schallauslöschung (*Pfeil*). Die homogen-echodichte Binnenstruktur der kranialen Außenrotatorenmanschette (Sehne der Mm. supra-/infraspinatus) ist durch einen Wechsel großflächiger echodichter und echoarmer Areale unterbrochen. Die Strukturveränderungen durchsetzen den Sehnenquerschnitt vollständig. Unter den Strukturveränderungen kommt es zu einer Schallabschwächung bzw. Schallauslöschung (*Pfeil*)

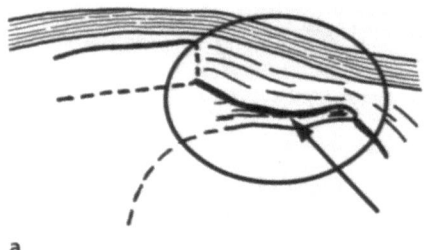 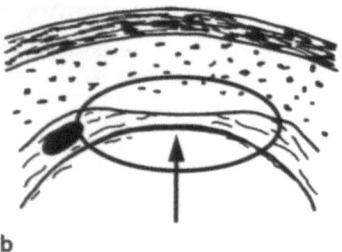

Abb. 3.88. a Ruptur der Supraspinatussehne (*Pfeil*). **b** Im Frontalschnitt ist die Sehnenstruktur lateral nicht dargestellt. Der Unterrand des M. deltoideus ist dem proximalen Humerus angenähert. Im senkrecht dazu liegenden Schnitt nähert sich der Unterrand des Deltoideus über eine Strecke von weniger als 2 cm dem proximalen Humerus an (Ruptur der Supraspinatussehne, *Pfeil*)

3.10 Dokumentation

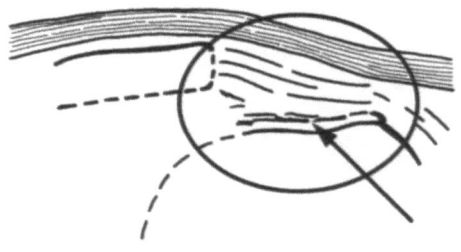
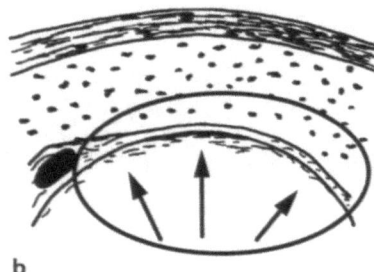

Abb. 3.89. a Ruptur der Rotatorenmanschette (Supra- und Infraspinatussehne, *Pfeil*). **b** Im Frontalschnitt ist die Sehnenstruktur lateral nicht dargestellt, der Unterrand des M. deltoideus ist dem proximalen Humerus angenähert. Im senkrecht dazu liegenden Schnitt nähert sich der Unterrand des Deltoideus über eine Strecke von mehr als 2 cm dem proximalen Humerus an (Ruptur der Supraspinatus- und Infraspinatussehne, *Pfeile*)

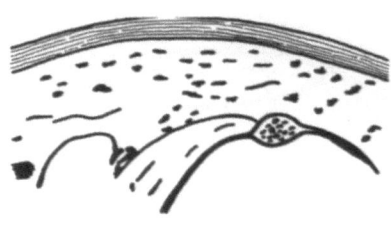
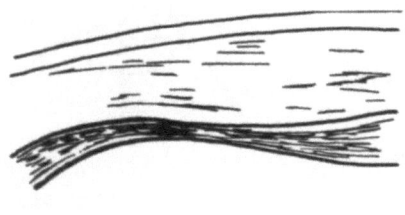

Abb. 3.90. a Normalbefund des ventralen Kompartiments. **b** Die Kontur des proximalen Humerus ist glatt ohne Unterbrechung, keine Abhebung der Gelenkkapsel, keine Bursadarstellung. Die Sehne des M. subscapularis und die lange Bizepssehne stellen sich unauffällig dar (Normalbefund)

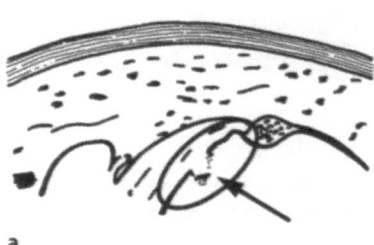
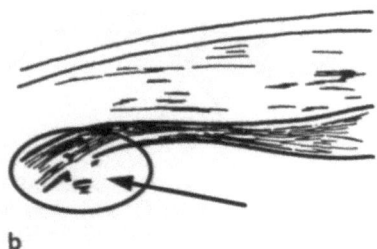

Abb. 3.91. a Kortikalisdefekt unter Niveau. Usur/Erosion des ventralen Humeruskopf (*Pfeil*). **b** Die Kontur des proximalen Humerus ist neben dem Sulcus intertubercularis kurzstreckig unterbrochen mit Basisreflexion (Erosion, *Pfeil*)

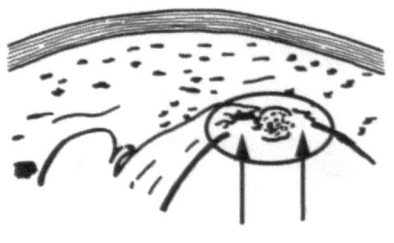 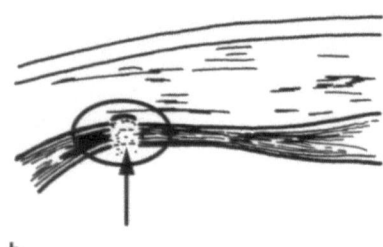

Abb. 3.92. a Osteophyten am Sulcus bicipitalis (*Pfeile*). **b** Die Kontur des proximalen Humerus ist in Sulkusnähe stufenförmig angehoben mit Schallschattenbildung im Sulcus intertubercularis (Osteophyt, *Pfeil*)

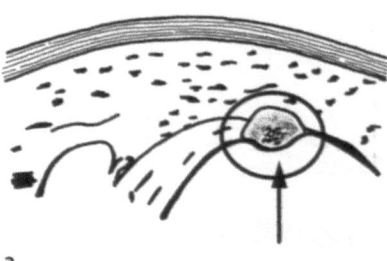 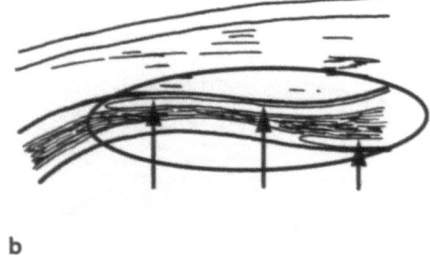

Abb. 3.93. a Synovialitis der langen Bizepssehne (*Pfeil*). **b** Die Bizepssehne ist in ihrem Recessus von echoarmen Formationen umgeben (Synovialitis, *Pfeile*)

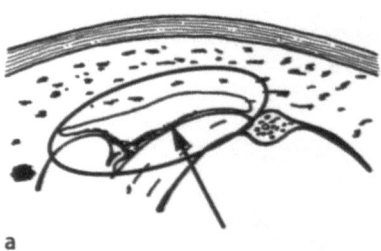 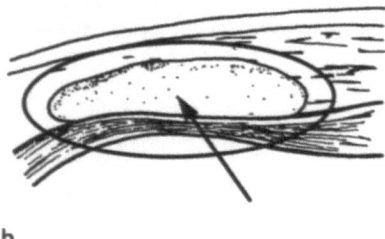

Abb. 3.94. a Bursitis coracobrachialis/subdeltoidea (*Pfeil*). **b** Der Unterrand des M. deltoideus ist vom M. subscapularis und von der proximalen Humeruskontur abgehoben. Zwischen diesen Strukturen sind echoarme Formationen eingelagert (*Pfeil*)

3.10 Dokumentation

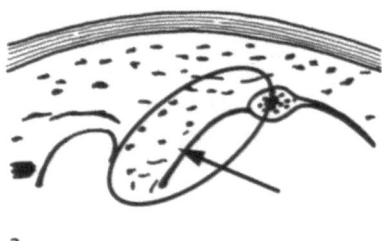
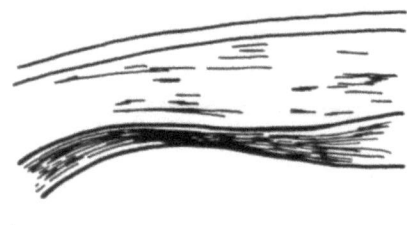

Abb. 3.95. a Ruptur des M. subscapularis (*Pfeil*). **b** Die Struktur des M. subscapularis ist nicht spitzzipflig zum Tuberculum minus ziehend darstellbar (Subkapularisruptur)

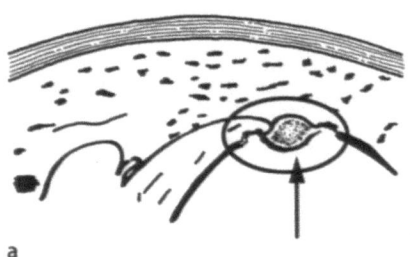
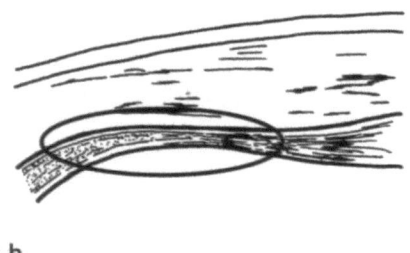

Abb. 3.96. a Strukturveränderungen (degenerative Veränderungen) der langen Bizepssehne (*Pfeil*). **b** Die lange Bizepssehne ist im Recessus darstellbar, die Echogenität ist reduziert (degenerative Veränderungen der langen Bizepssehne)

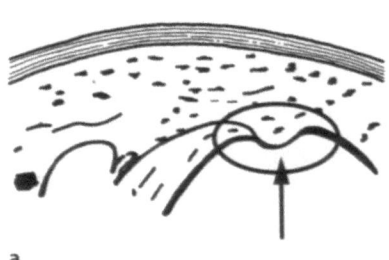
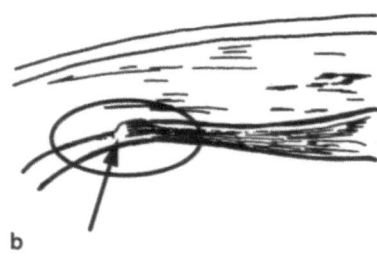

Abb. 3.97. a Ruptur der langen Bizepssehne (*Pfeil*). **b** Die lange Bizepssehne ist im Recessus in beiden Schnitten nicht sicher darstellbar (Ruptur der langen Bizepssehne, *Pfeil*)

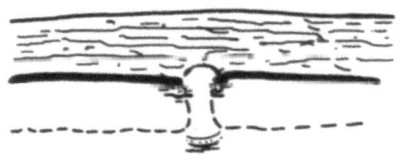
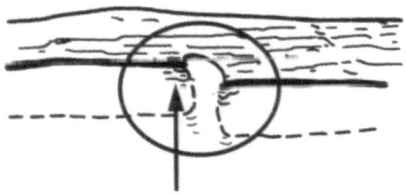

Abb. 3.98. Normalbefund des Acromioklaviculargelenkes. Die Knochenkontur der distalen Clavicula und des Acromions sind glatt begrenzt, der Gelenkspalt ist eben einsehbar. Die echodichten Bindegewebsstrukturen liegen dem Knochen auf.

Abb. 3.99. Sprengung des Acromioklaviculargelenkes (*Pfeil*). Die Knochenkontur der distalen Clavicula und des Acromions sind glatt begrenzt. In Höhe des Gelenkspaltes besteht eine Stufenbildung (AC-Gelenksprengung)

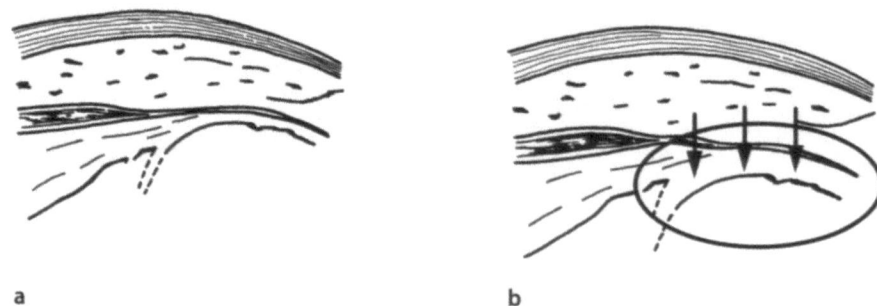

Abb. 3.100. a Ventrale Instabilität. **b** Bei der dynamischen Untersuchung findet sich eine seitendifferente ventrale Instabilität (*Pfeile*)

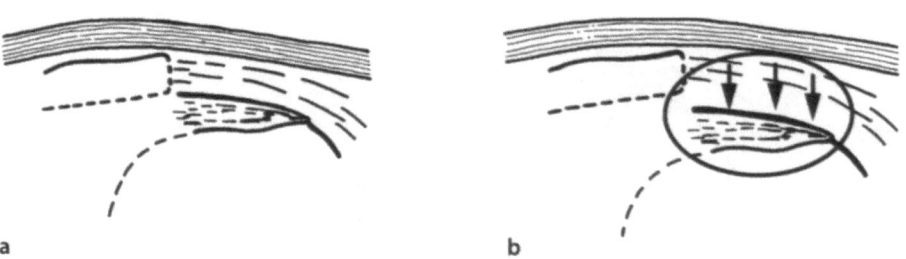

Abb. 3.101. a Kaudale Instabilität. **b** Bei der dynamischen Untersuchung findet sich eine seitendifferente kaudale Instabilität (*Pfeile*)

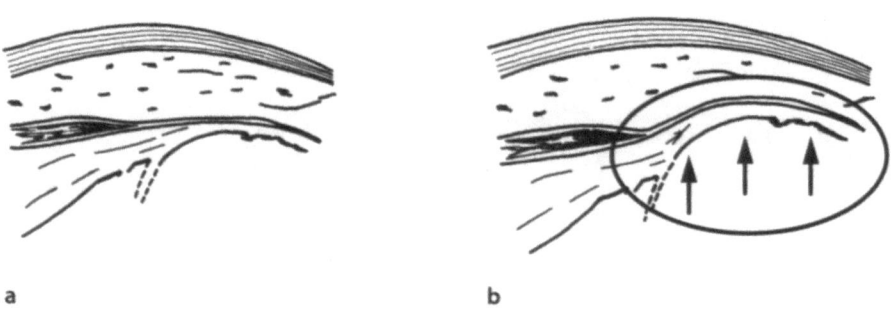

Abb. 3.102. a Dorsale Instabilität. **b** Bei der dynamischen Untersuchung findet sich eine seitendifferente dorsale Instabilität (*Pfeile*)

Literatur

Bretzke CA et al. (1985) Ultrasonography of the rotator cuff. Normal and pathologic anatomy. Invest Radiol 20/3:311–315

Crass JR et al. (1984) Ultrasonography of the rotator cuff: surgical correlation. JCU 12/8:487–491

Crass JR, Craig EV, Feinberg SB (1986) Sonography of the postoperative rotator cuff. J Roentgenol 146/3:561–564

Dieudonné M (1988) Histologische Korrelation der Schultersonographie. Inaug. Dissertation, Homburg

Gieler U et al. (1985) Die Ultraschalluntersuchung der gesunden und kranken Schulter. In: Refior HJ, Plitz W, Jäger M, Hackenbroch MH (Hrsg) Biomechanik der gesunden und kranken Schulter. Thieme, Stuttgart, S 160–165

Habermeyer P et al. (1984) Vergleichende Diagnostik der Rotatorenverletzung durch Arthrographie, Computertomographie und Sonographie. Z Unfallchir Versicherungsmed Berufskr 77:121–129

Harland U (1986) Die sonographische Untersuchung des Schultergelenkes. Med Orthop Techn 106:48–52

Harland U (1987a) Schultersonographie. Ultraschall Klin Prax 2:10–18

Harland U (1987b) Sonographische Bestimmung des Retrotorsionswinkels am Humerus. Orthop Prax 23:626–631

Harland U (1987c) Ultraschall in der Orthopädie. Video-Kassette. Springer, Berlin Heidelberg New York Tokyo

Hedtmann A et al. (1986) Ultraschalluntersuchung des Schultergelenkes. Orthop Prax 9:647–661

Hedtmann A, Fett H, Moraldo M (1987) Ultraschalldiagnostik der Schulter bei Sportverletzungen. Dtsch Z Sportmed 38:86–98

Hien NM, Sedlmeier P, Heltzel W (1987) Standardschnittebenen zur sonographischen Diagnostik am Schultergelenk. In: Stuhler T (Hrsg) Ultraschalldiagnostik des Bewegungsapparates. Springer, Berlin Heidelberg New York Tokyo, S 141–146

Hinzmann J, Behrend R, Heise U (1988) Sonographische Beurteilung typischer Läsionen bei der Schulterluxation. Z Orthop 126:570–573

Kujat R, Wippermann BW, Gebel M (1986) Schultersonographie bei Rotatorendefekten. Technik und Aussagen. Unfallchirurg 89:398–401

Lehrberger K et al. (1986) Arthroskopie und Sonographie bei der Schulterdiagnostik. Prakt Sporttraumatol Sportmed 4:26–38

Lehrberger K, Löffler L, Engelhard A (1987) Sonographie und Arthroskopie – Ergänzung oder Konkurrenz? In: Gächter A (Hrsg) Arthroskopie der Schulter. Enke, Stuttgart, S 21–30

Ludwig FJ (1987) Grundlagen der Schultersonographie. Inaug. Dissertation, Homburg

Mack LA et al. (1985) US evaluation of the rotator cuff. Radiology 157:205–209

Mayer V (1985) Ultrasonography of the rotator cuff. J Ultrasound Med 4:607–608

Melzer C, Krödel A (1988) Sonographische Beurteilung der Rotatorenmanschette nach Rekonstruktion kompletter Rupturen. ROFO 149:408–413

Middleton WD et al. (1984) Ultrasonography of the rotator cuff: technique and normal anatomy. J Ultrasound Med 3:549–551

Middleton WD et al. (1985a) Sonography detection of rotator cuff tears. AJR 144:349–353

Middleton WD et al. (1985b) US of the biceps tendon apparatus. Radiology 157:211–215

Middleton WD et al. (1986a) Ultrasonographic evaluation of the rotator cuff and biceps tendon. J Bone Joint Surg [Am] 68:440–450

Middleton WD et al. (1986b) Pitfalls of rotator cuff sonography. AJR 146:555–560

Rapf C, Furtschegger A, Resch H (1986) Die Sonographie als neues diagnostisches Verfahren zur Abklärung von Schulterbeschwerden. ROFO 145:288–295

Sattler H, Harland U (1987) Arthrosonographie. Springer, Berlin Heidelberg New York Tokyo

Sattler H, Spielmann G, Scharf T (1985) Die arthrosonographische Erfassung der destruierenden Omarthritis – Grenzen und Möglichkeiten der Arthrosonographie am Schultergelenk. In: Otto RP, Schnaars P (Hrsg) Ultraschalldiagnostik. Thieme, Stuttgart, S 642–644

Seltzer SE et al. (1979) Arthrosonography: grayscale ultrasound evaluation of the shoulder. Radiology 132:467–468

Stahl C, Maaz B (1988) Die Sonographie an der oberen Extremität. In: Schlegel KF, Jahn K (Hrsg) Jahrbuch der Orthopädie. Regensberg & Biermann, Münster

Stahl C, Konermann H, Kuck W (1986) Sonographie bei Periarthropathia humeroscapularis. Orthop Prax 9:662–669

Triebel HJ, Wening V, Witte G (1986) Rotatorenmanschettenrupturen des Schultergelenks. Sonographie Arthrographie. Röntgenblätter 39:266–272

4 Ellenbogen

4.1 Indikation zur Untersuchung

Besonders die Erkrankungen des rheumatischen Formenkreises eignen sich für die Untersuchung. Die Beteiligung des Ellenbogengelenkes kann an der Synovialitis und ggf. an ossären Destruktionen erkannt werden.

4.2 Lagerung und Untersuchungsgang

Das Ellenbogengelenk wird am sitzenden Patienten bei hängendem Arm untersucht. Der Applikator wird vom Untersucher in der einen Hand geführt, die andere bewegt den Unterarm des Patienten. Wir beginnen dorsal mit Längs- und Querschnitten und setzen die Untersuchung ventral fort.

Eine andere Möglichkeit zur Untersuchung ist das Auflegen des Applikators auf eine Unterlage und die Ankopplung des Ellenbogengelenkes an den Applikator. Dies kann eine Hilfe sein, um bei sehr unruhigen Patienten oder Kindern die Untersuchung zu ermöglichen.

4.3 Untersuchungshindernisse

Verletzungen, Arthrosen und freie Gelenkkörper können zu Beugekontrakturen des Gelenkes führen, so daß die ventralen Schnitte nicht oder nur eingeschränkt angelegt werden können.

4.4 Normale Sonoanatomie

4.4.1 Dorsaler Längsschnitt über der Fossa olecrani

Die anatomischen Verhältnisse sind in Abb. 4.1 wiedergegeben. Der Applikator wird dorsal am Humerusschaft bei gebeugtem Ellenbogengelenk aufgesetzt, so daß sein distales Ende eben noch das Olecranon erreicht. Dabei wird die Fossa olecrani als markante Einschnürung zwischen der Trochlea und dem Humerusschaft dargestellt. Bei Streckung des Armes legt sich das Olecranon in die Fossa olecrani und bildet mit dem Humerusschaft einen rechten Winkel. Der M. triceps brachii ist den knöchernen Strukturen vorgelagert. Bewegungen des Armes helfen die knöchernen Strukturen besser voneinander zu unterscheiden (Abb. 4.2).

4.4.2 Dorsaler Querschnitt über der Fossa olecrani

Die anatomischen Verhältnisse sind in Abb. 4.3 wiedergegeben. Anschließend wird der Applikator um 90° geschwenkt und von proximal nach distal bis zur Trochlea geführt. Die Fossa olecrani bildet mit den beiden Epikondylen ein U. Sie ist mit Fettgewebe ausgefüllt, das in der Regel etwas echoreicher als der M. triceps brachii ist (Abb. 4.4).

4 Ellenbogen

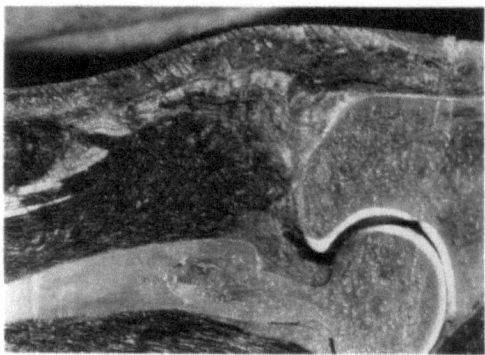 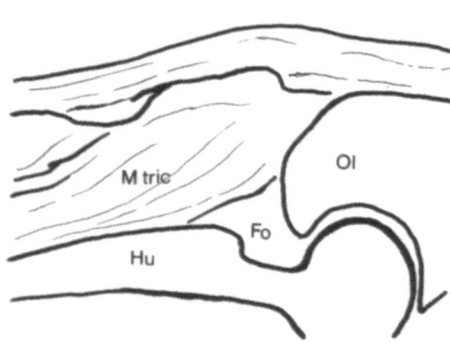

Abb. 4.1. Anatomischer dorsaler Längsschnitt über dem Ellenbogengelenk in Höhe der Fossa olecrani. Das Gelenk ist in Streckstellung geschnitten, bei der sonographischen Untersuchung wird es in Beugestellung untersucht, so daß das Olecranon die Fossa olecrani und den dorsalen Anteil der Trochlea humeri freigibt. (*Hu* Humerus, *Ol* Olecranon, *M tric* M. triceps brachii, *Fo* Fossa olecrani)

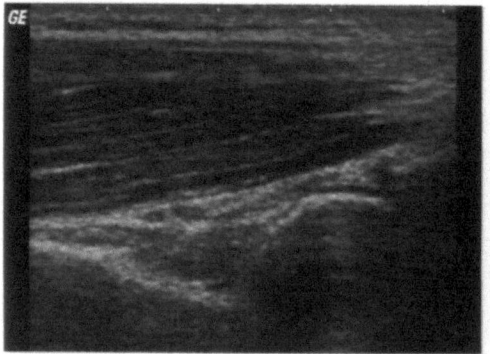 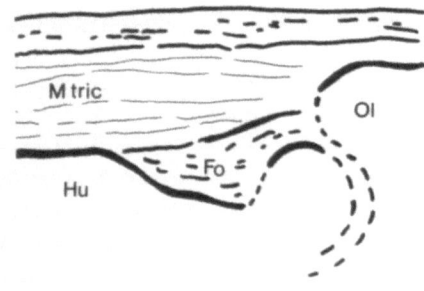

Abb. 4.2. Dorsaler Längsschnitt über der Fossa olecrani. Der Schnitt liegt in der Längsachse des Humerus (Anatomie s. Abb. 4.1). Durch Beugung des Ellenbogengelenkes gibt das Olecranon die Fossa olecrani frei. (*Hu* Humerus, *Ol* Olecranon, *M tric* M. triceps brachii, *Fo* Fossa olecrani)

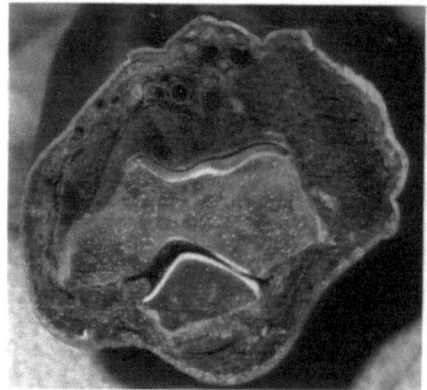 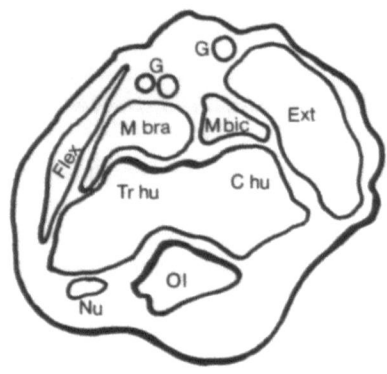

Abb. 4.3. Legende s. S. 99

4.4.3 Ventraler Längsschnitt über dem Humeroradialgelenk

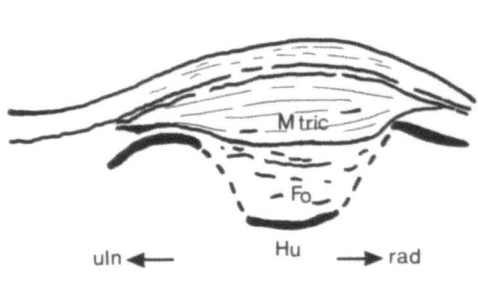

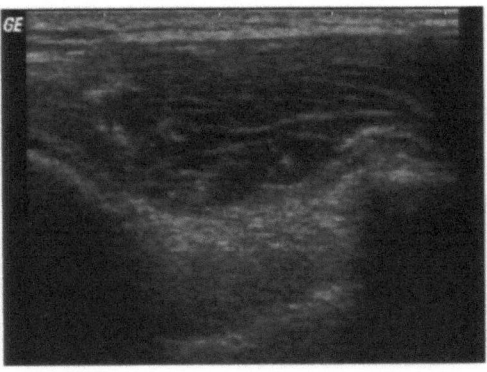

Abb. 4.4. Dorsaler Querschnitt über der Fossa olecrani. Der Schnitt liegt senkrecht zur Längsachse des Humerus (Anatomie s. Abb. 4.3; Ulna am *linken Bildrand*). (*Hu* Humerus, *Fo* Fossa olecrani, *M tric* M. triceps)

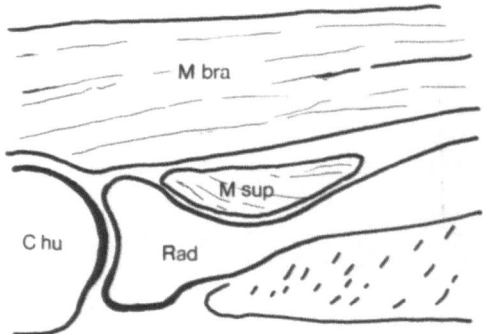

Abb. 4.5. Anatomischer Längsschnitt über dem humeroradialen Gelenk (*C hu* Capitulum humeri, *Rad* Radius, *M bra* M. brachioradialis, *M sup* M. supinator)

Abb. 4.3. Anatomischer Querschnitt über dem distalen Humerus. Die ventralen Anteile liegen *oben* im Bild. Die überknorpelte Humeruskontur bildet ventral eine geschweifte Klammer. Der radiale Anteil (*rechts*) wird durch das Captiulum humeri, der ulnare Anteil (*links*) durch die Trochlea humeri gebildet. Dorsal liegt das Olecranon über der Fossa olecrani. (*C hu* Capitulum humeri, *Tr hu* Trochlea humeri, *O l* Olecranon, *N u* N. ulnaris, *Ext* Unterarmstreckmuskeln, *Flex* Unterarmbeugemuskeln, *M bra* M. brachialis, *M bic* M. biceps, *G* Gefäße)

4.4.3 Ventraler Längsschnitt über dem Humeroradialgelenk

Die anatomischen Verhältnisse sind in Abb. 4.5 wiedergegeben. Dieser Schnitt erfaßt das Capitulum humeri und das Radiusköpfchen. Oberhalb des Capitulum humeri liegt die Fossa radii, die in der Regel etwas echoreicher ist als der darüberziehende Muskel. Radiusköpfchen und Capitulum humeri stellen sich in etwa in gleicher Bildtiefe dar. Der darüberziehende M. brachioradialis verläuft parallel zu den Knochenstrukturen. Am Radiusköpfchen beginnend zieht zwischen Radius und Brachioradialis eine längsovale Struktur nach distal, die dem M. supinator entspricht. Der Muskel wird quer zu seinem Faserverlauf geschnitten (Abb. 4.6).

4 Ellenbogen

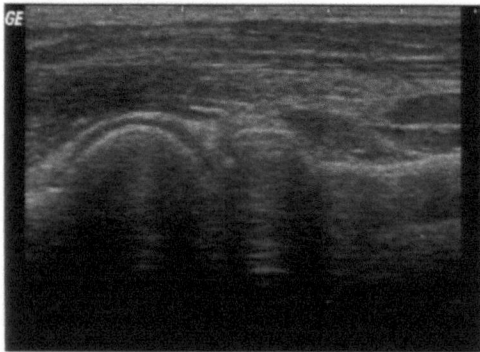 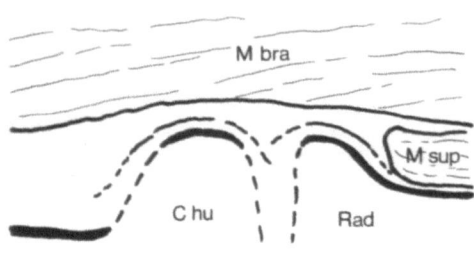

Abb. 4.6. Ventraler Längsschnitt über dem Humeroradialgelenk. Der Schnitt liegt in der Längsachse des Humerus (Anatomie s. Abb. 4.5). (*C hu* Capitulum humeri, *Rad* Radius, *M bra* M. brachioradialis, *M sup* M. supinator)

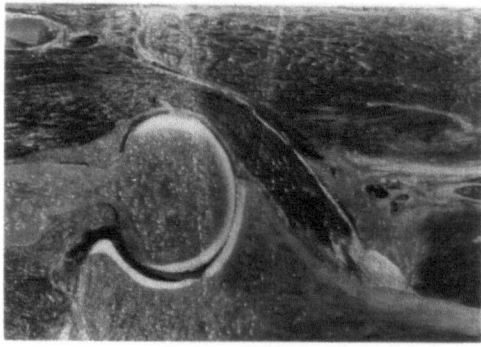 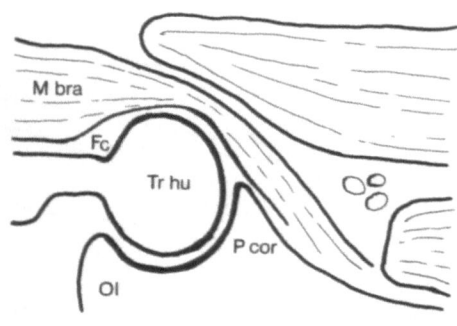

Abb. 4.7. Anatomischer Längsschnitt über dem Humeroulnargelenk. (*Tr hu* Trochlea humeri, *Ol* Olecranon, *P cor* Processus coronoideus, *M bra* M. brachialis, *F c* Fossa coronoidea)

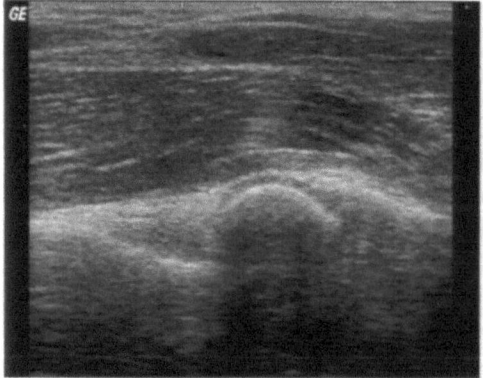 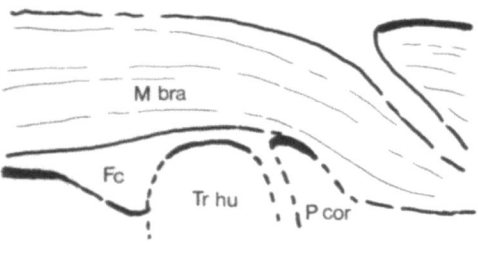

Abb. 4.8. Ventraler Längsschnitt über dem Humeroulnargelenk. Der Schnitt liegt in der Längsachse des Humerus (Anatomie s. Abb. 4.7). (*Tr hu* Trochlea humeri, *P cor* Processus coronoideus, *M bra* M. brachialis, *F c* Fossa coronoidea)

4.4.4 Ventraler Längsschnitt über dem Humeroulnargelenk

Die anatomischen Verhältnisse sind in Abb. 4.7 wiedergegeben. Dieser Schnitt erfaßt den Humerusschaft und die Fossa coronoidea, die vor der Trochlea liegt. Der Processus coronoideus imponiert als kleiner Höcker. Er liegt meist tiefer als die Trochleaoberfläche und bildet mit ihr eine Stufe. Bewegungen helfen, diese knöchernen Strukturen besser zu unterscheiden. Darüber liegt der M. brachialis, der in Höhe der Trochlea und des Processus coronoideus abknickt und fast parallel zu den Ultraschallstrahlen in die Bildtiefe zieht. Auch die Fossa coronoidea ist in der Regel etwas echoreicher als der darüberziehende M. brachialis (Abb. 4.8). Wird der Applikator weiter nach ulnar geführt, so erreicht man die Strukturen des M. pronator teres, der sich in seiner vollen Länge abbilden läßt, wenn man den Applikator distal nach radial schwenkt.

4.4.5 Ventraler Querschnitt über dem distalen Humerus

Die anatomischen Verhältnisse sind in Abb. 4.3 wiedergegeben. Wir beginnen proximal auf dem Humerusschaft und führen den Schallkopf über das Ellenbogengelenk. Dabei stellt sich die Trochlea mit ihrem hyalinen Knorpelüberzug als geschweifte Klammer dar (Abb. 4.9). Nach Überschreiten des Gelenkspaltes erkennt man das Radiusköpfchen als Halbkreis, vor dem der hyaline Knorpel als echofreier Saum abgebildet ist.

4.5 Beurteilungskriterien

Veränderungen der normalen Knochenstrukturen treten als Usuren als Unterbrechung mit Basisreflexion oder bei freien Gelenkkörpern als Unterbrechung mit Schallschatten auf. Bei Osteonekrosen ist in Höhe des Dissekats die Kortikalis ebenfalls unterbrochen. Arthrotische Veränderungen mit Osteophyten führen zu einer stufenförmigen Unterbrechung der Kortikalisstruktur. Veränderungen der Gelenkhöhle lassen sich gut in den Fossae erfassen. Die Fossae erscheinen normalerweise echoreicher als die darüberziehenden Muskeln. Bei entzündlichen Veränderungen kehren sich diese Verhältnisse um.

Die normale Darstellung des hyalinen Knorpels über der Trochlea und dem Capitulum humeri spricht gegen eine entzündliche Veränderung der Gelenkkapsel. Veränderungen der Sehnen und Muskeln werden selten erfaßt.

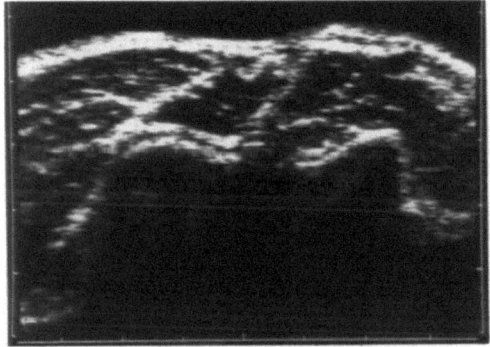
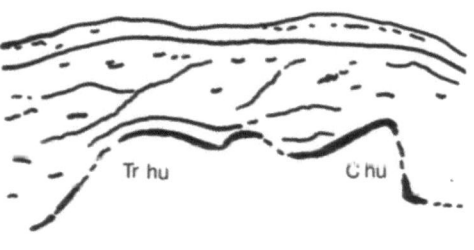

Abb. 4.9. Ventraler Querschnitt über dem distalen Humerus. Der Schnitt liegt senkrecht zur Längsachse des Humerus in Höhe des Capitulum und der Trochlea (Anatomie s. Abb. 4.3; Ulna: links im Bild). (*C hu* Capitulum humeri, *Tr hu* Trochlea humeri)

4.6 Krankheitsbilder

4.6.1 Kubitalarthritis

Der Entzündungsprozeß (Exsudation und Proliferation der Synovialmembran) überzieht die Gelenkstrukturen, so daß die hypertrophierte Synovialmembran als Vorlaufstrecke zu einer besseren Darstellung der knöchernen Strukturen führt. Die Veränderungen beginnen an den Umschlagpunkten der Gelenkkapsel und breiten sich als echoarmes bis echofreies entzündliches Substrat über das Gelenk aus. Dadurch werden besonders die Fossa olecrani, die Fossa coronoidea und die Fossa radii leichter erfaßt (Abb. 4.10 und 4.11). Bei der rheumatoiden Arthritis verändert sich die Muskulatur schon frühzeitig. Sie wird reflexreicher und sonographisch schlechter abgrenzbar. Am Ende der Entwicklung steht eine Umkehrung der normalen Verhältnisse. Die Muskulatur ist sehr echoreich und schlecht abgrenzbar, während die Gelenkgruben leichter abgrenzbar sind und mit echoarmem bis echofreiem Substrat ausgefüllt sind.

Unterhalb des Radiusköpfchens entsteht durch Erweiterung des ventralen Recessus (möglicherweise verstärkt durch den einschnürenden Effekt des Ligamentum anulare radii) eine Zyste, die einen schmalen Verbindungskanal zum Gelenkraum zeigen kann. Bei Abklingen der Entzündung kann die Zystenbildung lange fortbestehen und Beweis für den abgelaufenen Entzündungsprozeß sein. Die Cystenbildung entsteht bevorzugt an dieser Stelle (Abb. 4.12).

Durch infiltratives Eindringen des Entzündungsprozesses in den Knochen als sog. Markpannus entstehen Erosionen, die sich sonographisch als Oberflächendefekt mit Basisreflexion darstellen lassen. Schreitet die Zerstörung des Knochens fort, so kann es zu ausgedehnten Kortikalisdefekten kommen. Dieses Bild entspricht einer fortgeschrittenen destruktiven Kubitalarthritis (Abb. 4.13).

4.6.2 Bursitis olecrani

Die Bursa olecrani ist im Normalfall zwischen dem subkutanen Fettgewebe und dem Olecranon auf der Dorsalseite des Unterarmes nicht sichtbar. Im Falle einer entzündlichen Veränderung kommt es zu überwiegend echoarmen, relativ gut abgrenzbaren Anschwellungen (Abb. 4.14). In den echoarmen Formationen liegen meist echodichte Areale, die zur Schallschattenbildung führen.

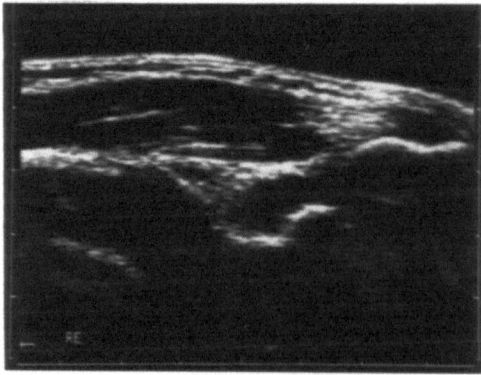 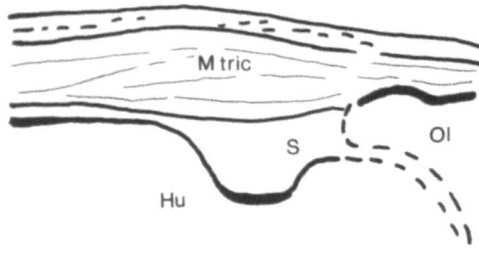

Abb. 4.10. 36jähriger Patient, Kubitalarthritis bei RA. Dorsaler Längsschnitt über der Fossa olecrani (Normalbefund s. Abb. 4.2). Das echodichte Fettgewebe in der Fossa olecrani ist durch echoarme Formationen, die dem Knochen aufliegen, verdrängt. (*Hu* Humerus, *Ol* Olecranon, *M tric* M. triceps brachii, *S* Synovialitis)

4.6.2 Bursitis olecrani

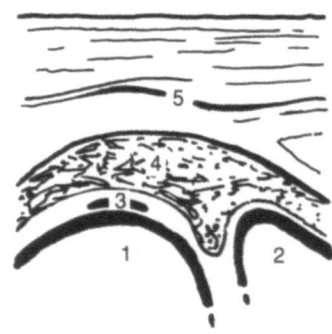
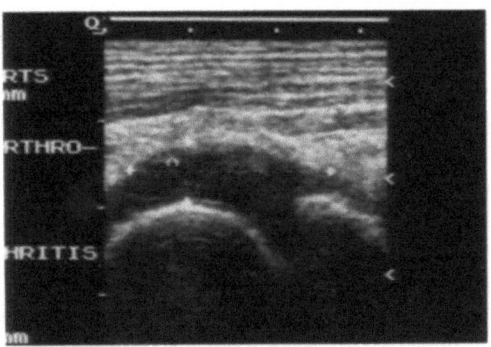

Abb. 4.11. Kubitalarthritis bei Psoriasisarthropathie. 59jähriger Patient, Psoriasisarthropathie seit 7 Jahren, Therapie mit MTX. (*1* Capitulum humeri, *2* Radiusköpfchen, *3* hyaliner Knorpel, *4* Pannus, *5* M. brachioradialis)

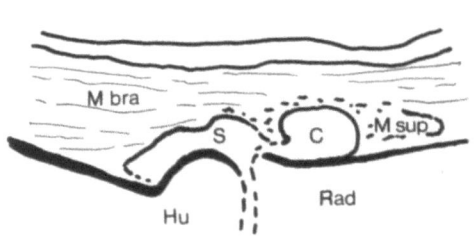
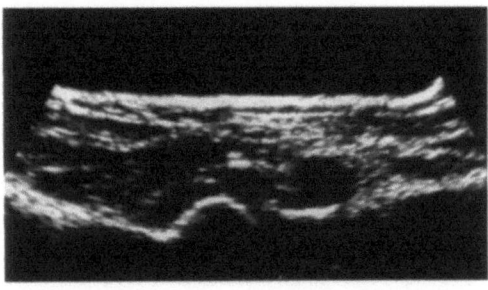

Abb. 4.12. 57jähriger Patient, Kubitalarthritis bei RA. Ventraler Längsschnitt über dem Humeroradialgelenk (Normalbefund s. Abb. 4.6). Über dem Gelenk sind die Muskelstrukturen durch echoarme Formationen vom Knochen abgehoben. Distal des Radiusköpfchens liegt eine zystenartige Struktur, die durch einen schmalen Kanal mit dem eigentlichen Gelenk verbunden ist. (*Hu* Humerus, *Rad* Radius, *M bra* M. brachioradialis, *S* Synovialitis, *C* Zyste, *M sup* M. supinator)

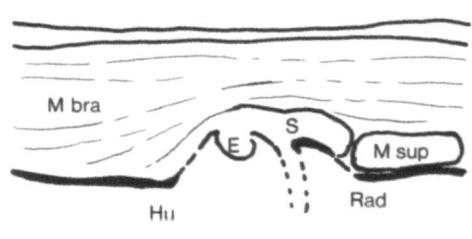
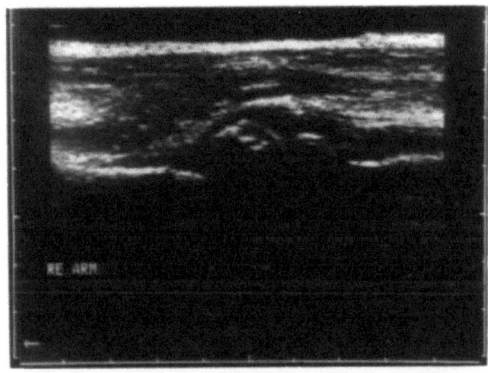

Abb. 4.13. 67jähriger Patient, Kubitalarthritis bei RA, die seit 13 Jahren bekannt ist. Ventraler Längsschnitt über dem Humeroradialgelenk (Normalbefund s. Abb. 4.6). Dem Capitulum humeri und dem Radiusköpfchen liegt ein echoarmer Saum auf. Die Kortikalisstruktur des Capitulum humeri ist unregelmäßig unterbrochen mit tiefergelegenen Basisreflexionen. (*Hu* Humerus, *Rad* Radius, *M bra* M brachioradialis, *M. sup* M. supinator, *S* Synovialitis, *E* Erosion)

Das Bild der Bursitis olecrani ist inhomogen, mutmaßlich bedingt durch echoreiches Fibrin und Zelldetritus, der sich mit reinen exsudativen Materialien abwechselt. Die Bursa kann palpatorisch leicht deformiert werden. Die Differentialdiagnose zum Rheumaknoten (homogenechoarmes Bild, s. Abb. 2.18) oder zum Gichtknoten (echoreiches Bild mit unterschiedlich intensiven Schallschatten, s. Abb. 2.17) ist in der Regel unproblematisch. Eine Punktion kann nach zytologischer und laborchemischer Analyse weitere differentialdiagnostische Aufschlüsse über die Genese der Bursitis geben.

4.6.3 Kubitalarthrose

Bei einer Kubitalarthrose, die mit kleinen exsudativen Veränderungen meist in den Umschlagsfalten der Gelenkspalten beginnt, ist eine sonographische Differenzierung anfangs meistens nicht möglich. Im weiteren Verlauf der Krankheit kommt es durch ossäre

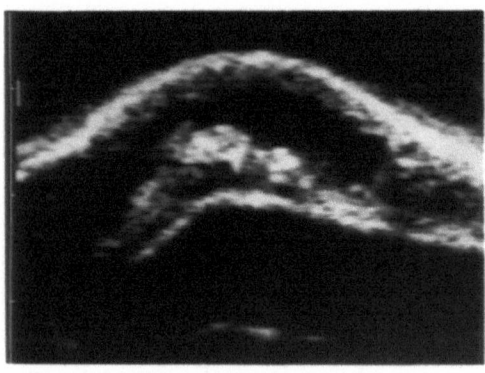 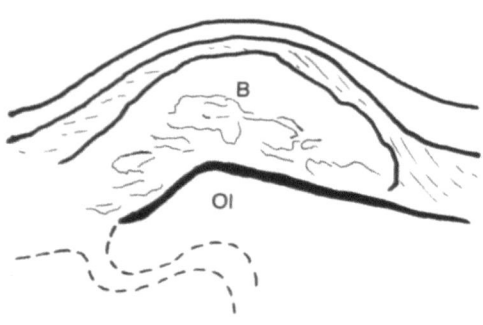

Abb. 4.14. 56jähriger Patient, Hyperurikämie, Bursitis olecrani. Dorsaler Längsschnitt über der Fossa olecrani und der proximalen Ulnakante. Der abgebildete Schnitt liegt weiter distal als der Normalbefund in Abb. 4.2. Die Knochenstrukturen sind unauffällig. Die Fossa olecrani ist mit echodichten Formationen gefüllt, kein Hinweis für Kubitalarthritis. Die Weichteilstrukturen sind vom Olecranon und der Ulnakante abgehoben durch einen zystischen echoarmen Prozeß, der vereinzelte Binnenechos enthält. (*Ol* Olecranon, *B* Bursitis)

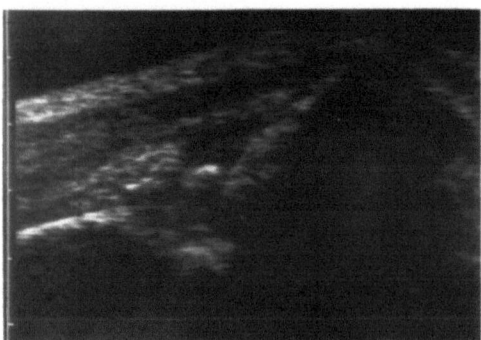 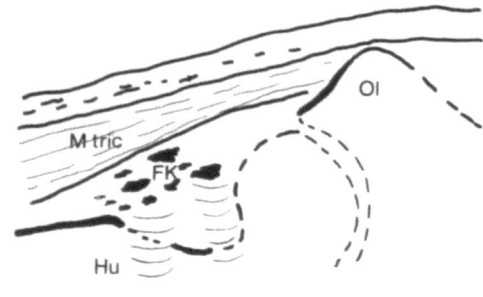

Abb. 4.15. 62jähriger Patient, bekannte Kubitalarthrose mit gelegentlichen Einklemmungserscheinungen. Dorsaler Längsschnitt über der Fossa olecrani (Normalbefund s. Abb. 4.2). Die Kortikalisstruktur in der Fossa olecrani ist unterbrochen durch höher gelegene echodichte Strukturveränderungen, die zur Schallschattenbildung führen. (*Hu* Humerus, *M tric* M. triceps, *FK* freie Gelenkkörper und Osteophyten)

Veränderungen, insbesondere durch osteophytäre Apposition, zur Abänderung des gewohnten Knochenbildes (Abb. 4.15 und s. Abb. 4.18). An den Gelenkrändern kommt es zu kleinen Stufen- und Kantenbildungen.

Ist die Kubitalarthrose aktiviert, können Entzündungszeichen auftreten. Es treten echoarme Säume in der Fossa olecrani und coronoidea sowie an der Trochlea und dem Capitulum humeri auf.

4.6.4 Osteonekrose

Von den aseptischen Knochennekrosen am Ellenbogengelenk haben wir bisher nur die Osteonekrose des Capitulum humeri (M. Panner) gesehen. Sowohl im humeroradialen Längsschnitt als auch im ventralen Querschnitt über dem distalen Humerus ist die Kortikaliskontur des Capitulums zum Teil mehrfach unterbrochen (Abb. 4.16 und 4.17).

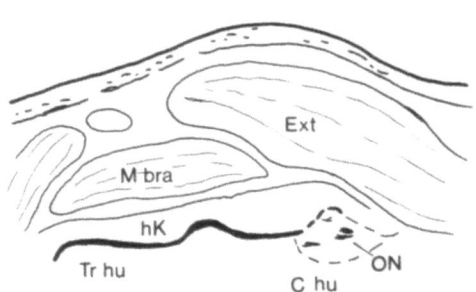
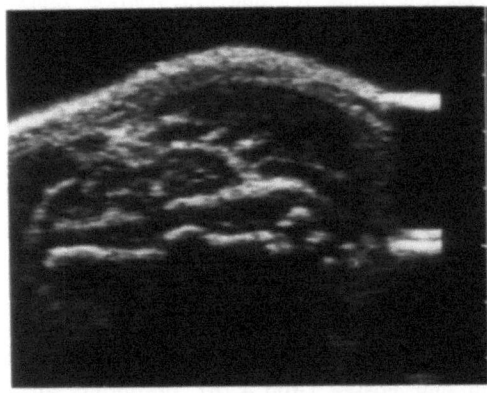

Abb. 4.16. 9jähriger Patient, Schmerzen im rechten Ellenbogengelenk ohne Einklemmungserscheinungen. Ventraler Querschnitt über dem distalen Humerus (Normalbefund s. Abb. 4.9). Der *linke Bildrand* entspricht der ulnaren Gelenkseite. Die Kortikalisstruktur des Humerus ist in Höhe des Capitulum humeri mehrfach unterbrochen (Basisreflexionen). Der echofreie Knorpelsaum liegt der Kortikalis auf und ist in seiner Oberfläche unauffällig. (*Tr hu* Trochlea humeri, *C hu* Capitulum humeri, *hK* hyaliner Knorpel, *M bra* M. brachialis, *Ext* Unterarmstreckmuskulatur, *O N* Osteonekrose)

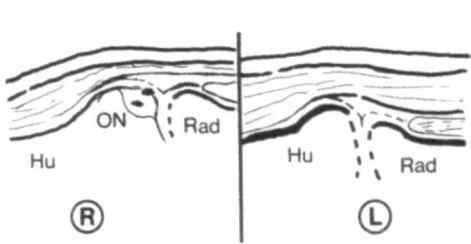
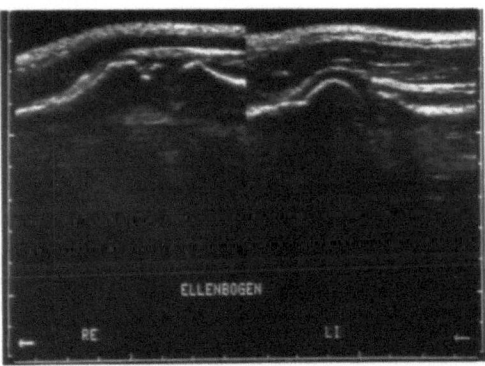

Abb. 4.17. Patient von Abb. 4.16. Ventraler Längsschnitt über dem Humeroradialgelenk (Normalbefund s. Abb. 4.6). Am rechten Ellenbogengelenk ist die Kortikalisstruktur des Humerus gelenknah unterbrochen (Basisreflexion). Die gesunde linke Seite wurde zum Vergleich abgebildet. (*Hu* Humerus, *Rad* Radius, *O N* Osteonekrose)

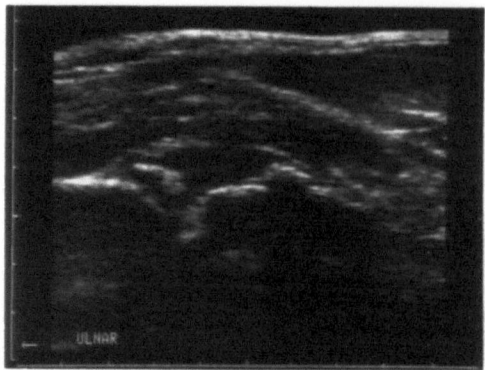 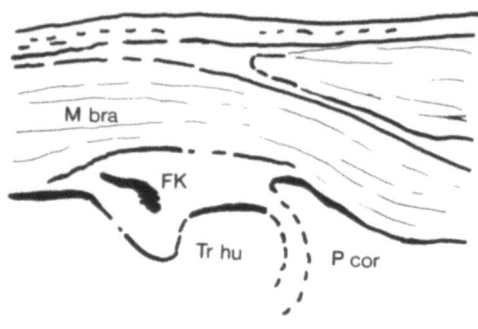

Abb. 4.18. Patient von Abb. 4.15. Ventraler Längsschnitt über dem Humeroulnargelenk (Normalbefund s. Abb. 4.8). Die Kortikaliskontur ist in der Fossa coronoidea unterbrochen durch eine darübergelegene echodichte Formation. Der Unterrand des M. brachialis ist von den Gelenkstrukturen abgehoben, die Fossa coronoidea ist durch echoarme Formationen angefüllt. (*Tr hu* Trochlea humeri, *P cor* Processus coronoideus, *M bra* M. brachialis, *FK* freier Gelenkkörper)

4.6.5 Freie Gelenkkörper

Freie Gelenkkörper können als intensive Einzelechos mit nachfolgender Schallschattenbildung erkannt werden. Sie liegen meist in den Fossae (Abb. 4.18). Besonders ausgeprägt ist die Schallschattenbildung, wenn freie Gelenkkörper Knochenanteile haben.

Bei der Chondromatose können multiple freie Gelenkkörper auftreten. Die Schallschattenbildungen führen dann zur fast vollständigen Auslöschung der Knochenkontur, so daß die gewohnte Gelenksilhouette fehlt.

4.6.6 Weichteilveränderungen

Die häufigsten Weichteilveränderungen am Ellenbogengelenk sind die Tendopathien. Der Ansatzbereich der Sehnen ist echoarm, die Knochenoberfläche der Epikondylen unregelmäßig. Veränderungen in diesem Bereich sind nicht sicher vom Normalbefund abzugrenzen, so daß die sonographische Diagnose einer Epikondylitis z. Z. nicht möglich ist. Sehnenrisse (Trizeps, distaler Bizeps) ereignen sich relativ selten. Die entsprechende Struktur ist dann unterbrochen, es besteht ein Hämatom, und bei Gelenkbewegung oder Muskelkontraktion weichen die Rupturenden auseinander (Abb. 4.19 und 4.20).

Rheumaknoten liegen oft gelenknah an der Ulnakante und entsprechen rundlichen bis tubulären echoarmen Formationen (s. Abb. 2.18).

4.7 Stellenwert

Die nachgenannten Zahlen und das Diagramm sind einer bundesweiten Umfrage an 387 Kliniken aus dem Jahre 1994 entnommen. Die Sonographie des Ellenbogengelenkes machte dabei 1,7% aller Untersuchungen aus. Der überwiegende Anteil der Untersuchungen wurde in den operativen Kliniken durchgeführt. Ungefähr $^2/_3$ der Untersuchungen wurden bei Erkrankungen des rheumatischen Formenkreises durchgeführt (Abb. 4.21).

4.7 Stellenwert

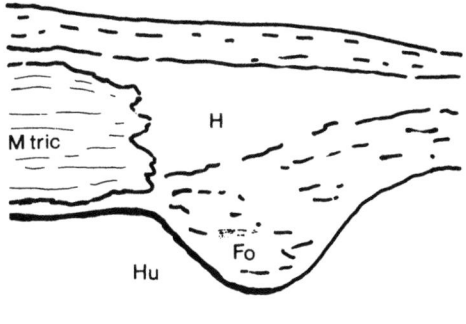
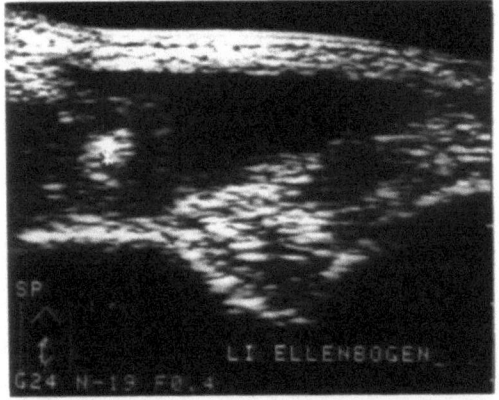

4.19

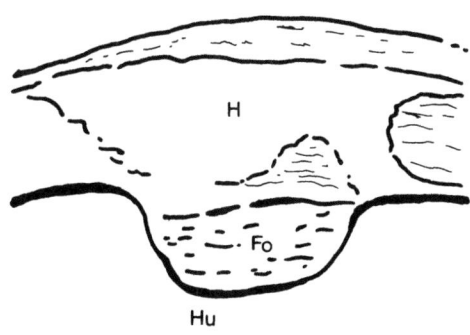
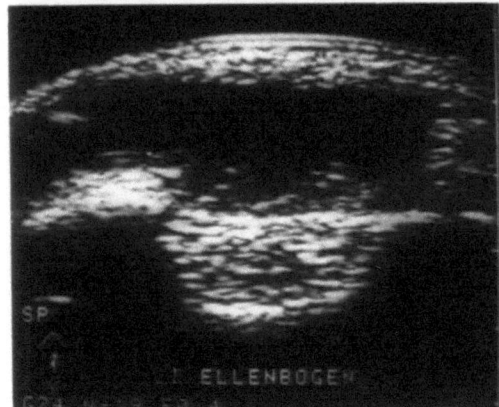

4.20

▲
Abb. 4.19. 67jähriger Patient, Prellung am linken Ellenbogengelenk bei Sturz auf der Treppe. Dorsaler Längsschnitt in Höhe der Fossa olecrani (Normalbefund s. Abb. 4.2). Die knöchernen Strukturen sind unauffällig. Die Fossa olecrani ist mit echoarmen Formationen ausgefüllt. Die Struktur des M. triceps ist in Höhe der kranialen Begrenzung der Fossa olecrani unterbrochen und setzt sich in echoarmen Formationen zum Olecranon fort. (*Hu* Humerus, *F o* Fossa olecrani, *M tric* M. triceps brachii, *H* Hämatom)

Abb. 4.20. Patient von Abb. 4.19. Dorsaler Querschnitt über der Fossa olecrani (Normalbefund s. Abb. 4.4). Die Kortikalisstruktur des Humerus ist unauffällig, die Fossa olecrani mit echoarmen Formationen angefüllt. Über der Fossa olecrani liegen echoarme Formationen, Muskelstrukturen sind nicht abbildbar. (*Hu* Humerus, *F o* Fossa olecrani, *H* Hämatom). Die Abbildungen 4.19 und 4.20 wurden uns freundlicherweise von Dr. M. Demirhan, Orthop. Univ. Klinik Heidelberg, überlassen

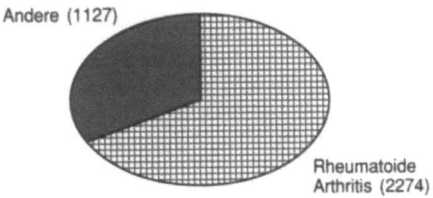

Abb. 4.21. Sonographische Untersuchung des Ellenbogens (3401 Untersuchungen/Jahr)

4.8 Dokumentation

Für die Normalbefunde und häufigen pathologischen Veränderungen bietet sich die standardisierte Befundung an.

Im folgenden werden Vorschläge für die graphische und textgebundene Standarddokumentation der Ellenbogenuntersuchung aufgelistet:

- *Dorsale Schnittführungen*
  Abbildungen 4.22–4.25.
- *Ventrale Schnittführungen*
  Abbildungen 4.26–4.28.

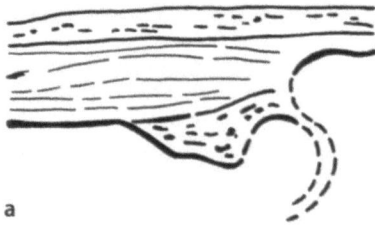
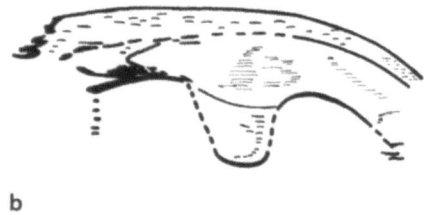

Abb. 4.22. a Normalbefund des dorsalen Ellenbogengelenkes. **b** Die Kortikalis der Fossa olecrani ist glatt begrenzt; keine Kapselabhebung, Trizepssehne/ Weichteilstrukturen von normaler Echogenität

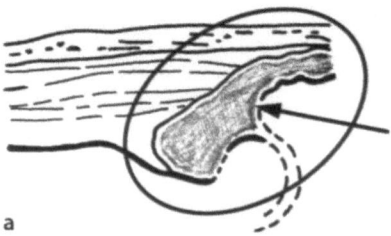
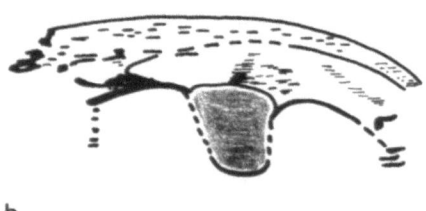

Abb. 4.23. a Volumenzunahme in der Gelenkkapsel. Kubitalarthritis dorsal (*Pfeil*). **b** Die Gelenkkapsel ist von den Knochenkonturen des Ellenbogengelenkes durch echoarmes Material abgehoben

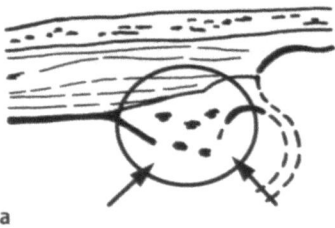
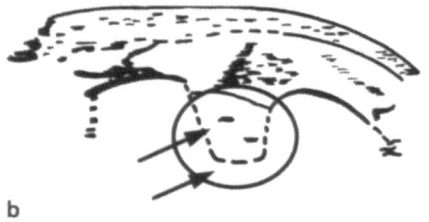

Abb. 4.24. a Echos mit Schallauslösung an der Fossa coronoidea. Freie Gelenkkörper dorsal (*Pfeile*). **b** In der Fossa olecrani kommt es zu intensiven Einzelechos mit nachfolgender Schallschattenbildung. Die darunterliegende Knochenkontur wird zum Teil ausgelöscht oder abgeschwächt

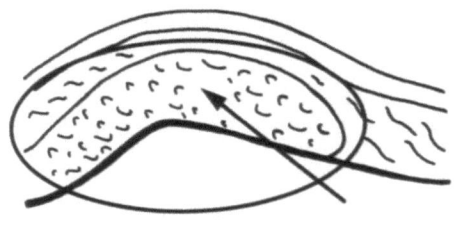
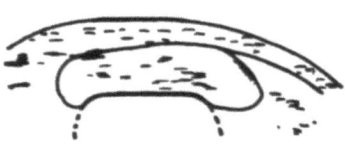

Abb. 4.25. a Bursa olecrani darstellbar (*Pfeil*). **b** Überwiegend echoarme, relativ gut abgrenzbare An- schwellung über dem Olecranon an typischer Stelle unter dem Subkutangewebe im Sinne einer Bursitis

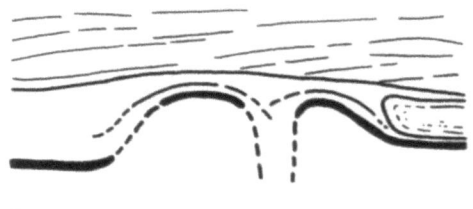
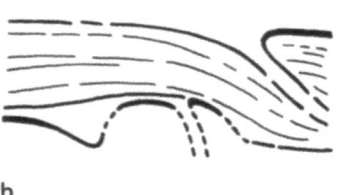

Abb. 4.26. a Normalbefund des ventralen Ellenbogengelenkes. **b** Die Kortikalis an Capitulum humeri, Trochlea humeri sowie den erkennbaren Anteilen von Ulna und Radius ist glatt begrenzt; keine Kapselabhebung, Weichteilstrukturen von normaler Echogenität

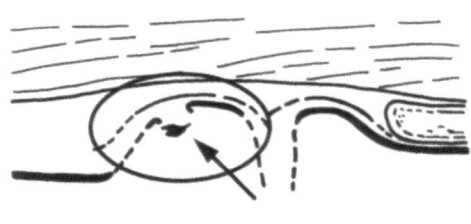
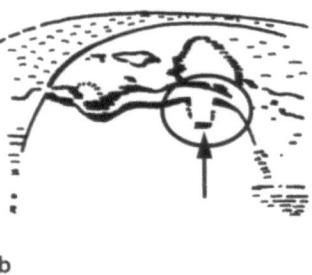

Abb. 4.27. a Kortikalisdefekt unter Niveau am distalen Humerus. Erosion/Usur am distalen Humerus (*Pfeil*). **b** Unterbrechung der Kortikaliskontur am distalen Humerus. In Höhe der Unterbrechung findet sich eine Basisreflexion (Erosion, *Pfeil*)

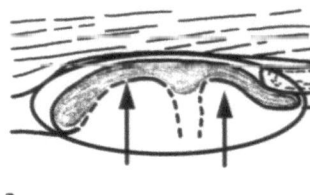
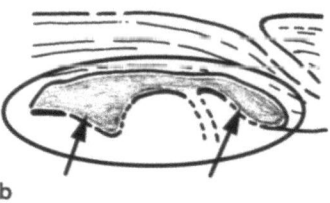

Abb. 4.28. a Volumenverminderte Gelenkkapsel (Kubitalarthritis ventral, *Pfeile*). **b** Die Gelenkkapsel ist von den Knochenkonturen des Ellenbogengelenkes durch echoarmes Material abgehoben (*Pfeile*)

Literatur

Fornage BD (1986) Sonography of muscles, tendons and other soft-tissues of the extremities. Technique and normal results. In: Otto RP, Schnaars P (Hrsg) Ultraschalldiagnostik 1985. Thieme, Stuttgart, S 263

Pirani M, Lange-Meckler I, Cockshott WP (1982) Rupture of a posterior synovial cyst of the elbow. J Rheumatol 9/1:94–96

Sattler H, Schmidt KL (1986) Status of arthrosonography in rheumatologic diagnosis: examination technic, findings and their interpretation. I. The elbow joint. Zum Stellenwert der Arthrosonographie in der rheumatologischen Diagnostik: Untersuchungstechnik, Befunde und ihre Interpretation. I. Ellenbogengelenke. Z Rheumatol 45/1:1–6

Sattler H, Spielmann G (1985a) Zur Wertigkeit der Sonographie in der Differenzierung nodulärer Veränderungen bei entzündlich rheumatischen Erkrankungen. In: Otto RP, Schnaars P (Hrsg) Ultraschalldiagnostik 85. Thieme, Stuttgart, S 636

Sattler H, Spielmann G (1985b) Die Arthrosonographie des Ellenbogengelenkes – Grenzen und Möglichkeiten. In: Otto RP, Schnaars P (Hrsg) Ultraschalldiagnostik 85. Thieme, Stuttgart, S 652

Seltzer SE, Finberg HJ, Weissmann BN (1980) Arthrosonography – technique, sonographic anatomy and pathology. Invest Radiol 15:19–28

Wörth WD, Hermann E, Meudt R, Buser C, Müller W (1986) Stellenwert der Arthrosonographie in der Beurteilung der exsudativen und proliferativen Synovialitis. Z Rheumatol 45:263–266

5 Hand

5.1 Indikation zur Untersuchung

Die Indikation zur Untersuchung der Hand kann sehr weit gefaßt werden. Indikationen sind unklare Arthralgien, die Differentialdiagnose Arthritis-Arthrose, Funktionseinschränkungen, unklare Raumforderung und der Ausschluß einer Mitbeteiligung bei Polyarthritis.

5.2 Lagerung und Untersuchungsgang

Die Untersuchung erfolgt bei fixierter Hand von dorsal und volar. Verwendet wird heute ein 7,5-MHz-Schallkopf, der einen schmalen Applikator haben sollte, damit Ankopplungsprobleme vermieden werden. Die Länge sollte bei 4,8 bis max. 6 cm liegen. Nur bei Bedarf sollte eine fixierbare Vorlaufstrecke benutzt werden.

Die Untersuchung der Hand im Wasserbad ist wegen der Artefakte nicht zu empfehlen.

5.3 Normale Sonoanatomie

5.3.1 Volare Längsschnitte über dem Thenar

Wir beginnen radial mit Längsschnitten der Thenarmuskulatur (Abb. 5.1). Am weitesten radial erscheint der M. abductor pollicis brevis, daran anschließend der M. flexor pollicis brevis mit seinem Caput superficiale. Darunter liegt (als Leitstruktur leicht erkennbar) die Sehne des M. flexor pollicis longus (Abb. 5.2). Führt man den Applikator weiter nach ulnar, so erscheinen die Muskelstrukturen des M. adductor pollicis. Um sie in optimaler Längsdarstellung zu erfassen, muß der Applikator jetzt quer zur Längsachse der Hand gedreht werden.

Bewegungen des Daumens in Ab- und Adduktion helfen bei der Unterscheidung der Muskulatur. In dieser Position, quer zur Längsachse der Hand, erkennt man noch proximal der Fingergrundgelenke in einem Querschnitt die 4 Lumbrikalmuskeln. Neben den Muskeln verlaufen die Sehnen der langen Fingerbeuger, von denen sie ihren Ursprung nehmen.

Es ist heute möglich, die Gefäßversorgung der Sehne des M. flexor pollicis longus in der Peripherie der Sehne darzustellen. Unter Nutzung einer farbkodierten Duplexsonographie, die sehr niedrige Fließgeschwindigkeiten der Erythrozyten erfassen kann, ist die Gefäßversorgung solcher bradytropher Gewebsstrukturen darstellbar.

Am Handgelenk muß sehr genau jedes einzelne Karpal- und Interkarpalgelenk betrachtet werden. Zur Differenzierung der einzelnen Karpalknochen kommt der funktionellen Betrachtung ein besonders hoher Stellenwert zu.

5.3.2 Volare Längsschnitte über dem Hypothenar

An der ulnaren Handkante beginnen wir mit einem Längsschnitt über der Hypothenarmuskulatur (s. Abb. 5.1). Am weitesten ulnar liegt der M. abductor digiti minimi, nach radial schließt sich der M. flexor digiti minimi

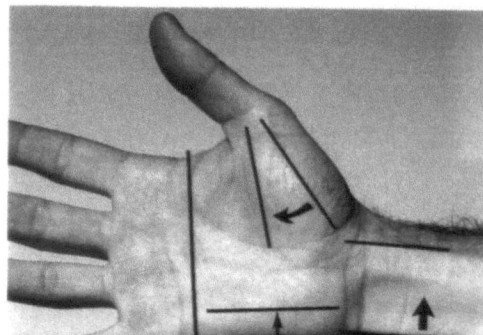

Abb. 5.1. Lage der volaren Schnittführungen an der Hand. Am Thenar beginnt die Schnittführung im Verlauf des M. abductor pollicis brevis; der Schallkopf wird sektorförmig nach distal und ulnar geführt, bis zur Darstellung des M. adductor pollicis. Die Schnitte über dem Hypothenar werden durch Parallelverschiebung von ulnar nach radial angelegt. Carpus und Mittelhand werden durch Längs- und Querschnitte untersucht

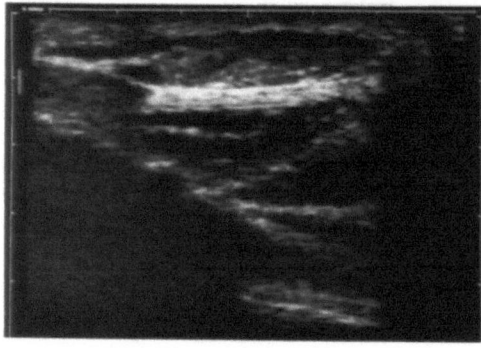

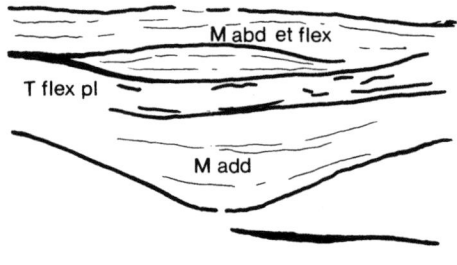

Abb. 5.2. Längsschnitt über dem Thenar im Verlauf der Sehne des M. flexor pollicis longus. (*M abd et flex* M. abductor et flexor pollicis brevis. *T flex pl* Tendo m. flexoris pollicis longus, *M add* M. adductor pollicis)

brevis an. Zur Hohlhand nach innen weisend, erscheint anschließend der M. opponens digiti minimi. Eine Unterscheidung dieser Muskulatur ist nur schwer möglich und gelingt nur unter gleichzeitiger Funktionsprüfung.

5.3.3 Volare Längsschnitte über der Handwurzel

An der Handwurzel ist es sinnvoll, zunächst ulnarseitig die A. ulnaris als feine tubuläre pulsierende Formation abzubilden und radialseitig die A. radialis (Abb. 5.1). Dabei durchfährt man in Längsschichten den Karpaltunnelbereich, der zwischen den beiden Eminentiae carpi liegt. Der Karpaltunnel wird von einem 2–3 cm breiten kräftigen Band, dem Retinaculum flexorum, überdeckt. Dieses Band ist im Normalfall nur schwer sonographisch abgrenzbar. Im Canalis carpi verlaufen die Sehne des M. flexor pollicis longus, die oberflächlichen und tiefen Sehnen der langen Fingerbeuger und der Nervus medianus. Volnar vom Retinaculum flexorum liegt die Sehne des M. palmaris longus. Nach Angaben von Calleja-Cancho et al. (1987) kann der N. medianus als echoarme, homogene, längslaufende Struktur unterhalb dieser Sehne als 5–6 mm starke Formation gesehen werden.

Die knöchernen Strukturen der Handwurzel lassen sich am besten durch Bewegungen des Handgelenkes unterscheiden. In Längsschnitten über dem distalen Radius erkennt man das Os naviculare, weiter distal das Os trapezoideum und das Os trapezium. Ulnar liegt distal des Caput ulnae das os triquetrum, an das sich das Os hamatum anschließt. Auch hier gelingt die Unterscheidung durch Bewegungen im Handgelenk.

In Querschnittführung über dem Handwurzelbereich sind die knöchernen Strukturen wegen der bogenförmigen Anordnung und der geringeren Beweglichkeit in dieser Schnittebene schwieriger zu unterscheiden.

5.3.4 Dorsale Längsschnitte

Wir beginnen am distalen Radiusende. Über dem Os naviculare und dem Os trapezoideum erkennt man die Strecksehnen (M. extensor carpi radialis longus et brevis, M. extensor pollicis longus et brevis). Eine Unterscheidung der Strecksehnen ist sehr schwierig. In der Mitte des Handgelenkes liegt das Os lunatum vor dem distalen Radius. Nach Untersuchungen der Handwurzel und Mittelhand lassen sich noch in Längsschnittführung die Gelenke der Finger von dorsal und volar darstellen. Hier ist die funktionelle Prüfung unter Sicht einfach und leicht durchführbar. Danach erfolgen Querschnitte über den Fingergrundgelenken.

5.4 Beurteilungskriterien

Auch an der Hand gelten die Beurteilungskriterien, die an den großen Gelenken beschrieben sind. Es werden in erster Linie entzündliche Veränderungen der Gelenkkapsel erfaßt sowie Exsudation im Verlauf der Sehnenscheide. Im entzündlichen Substrat (Proliferation und Exsudation der Membrana synovialis) ist die Schalleitung deutlich verbessert. Das führt zur Kontrastanhebung an Knochen, Sehnen, Knorpel und Muskulatur.

An der Hand sind alle Gelenkkonturen kleiner und die beteiligten Knochen zierlicher, so daß entsprechend kleinere Applikatoren verwendet werden müssen. Im Prinzip gelten aber die gleichen Kriterien, wie sie an den großen Gelenken erforscht wurden.

Die Handwurzelknochen sind in Längsachse durch Flexions-Extensionsbewegungen besser zu unterscheiden als in radioulnarer Richtung. Die funktionelle Betrachtung ist unerläßlich zur Differenzierung der Karpal- und Fingergelenke.

Die Sehnen sind an ihrer zarten parallelen Streifung gut zu erkennen, wenn sie orthograd getroffen werden. Auch an den Hand- und Fingersehnen gilt das Prinzip der „Reflexumkehr" (Anisotrophie), wenn Sehnen in unterschiedlichem Winkel getroffen werden.

Entzündliche Veränderungen im Bereich der Sehnenscheide werden am ehesten im Querschnitt erfaßt als komplett oder inkomplett umsäumende echoarme Struktur und müssen im Längsschnitt bestätigt werden.

5.5 Krankheitsbilder

5.5.1 Karpalarthritis

Jede besonders deutliche und kontrastreiche Darstellung eines Gelenkspaltes im Karpalbereich ist verdächtig auf eine Karpalarthritis, weil die verbreiterte Membrana synovialis eine ideale intraartikuläre Vorlaufstrecke ist. Besonders am distalen Radius und im Bereich des Caput ulnae wird sie als kontrastreicher Saum erkannt. Beginnende Destruktionen (Erosionen) werden mit hochauflösenden Applikatoren gesehen. Usuren und Erosionen müssen in zwei Ebenen erfaßt werden und sollten im Verlauf beobachtet werden.

Die Diagnose der Karpalarthritis ist um so sicherer, je mehr Kriterien zusammengetragen werden können. Wichtig ist die Erfassung des entzündlichen Substrates (Exsudation und Proliferation), die Erfassung ossärer und tendinöser Destruktionen (Erosionen, Sehnenpannus) und der bilaterale Befall.

Kommen alle Kriterien zusammen, so ist die Wahrscheinlichkeit des Vorliegens einer rheumatoiden Arthritis sehr hoch.

Kollagenosen führen selten zu Destruktionen der Knochen. Die Psoriasisarthropathie zeigt einen asymmetrischen Befall mit dem Nebeneinander von Destruktion und ossären Proliferationen.

Das frühzeitige Erkennen einer Karpalarthritis bei unsicherem palpatorischem Befund ist eine besondere Herausforderung für die Arthrosonographie.

5.5.2 Tenosynovialitis (Tenovaginitis)

Jede besonders gute Darstellung einer Sehne ist verdächtig auf eine Tenovaginitis. Sie wird leichter im Querschnitt als im Längsschnitt erfaßt. Im Querschnitt zeigt sich eine echoarme inkomplette Umsäumung der Sehne (Abb. 5.3 und 5.4). Je ausgeprägter die Exsudation im Bereich der Sehnenscheide ist, desto leichter wird diese entzündliche Veränderung darstellbar.

Im Längsschnitt stellt sich die Tenosynovialitis als echoarme, tubuläre Formation vor oder hinter der Sehne dar. Die Grenze zur Sehne ist besonders kontrastreich. Da die Sehnenscheiden im Bereich des Handrückens und der Hohlhand sehr variabel sind, bietet sich auch ein variables sonographisches Bild

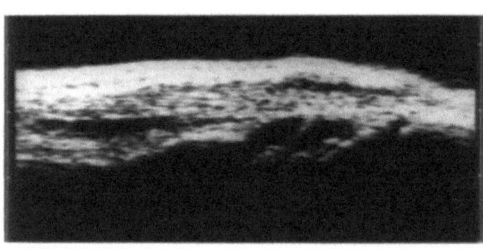

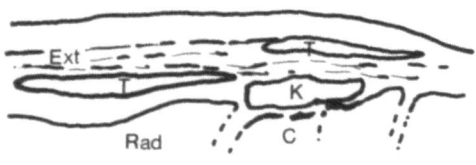

Abb. 5.3. 51jähriger Patient, rheumatoide Arthritis, Schwellung des Handrückens seit einem halben Jahr. Längsschnitt über dem Handrücken im Verlauf der Strecksehnen. Die echodichte Strecksehne ist von echoarmen Formationen umgeben (Tenosynovialitis). Die Handgelenkskapsel ist durch echoarme Formationen von der Oberfläche der Handwurzelknochen abgehoben (Karpalarthritis). (*Rad* Radius, *C* Carpalia, *Ext* Extensorensehne, *T* Tenosynovialitis, *K* Karpalarthritis)

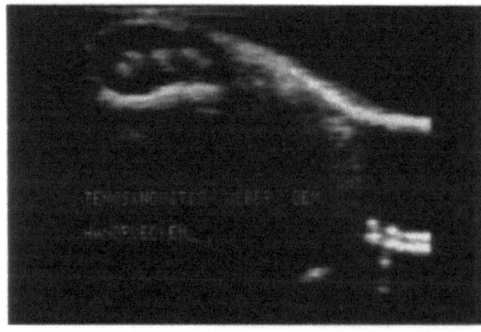

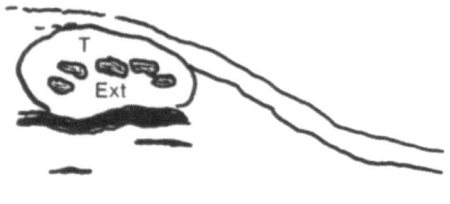

Abb. 5.4. 47jähriger Patient, rheumatoide Arthritis, Schwellung über dem Handrücken. Dorsaler Querschnitt über dem Carpus. Die echodicht dargestellten Sehnen der Fingerstrecker sind von echoarmen Formationen umgeben (Tenosynovialitis). (*Ext* Extensorensehnen, *T* Tenosynovialitis)

bei unterschiedlicher Ausbreitung der Entzündung in den einzelnen Sehnenfächern. Mit gut auflösenden Geräten ist es möglich, auch beginnende Destruktionen an den Sehnen in Form kleinster pannöser Destruktionen zu erkennen. Dies hat einen hohen klinischen Stellenwert und bedarf einer sorgfältigen Inspektion der Sehnenoberfläche im Bereich der gesamten Entzündung (pannöse Destruktionen von Sehnen).

Differentialdiagnostische Abgrenzungsschwierigkeiten können zum Ganglion bestehen. Das Ganglion ist aber in der Regel glatt begrenzt und hat eine geometrische Form, während die isolierte umschriebene Tenovaginitis eher irregulär ist. Sie läßt sich deutlich imprimieren, während das Ganglion „en bloc" zu verschieben ist.

An der entzündlich veränderten Hand ist die Differenzierungsmöglichkeit zwischen Tenovaginitis und Karpalarthritis eine der wichtigsten und häufigsten Einsatzmöglichkeiten für die Arthrosonographie.

5.5.3 Caput-ulnae-Syndrom

Sie ist eine besondere Form der Karpalarthritis. Es liegt eine entzündliche Veränderung im Bereich des distalen Endes der Ulna mit Umsäumung des Caput ulnae und des Processus styloideus vor (Abb. 5.5). Ist der Befund nicht eindeutig und die entzündliche Veränderung nicht klar zu erkennen, so hilft der Seitenvergleich und eine Verlaufsbeobachtung.

5.5.4 Veränderungen im Canalis carpi (Karpaltunnelsyndrom)

Die häufigste Ursache eines Karpaltunnelsyndroms ist die bindegewebige Wucherung des Retinaculum flexorum. Diese ist sonographisch nicht zu erfassen.

Raumforderung im Karpaltunnel können zu einer Kompression des N. medianus führen. Sie sind wichtige Indikationen für die arthrosonographische Inspektion dieser Region. Direkte Hinweise auf eine Raumforderung bestehen bei einer Tenovaginitis der Flexorensehnen oder bei isolierten soliden Raumforderungen, wie sie bei Tumoren oder bei Fragmenten nach distalen Radiusfrakturen auftreten können.

Indirekte Hinweise sind die Artrophie der Mm. lumbricales I und II (im Vergleich zu den lumbricales III und IV) und eine Artrophie der Thenarmuskulatur. Bei entzündlich-rheumatischen Krankheiten ist die Tenovaginitis die häufigste Ursache für eine Kompression des N. medianus und kann zum Karpaltunnelsyndrom führen. Die Veränderungen können sonographisch gut erfaßt werden.

Auch isolierte Raumforderungen wie Neurinome oder Lipofibrome können ein Karpaltunnelsyndrom verursachen, sie sind jedoch extrem selten.

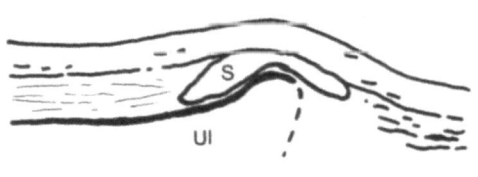
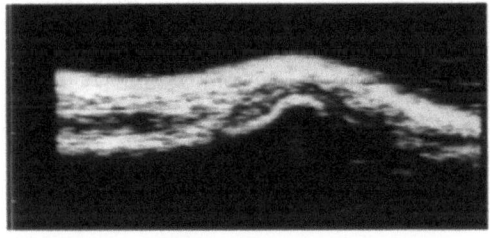

Abb. 5.5. 27jähriger Patient, rheumatoide Arthritis, Caput-ulnae-Syndrom seit einem halben Jahr. Dorsaler Längsschnitt über der distalen Ulna. Ihr sind echoarme Formationen haubenförmig aufgelagert (Synovialitis bei Caput-ulnae-Syndrom). (*Ul* Ulna, *S* Synovialitis)

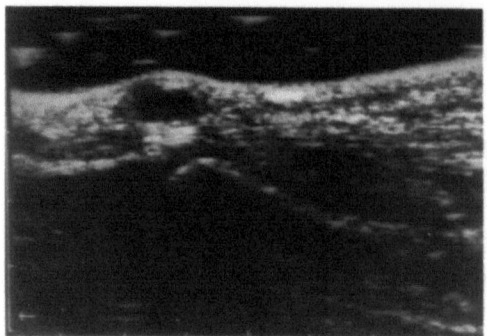
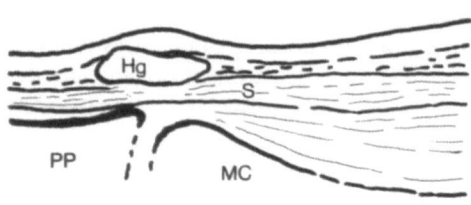

Abb. 5.6. 32jähriger Patient mit umschriebener Schwellung im Verlauf der Beugesehne über dem Fingergrundgelenk D III. Palmarer Längsschnitt über dem Fingergrundgelenk D III. Die Beugesehne wird über dem Fingergrundgelenk senkrecht getroffen und erscheint dort echoreich. Über der Sehne liegt eine glatt begrenzte, rundliche, echoarme Formation (Sehnenscheidenhygrom). (*MC* Metacarpale III, *PP* proximale Phalanx, *S* Beugesehne, *Hg* Sehnenscheidenhygrom)

Besonders die Artrophie der Mm. lumbricales I und II ist im Vergleich zur normalen Stärke der Mm. lumbricales II und IV auffallend. Die den Mm. lumbricales anliegenden Flexorensehnen sind abhängig von dem Anschallwinkel und werden echodicht oder echoarm dargestellt. Die Schnittführung muß so lange korrigiert werden, bis die Sehne, orthograd getroffen, echoreich dargestellt ist und gut vom Muskel, der echoarm bleibt abgegrenzt werden kann. Schwierigkeiten ergeben sich dann, wenn im Seitenvergleich die Schnittführungen nicht exakt identisch sind oder die Differenz nur gering ausgeprägt ist.

5.5.5 Tumoren im Bereich der Hand- und Fingergelenke

Ganglion
Das Ganglion wurde populär als Überbein bezeichnet, was von der irrtümlichen Vorstellung herrührte, daß es eine „knöcherne" Neubildung sei. Sie ist die häufigste benigne Neubildung an den Hand- und Fingergelenken und macht etwa $2/3$ aller Tumoren der Hand aus. Sie entwickelt sich eher im jüngeren Erwachsenenalter, kommt aber auch bei älteren Menschen vor. Frauen sind 2- bis 3mal häufiger betroffen als Männer.

Die Ätiologie und Pathogenese ist noch unbekannt. Es gibt verschiedene Theorien der Pathogenese. Zusammenfassend handelt es sich um eine lokale Zellproliferation. Nach einer initialen Proliferation von Bindegewebszellen erfolgt eine gesteigerte Hyaluronsäuresynthese, die dann zur zystischen Umwandlung des ehemaligen Proliferationsherdes führt (Mohr 1987).

Sonographisch sind Ganglien leicht als „Zyste" in Gelenknähe oder Sehnennähe zu erkennen. Sie haben eine geometrische Form mit glatter Kontur, sind nur wenig imprimierbar und häufig „en bloc" verschieblich. Die Sehne gleitet frei an ihnen vorbei (Abb. 5.6).

Rheumaknoten (Rheumagranulome)
Auch im Bereich der Hand- und Fingergelenke finden sich Rheumaknoten, wenn auch sehr viel seltener als an den typischen Lokalisationen der distalen Ulnakante.

Rheumaknoten bestehen aus einer fibrinoiden Nekrose und einer teils fibrinösen, teils granulären eosinophilen Grundstruktur. Sonographisch werden nur sehr spärlich Grenzflächen innerhalb des Rheumaknotens gefunden, so daß er insgesamt homogen echoarm erscheint.

Gichttophus
Die knötchenförmigen Uratablagerungen finden sich sowohl im Bereich der periartikulären Gewebsstrukturen als auch im Bereich des peritendinösen Gewebes. Diese „kreidigen" Anhäufungen von Kristallen finden sich im Bereich der Gelenkkapsel, der Sehnenscheiden, der Knorpeloberflächen der Haut, den Knochen und vor allem der Schleimbeutel. Sie sind in der Regel schmerzlos und führen zu Verformung und grotesken Strukturveränderungen an den trockenen anatomischen Strukturen.

Sonographisch sind sie dann relativ leicht nachweisbar, wenn die Kristallkonglomerate durch Reflexion und Absorbtion der Schallenergie einen Schallschatten verursachen. Der Schallschatten ist der sonographische „Zeigefinger" auf die Kristallablagerungen. Leider ist in vielen Fällen die kreidige Uratablagerung nicht kompakt genug, um eine Schallauslöschung hervorzurufen, so daß die Schallschatten fehlen.

Es empfiehlt sich, die Schallschatten durch zwei Vorgehensweisen zu optimieren:

- Verwendung einer höchstmöglichen Frequenz.
- Die schattenverdächtige Formation muß optimal in den Fokusbereich der Schallstrahler gebracht werden.

Besonders innerhalb von Bursitiden können Gichttophie von den umliegenden Fibrinkonglomeraten nur anhand der Schallschattenbildung differenziert werden. Der fehlende Nachweis eines Schallschattens darf nicht als Ausschlußkriterium für eine Uratablagerung oder eine andere Kristallablagerung angesehen werden.

5.6 Stellenwert

Die klinische Untersuchungsmöglichkeit der Hand- und Fingergelenke wurde in den letzten Jahren verbessert.

Die Differenzierung entzündlicher Veränderungen stellt die häufigste Indikation dar. Diese entzündlichen Veränderungen mit Einlagerung echoarmer Strukturen treten auch auf bei Karpalarthritis, Tenovaginitis, Ganglien und Exsudationen bei entzündlich rheumatischen Erkrankungen. Traumatologische Indikationen sind nur von wenigen Untersuchern bisher angegeben und in größerem Umfang durchgeführt worden.

Die nachgenannten Zahlen und das Diagramm sind einer bundesweiten Umfrage an 387 Kliniken aus dem Jahre 1994 entnommen. Die Untersuchungen an der Hand machten 1,4% der Untersuchungen aus, die meisten Untersuchungen wurden bei Erkrankungen des rheumatischen Formenkreises angewandt (Abb. 5.7).

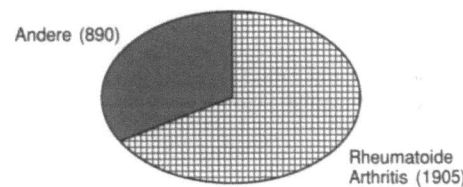

Abb. 5.7. Sonographische Untersuchungen an der Hand (2795 Untersuchungen/Jahr)

Literatur

Calleja-Cancho E, Feistner H, Kunze U, Munte T, Milbrandt H (1989) Vergleichende sonographische und neurophysiologische Befunde beim idiopathischen Carpaltunnelsyndrom. Drei-Länder-Treffen Hamburg. Abstracts. Ultraschall [Suppl] 1:77

Ernst J (1985) Ultraschalldiagnostik in der Rheumatologie. Aktuel Rheumatol 10:35–42

Ernst J (1986) Indikation zur Sonographie in der Rheumatologie. In: Otto R, Schnaars P (Hrsg) Ultraschalldiagnostik 1985. Thieme, Stuttgart, S 670–671

Ernst J, Albrecht HJ (1984) Sonographische Darstellbarkeit des Entzündungssubstrats bei rheumatoider Arthritis. Z Rheumatol 43:205

Fornage BD, Rifkin MD (1988) Ultrasound examinations of tendons. Radiol Clin North Am 26/1: 87–107

Khaleghian R, Tonkin LJ, De Geus JJ, Lee JP (1984) Ultrasonic examination of the flexor tendons of the fingers. JCU 12/9:547–551

Löffler L (1989) Sonographische Diagnose an Unterarm und Hand. Abstracts. Ultraschall [Suppl] 1:77

Mohr W (1987) Pathologie des Bandapparates. Bd. 19. Springer, Berlin Heidelberg New York Tokyo

Sattler H (1987) Die Arthrosonographie – Ein neues zusätzliches bildgebendes Verfahren zur Erfassung von Gelenkerkrankungen. Therapiewoche 7/87:216

6 Säuglingshüfte

R. Graf, P. Schuler, Ch. Tschauner und K. Lercher

Die sonographische Untersuchung der Säuglingshüfte hat sich in kurzer Zeit zur Standardmethode bei der Diagnose von Hüftreifungsstörungen entwickelt. Seit Einführung der Methode im Jahr 1980 wurde sie immer präziser und kann heute als ausgereifte und diagnostisch sichere Untersuchungstechnik angesehen werden (Schulter et al. 1988, Graf 1997). Die Anforderungen an die Aussagekraft und somit an die Präzision der Untersuchung und Befundung sind ständig gestiegen. Dieses Ziel ist nur durch eine gute apparative Ausrüstung, durch eine exakte Abtast- bzw. Untersuchungstechnik und durch eine strenge und kritische Bewertung und Beurteilung von qualitativ guten Sonogrammen zu erreichen. Manche Definitionen mußten strenger und exakter festgelegt werden (Graf 1997).

Einige in der Abdominal- und Weichteilsonographie übliche und sinnvolle Kriterien wie Abtasttechnik, Bildabstimmung und Dokumentationsprinzipien haben sich in der Hüftsonographie nicht bewährt und mußten den geänderten Bedürfnissen angepaßt werden. Die Hüftsonographie kann bereits ab Geburt bis etwa zum 12. Lebensmonat angewandt werden und hat röntgenologische Untersuchungstechniken zur Diagnose von Hüftreifungsstörungen in dieser Altersstufe weitgehend zurückgedrängt.

6.1 Technik der Untersuchung

6.1.1 Geräte

Verwendet werden 5-MHz- bzw. 7-MHz-Lineartransducer. 7- oder 7,5-MHz-Lineartransducer eignen sich besonders aufgrund ihrer höheren Auflösung für Neugeborene und Kinder bis maximal zm 3.–4. Lebensmonat. Die höhere Auflösung geht zu Lasten geringer Eindringtiefe. Sektorschallköpfe sollen heute nicht mehr zur Hüftsonographie verwendet werden.

Vorbereitung. Prinzipiell sollte darauf geachtet werden, daß die Untersuchung des Säuglings rasch und zügig durchgeführt wird. Je länger der Untersuchungsvorgang dauert, desto unruhiger wird der Säugling, und desto schwieriger wird es, qualitativ verwertbare Hüftsonogramme herzustellen. Es ist daher ratsam, auch auf organisatorische Belange zu achten: Das Baby sollte bereits vor dem Untersuchungsraum entkleidet und notfalls gesäubert werden. Nach dem Aufruf kann die Untersuchung dann rasch und ohne Zeitverzögerung erfolgen. Dazu ist es auch notwendig, daß alle Vorbereitungen wie Namenseingabe mit Alters- und Geburtsangaben abgeschlossen sind. Um den Säugling nicht bereits vor der Sonographie zu irritieren und zu Abwehrbewegungen anzuregen, sollte die klinische Untersuchung nach der sonographischen Untersuchung durchgeführt werden.

Eine suffiziente Lagerungsschale ist unbedingt für einen standardisierten, schnellen und einfachen Untersuchungsvorgang erforderlich. Es empfiehlt sich, die Lagerungsschale bzw. Haltevorrichtung so aufzustellen, daß der Untersucher bequem stehen und seine Unterarme an den Randwülsten gut abstützen kann. Untersuchungen, die im Sitzen durchgeführt werden, machen oft groteske Verrenkungen des Untersuchers notwendig und erschweren unnötig den Abtastvorgang. Wenn nach der Untersuchung des ersten Hüftgelenkes das Baby auf die andere Seite gedreht werden muß, ist es notwendig, den Schallkopf sicher abzulegen. Es hat sich daher bewährt, am Untersuchungstisch eine Haltevorrichtung sowohl für den Transducer als auch für das Kontaktgel anzubringen. Der Transducer kann schnell und sicher abgelegt werden, und der Untersucher hat beide Hände frei, wenn der Säugling gedreht werden muß.

Position des Arztes zum Untersuchungstisch. Wegen der speziellen Untersuchungstechnik ist es ratsam, daß der untersuchende Arzt sich so zum Säugling stellt, daß seine linke Hand bei den Beinchen des Babys, die rechte dagegen kopfnahe am Säugling ist. Bei den meisten Untersuchern ist die rechte Hand die geschicktere. Ihr kommen beim Abtastvorgang die feinen Einstellbewegungen zu. Die linke Hand übernimmt hauptsächlich die Aufgabe, den Säugling in der Lagerungsschale zu fixieren (s. Abb. 6.5).

6.1.2 Lagerung

Die Haltevorrichtung funktioniert nach dem Hängemattenprinzip. Der Säugling wird der Mutter abgenommen und seitlich in der Haltevorrichtung gelagert. Es empfiehlt sich, immer zuerst das rechte Hüftgelenk zu untersuchen. Die Mutter legt ihre Hand flach auf die Schulter des Säuglings zu seiner Beruhigung, und um eine Rotation des Säuglings zu verhindern (s. Abb. 6.5–6.8).

Die Spontanhaltung des Säuglings mit in der Regel leicht angezogenen Beinchen sollte unbedingt beibehalten werden. Durch eine leichte Innenrotation des Beinchens wird der Trochanter major in die Frontalebene gedreht, dadurch erleichtert sich der Untersuchungsablauf. Es ist darauf zu achten, daß weder der Untersucher noch die assistierende Mutter durch Zug die Beinchen strecken. Dies irritiert den Säugling und provoziert Unruhe.

6.1.3 Abtasttechnik

Präzise und verwertbare Hüftsonogramme sind nur durch eine exakte und standardisierte Abtasttechnik zu erhalten. Keinesfalls kann die Bildentstehung nur dem alleinigen Geschick des Untersuchers oder gar dem Zufall überlassen werden.

Fingerstellung und Handhaltung. Um eine ruhige Transducerführung zu erreichen, werden beide Unterarme bzw. Handgelenke an den Randwülsten der Lagerungsschale abgestützt. Bei der Untersuchung des rechten Hüftgelenkes werden die gestreckten Mittel- und Zeigefinger der rechten Hand an die hintere Kante des Transducers angelegt (Abb. 6.1). Der Mittelfinger hat gleichzeitig Hautkontakt am Trochanter major, so daß der Transducer sicher über dem Hüftgelenk geführt werden kann. Werden Mittel- und Zeigefinger gekrümmt, so irritiert der Fingerkuppendruck den Säugling und provoziert Unruhe (Abb. 6.2). Nach der Untersuchung des rechten Hüftgelenkes wird das Baby vom Arzt auf die andere Seite gedreht (Abb. 6.3).

Dabei umgreift die linke Hand des Untersuchers die Fußgelenke des Säuglings, die rechte hebt unter leichtem Zug am linken Arm den Säugling leicht an, so daß er mit einer gleichzeitigen Rotationsbewegung, ohne ihn ganz aus der Schale herauszunehmen, auf die andere Seite gelagert werden kann.

Bei der Untersuchung des linken Hüftgelenkes fixiert die flach aufgelegte linke Hand des Untersuchers das gebeugte Beinchen und rotiert es gleichzeitig leicht nach innen. Die

6.1.3 Abtasttechnik

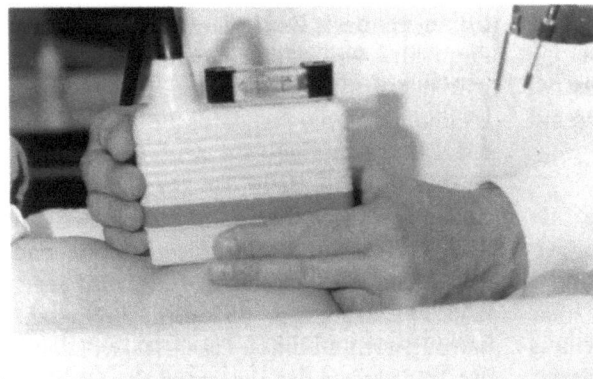

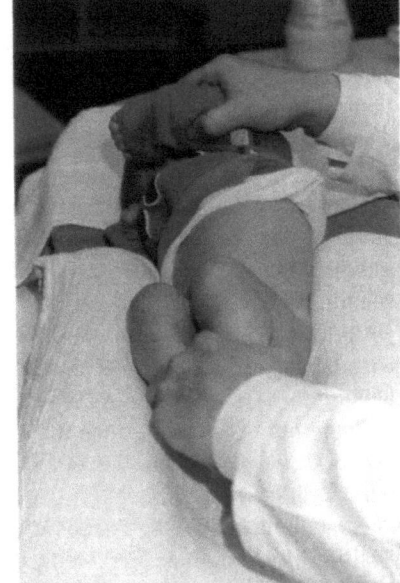

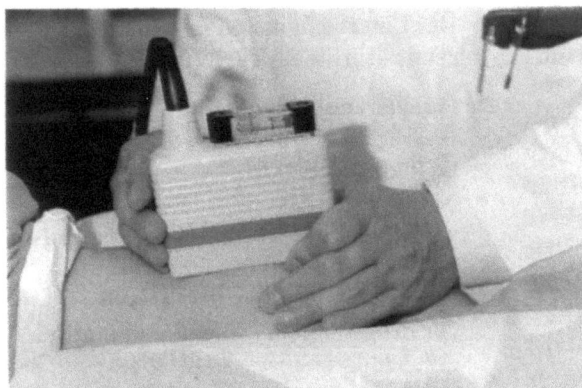

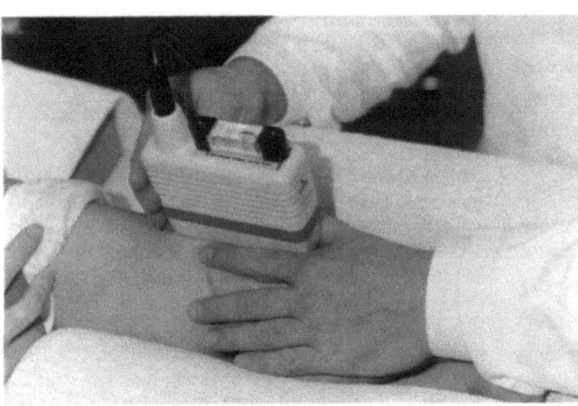

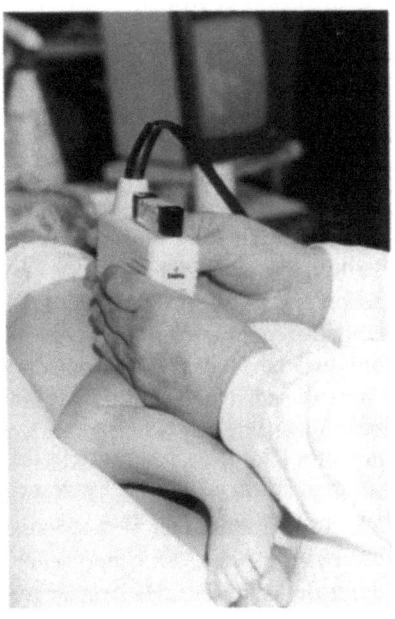

Abb. 6.1. Positionierung des Transducers und richtige Fingerstellung bei der Untersuchung eines rechten Hüftgelenkes. (Aus Graf 1989)

Abb. 6.2. Falsche Fingerstellung im Vergleich mit Abb. 1. Der Fingerkuppendruck irritiert den Säugling. Der Transducer ist schräg aufgesetzt. (Aus Graf 1989)

Abb. 6.3. Umlagerungsvorgang: Der Säugling wird gedreht, ohne ihn ganz aus der Lagerungsschale zu heben. (Aus Graf 1989)

Abb. 6.4a, b. Untersuchung eines linken Hüftgelenkes. **a** Die Hand des Arztes wird flach auf das im Kniegelenk gebeugte Beinchen gelegt, so daß auch bei unruhigen Säuglingen eine sichere Führung des Schallkopfes möglich ist. **b** Falsche Stellung der linken Hand: Der Handkantendruck provoziert den Säugling zur Unruhe. Das Kniegelenk und der Unterschenkel sind nicht fixiert, so daß der Säugling nicht sicher und ruhig gehalten werden kann (s. Abb. 6.8). (Aus Graf 1989)

flach aufgelegte Hand kann auch unruhige Säuglinge gut fixieren, ohne daß dabei ein eventueller Handkantendruck bei falscher Finger- und Handstellung den Säugling zur Unruhe provoziert (Abb. 6.4).

Transducerstellung und Abtastvorgang. Abgesehen von der unterschiedlichen Finger- und Handhaltung läuft der eigentliche Untersuchungsvorgang für das rechte und linke Hüftgelenk gleich ab. Als Ausgangsstellung wird der Transducer parallel zu den längsverlaufenden Randwülsten der Halteschale ausgerichtet und senkrecht, ohne ihn zu verkippen oder zu verdrehen, auf den Trochanter major aufgesetzt (Abb. 6.5). Diese Transducerstellung ist primär unabhängig von der Position des Säuglings. Erst wenn diese Stellung kontrolliert wurde, beginnt der Untersuchungsvorgang: Ohne die eben beschriebene Ausrichtung des Transducers zu verändern, wird der Schallkopf über dem Säugling parallel zur Ausgangsstellung vor- und zurückgeschoben, bis am Monitor der Unterrand des Os ilium eindeutig identifiziert werden kann. Der erste Untersuchungsschritt beschränkt sich auf die alleinige Identifizierung und Darstellung des Unterrandes des Os ilium. Ist dieser zu erkennen, wird das Sonogramm sofort eingefroren. Bei unveränderter Handhaltung und gleicher Stellung des Transducers gilt es dann, die korrekte Schnittebene einzustellen. Bei eingefrorenem Sonogramm geschieht dies durch Rotation des Transducers mit Blick auf den Transducer, um Drehungen in die falsche Richtung oder Verkippungen derselben zu vermeiden. Der Untersucher kann sich durch den Längsbau des Transducers über die zu erwartende Schnittebene gut von außen orientieren. Auch hierbei ist streng darauf zu achten, daß der Transducer nicht verkippt wird. Ist die Korrektur der Schnittebene abgeschlossen, beginnt die zweite Phase des Untersuchungsvorganges: bei nun wieder laufendem Bild wird der Transducer erneut parallel zu der nun neuen Einstellung vor- und zurückbewegt und das Bild dann eingefroren, wenn wiederum der Unterrand des Os ilium klar und deutlich sichtbar ist. Dann wird überprüft, ob neben dem Unterrand des Os ilium auch die Standardschnittebene und das Labrum acetabulare getroffen wurden. Ist dies der Fall, ist in der Regel der Untersuchungsvorgang bereits abgeschlossen. Ist jedoch die Schnittebene nicht ausreichend korrigiert oder überkorrigiert, so wird abermals bei stehendem Bild die Schnittebene nachjustiert und durch Parallelverschiebung des Transducers der Unterrand des Os ilium erneut aufgesucht und fixiert.

Der Untersuchungsvorgang kann daher in folgende Schritte zerlegt werden:

- Parallelverschiebung des Transducers und Freezevorgang, sobald der Unterrand des Os ilium sichtbar ist.
- Nachdrehen des Transducers in die gewünschte Schnittebene bei stehendem Bild unter Augenkontrolle.
- Parallelverschiebung des Transducers in der neugewählten Stellung und Einfrieren des Sonogramms, sobald wiederum der Unterrand des Os ilium sichtbar wird. Der Untersuchungsvorgang wiederholt sich solange, bis alle 3 Landmarks dargestellt sind (s. Abschn. 6.3).

Abb. 6.5. Korrekte Untersuchung eines rechten Hüftgelenkes: Der Transducer ist parallel zu den Randwülsten ausgerichtet und nicht verkippt aufgesetzt. Die assistierende Mutter legt die Hand auf die Schulter des Säuglings, der untersuchende Arzt steht auf der rechten Seite. Der linke Arm und die linke Hand des Untersuchers fixieren den Säugling, die rechte Untersucherhand dirigiert den Schallkopf. Das Hängemattenprinzip der Lagerungsschale ist gut sichtbar. Am rechten oberen Bildrand ist die Haltevorrichtung für den Transducer und das Kontaktgel in Griffweite am Untersuchungstisch montiert

Abb. 6.6. Stellung des Transducers bei der Einstellung der ventralen Schnittebene

Abb. 6.7. Stellung des Transducers bei der Untersuchung der dorsalen Schnittebene

Abb. 6.8. Falsche Untersuchungstechnik: Das Beinchen des Säuglings wird nicht korrekt fixiert. Der Schallkopf ist verkippt aufgesetzt. (Aus Graf 1989)

6.1.3 Abtasttechnik

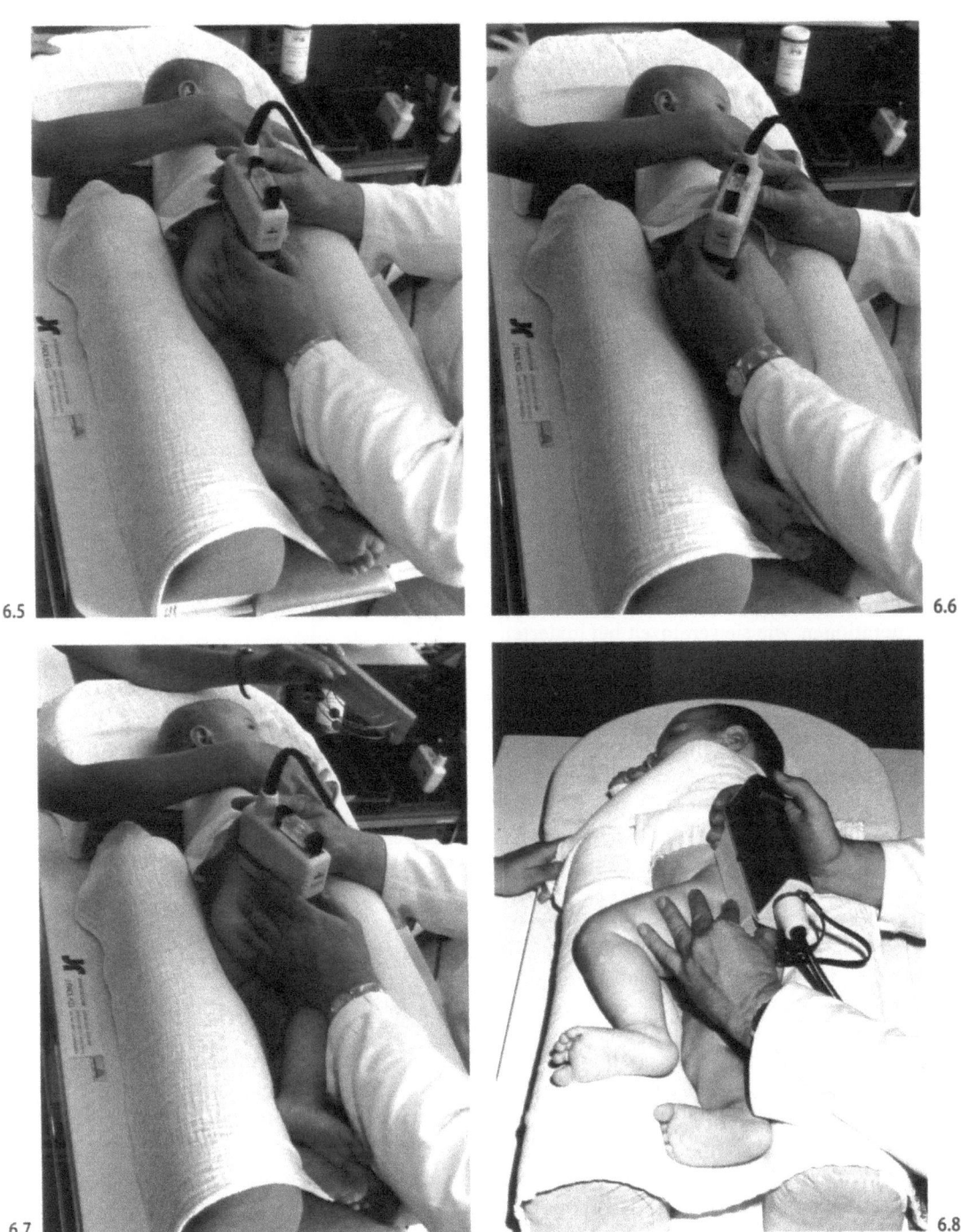

Abb. 6.5–6.8. Legenden s. S. 122

Zusätzlich kann es notwendig sein, das Pfannendach tomogrammartig durchzumustern. Abbildung 6.6 zeigt die Einstellung des ventralen, Abb. 6.7 die des dorsalen Schnittes. Wird während des Untersuchungsvorganges der Transducer verkippt (Abb. 6.8), kommt es zu unbrauchbaren Sonogrammen (s. Abschn. 6.7).

6.2 Normale Sonoanatomie
(Abb. 6.9–6.11)

Aufgrund seiner histologischen Struktur bildet sich hyaliner Knorpel im Sonogramm als echoarme bis echofreie Zone ab. Faserknorpelige Strukturen mit ausgerichteten, mehr oder weniger parallel verlaufenden Faserbündeln, wie das Labrum acetabulare, ergeben kräftige Echos. Faserknorpelige Degenerationen, wie sie vereinzelt bei luxierten Hüftgelenken im hyalin-knorpeligen Pfannendach auftreten können (Typ III b), sind ebenfalls echogebend. Ossifikationsvorgänge im hyalinen Knorpel (Hüftkopfkernentwicklung, physiologische Nachverknöcherung im hyalin-knorpeligen Pfannendach) sind ebenso als mehr oder weniger reflexreiche Zonen zu erkennen. Sie lassen sich aufgrund der Echocharakteristik allein nicht von Degenerationszonen im hyalinen Knorpel unterscheiden. Gelenkkapsel, Ligamentum capitis femoris (Abb. 6.12) sowie intermuskuläre Septen sind wegen der bindegewebigen Struktur stark echogen und gut darzustellen. Iliumwand, Unterrand des Os ilium, Hüftkopfkern und die Knorpel-Knochen-Grenze erzeugen wie alle knöchernen Strukturen an ihrer Oberfläche kräftige Echos. Das Fett- und Bindegewebe in der Tiefe der Fossa acetabuli führt meist nur zu zarten Echos und ist in manchen Fällen sogar als echofreier Bereich zu erkennen.

Eine Besonderheit zeigt das Perichondrium des Pfannendaches. Es begrenzt nach lateral die echoarme Zone des hyalin-knorpe-

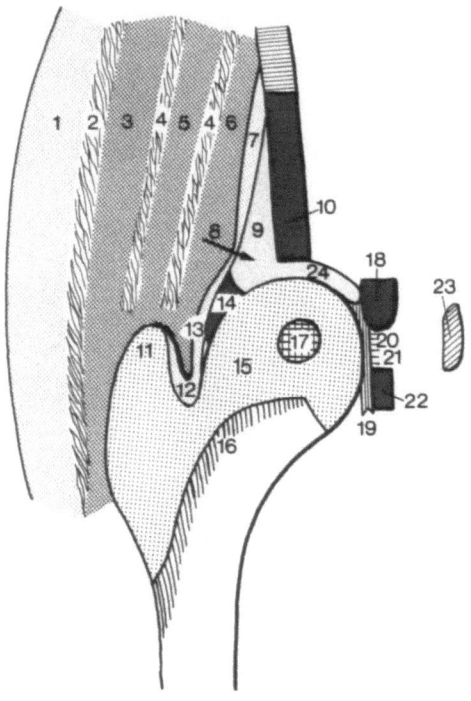

Abb. 6.9. Normale Sonoanatomie des Hüftgelenkes, schematisch dargestellt: *1* Subkutis, *2* Fascia lata, *3* M. glutaeus maximus, *4* intermuskuläre Septen, *5* M. glutaeus medius, *6* M. glutaeus minimus, *7* proximales Perichondrium, *8* Perichondriumloch, *9* hyalinknorpelig präformiertes Pfannendach, *10* Os ilium, *11* hyalin-knorpelig präformierter Trochanter major, *12* Umschlagfalte, *13* Gelenkkapsel, *14* Labrum acetabulare, *15* hyalin-knorpelig präformierter Hüftkopf, *16* Knorpel-Knochen-Grenze, *17* Hüftkopfkern, *18* Unterrand des Os ilium, *19* Ligamentum capitis femoris, *20* Gewebe der Fossa acetabuli, *21* Y-Fuge, *22* Os ischii, *23* Perichondrium der Beckeninnenseite und M. iliopsoas, *24* hyaliner Knorpel der Facies lunata

lig präformierten Pfannendaches. Im proximalen Anteil ist es mehr oder weniger dick und stark echogen, im distalen Anteil dünnt es sich aus, so daß es auf manchen Sonogrammen nicht oder nur schlecht darstellbar ist. Diese ausgedünnte Stelle des distalen Anteils des Perichondriums wird als Perichondriumloch bezeichnet.

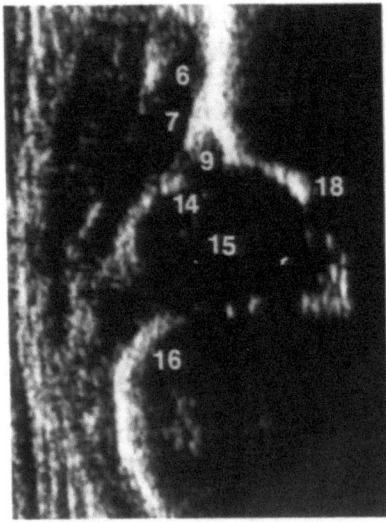 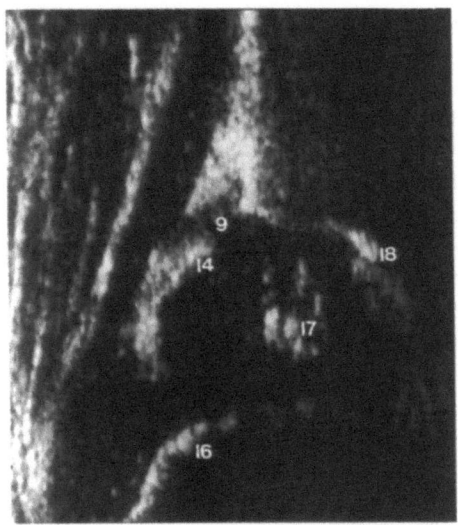

Abb. 6.10. 4 Wochen altes Hüftgelenk. Normale Sonoanatomie, Bezeichnung (*Ziffern*) wie in Abb. 6.9

Abb. 6.11. Normale Sonoanatomie, rechtes Hüftgelenk, 4 Monate alt, Bezeichnung (Ziffern) wie in Abb. 6.9

Abb. 6.12. Neugeborenenhüftgelenk. Gute Darstellung des Ligamentum capitis femoris (*1*). Das Ligamentum endet proximal in der Fovea centralis capitis femoris (*2*), die nicht mit dem Unterrand des Os ilium (*3*) verwechselt werden darf. Die echoarme Zone zwischen Fovea centralis und Unterrand des Os ilium (*4*) entspricht dem Fettgewebe der Fossa acetabuli ▶

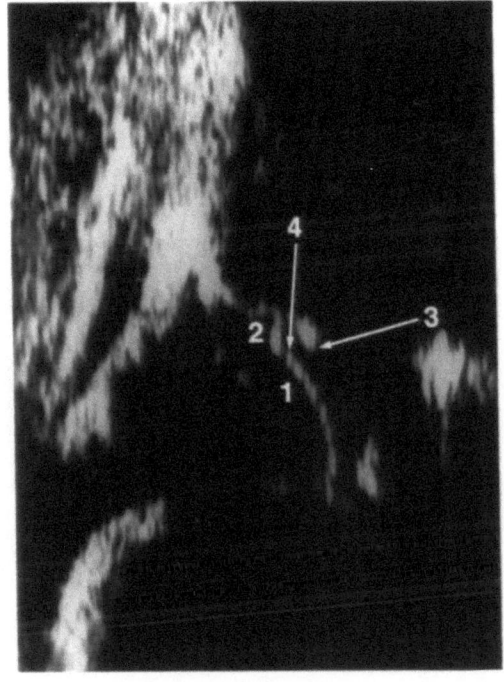

Dem sog. Perichondriumloch kommt bei der Identifizierung und topographischen Festlegung des Labrum acetabulare eine besondere Bedeutung zu (Graf 1989, 1993, 1995). Das Labrum acetabulare, das hyalinknorpelige präformierte Pfannendach, der knöcherne Erker sowie der Unterrand des Os ilium und deren genaue topographische Festlegung sind absolut notwendig, um ein Hüftsonogramm korrekt beurteilen zu können.

6.3 Beurteilungskriterien

6.3.1 Voraussetzungen für die Beurteilung eines Sonogramms

Dokumentationsrichtlinien. Die Sonogramme müssen einen Abbildungsmaßstab von mindestens 1:1 haben. Größere Abbildungsmaßstäbe sind sinnvoll (Meßgenauigkeit!) und in manchen Ländern sind Sonographierichtlinien bereits vorgeschrieben.

Es müssen mindestens 2 Sonogramme im Standardbereich von jedem Hüftgelenk angefertigt werden (Graf, 1993, 1995). Die Mindestzahl von 2 Sonogrammen im Standardbereich ist in der Regel in der Praxis ausreichend. In schwierigen Fällen empfiehlt es sich, auch den dorsalen und den ventralen Pfannendachanteil mitzudokumentieren (Abb. 6.13).

Beurteilbarkeit des Sonogramms. Ein Sonogramm ist nur beurteilbar, wenn

- der Unterrand des Os ilium,
- die korrekte Schnittebene am Pfannendach,
- das Labrum acetabulare

dargestellt sind. Fehlt einer dieser absolut notwendigen 3 Landmarks, ist das Sonogramm auf keinen Fall verwertbar.

Projektion. Aus neurophysiologischen Gründen hat es sich bewährt, sämtliche Hüftgelenke ähnlich einem rechten Hüftgelenk in einer Röntgen-a.-p.-Aufnahme zu projizieren (Fischer 1985). Dieser Abbildungsmodus ist abweichend von den üblichen Dokumentationsrichtlinien, wie sie in der Abdomen- und in der Weichteilsonographie verwendet werden (kranial bei liegenden Patienten am Monitor links). Hüftsonographien zur Dysplasie- und Luxationsdiagnostik sind leichter zu erfassen und sicherer zu interpretieren, wenn sie ähnlich einer a.-p.-Röntgenaufnahme eines rechten Hüftgelenkes projiziert und dokumentiert werden. Die Ursache dafür liegt in der Halbseitendominaz der Gehirnhälften (Fischer 1985). Aus diesen Gründen wurde die ursprünglich verwendete Projektion, wie sie noch 1980 publiziert wurde (Graf 1980), wieder verlassen.

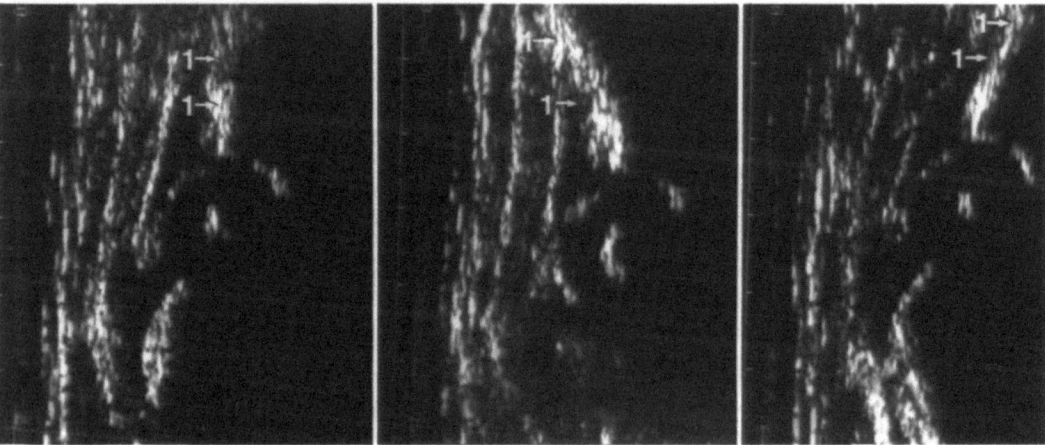

Abb. 6.13. Unterschiedliche Darstellung der Darmbeinsilhouette (*1*) in Abhängigkeit von der gewählten Schnittführung. *Links:* Standardschnitt: Die Darmbeinsilhouette verläuft gestreckt und gerade (vgl. Abb. 6.5). *Mitte:* Ventraler Schnitt: Die Darmbeinsilhouette neigt sich nach lateral (vgl. Abb. 6.6). *Rechts:* Dorsaler Schnitt: Die Darmbeinsilhouette verläuft über der Fossa gluteus konkav nach medial (vgl. Abb. 6.7)

6.3.2 Befundbeschreibung

Sie umfaßt die Beschreibung der knöchernen Pfanne, der Ausprägung des knöchernen Pfannenerkers und die Ausformung des knorpeligen Pfannendachanteils. Die einzelnen Begriffe für die Teile des Pfannendaches sind den einzelnen Hüfttypen zugeordnet, so daß aus einer korrekten Beschreibung, in Kombination mit dem Alter des Patienten, bereits die Typisierung des Hüftgelenkbefundes möglich ist (Tabelle 6.1).

Die relativ klare Terminologie hat sich in der Praxis bewährt, kann aber immer nur subjektiv bleiben. Dadurch, daß die einzelnen Termini nicht beliebig austauschbar und bestimmten Hüfttypen fix zugeordnet sind, darf in der Deskription keine Widersprüchlichkeit auftreten. Tritt diese dennoch auf, muß das Sonogramm auf seine Verwertbarkeit und die Befundbeschreibung auf ihre Richtigkeit überprüft werden.

Die Deskription hat heute vor allem didaktischen Wert, sie zwingt zur Genauigkeit, zur korrekten Identifizierung der anatomischen Strukturen und zur Abschätzung der Überdachungsverhältnisse.

6.3.3 Beurteilung mit Meßlinien und Winkel

Die quantitative Auswertung von Sonogrammen mit Hilfe von Winkelwerten dient zur Absicherung der Diagnose, nachdem der

Tabelle 6.1. Deskriptive Befundung (nach Graf 1993, 1995)

Typ		Knöcherne Formgebung	Knöcherner Erker	Knorpeliger Erker
I a ausgereifte Hüfte (jedes Lebensalter)		Gut	Eckig	Übergreifend
I b (jedes Lebensalter)		Gut	„Stumpf"	Übergreifend
Physiologische Verknöcherungsverzögerung altersgemäß	II a (+)	Ausreichend	Rund	Übergreifend
II a mit Reifungsdefizit (bis 3. Lebensmonat)	II a (–)	Mangelhaft	Rund	Übergreifend
II b Verknöcherungsverzögerung (ab 3. Lebensmonat)		Mangelhaft	Rund	Übergreifend
II c gefährdete oder kritische Hüfte (jedes Lebensalter)		Hochgradig mangelhaft	Rund bis flach	Noch übergreifend
D Hüfte am Dezentrieren (jedes Lebensalter)		Hochgradig mangelhaft	Rund bis flach	Verdrängt
Dezentrierte Gelenke				
III a		Schlecht	Flach	Nach kranial verdrängt, ohne Strukturstörung
III b		Schlecht	Flach	Nach kranial verdrängt, mit Strukturstörung

6.4 Klassifikation sonographischer Hüftgelenkbefunde

Durch die Beurteilung der knöchernen und knorpeligen Verhältnisse im tragenden Pfannendachbereich ist es möglich, die physiologische und pathologische Hüftentwicklung exakt zu beschreiben und Hüftgelenke in *4 Grundtypen* einzuteilen:

- Hüfttyp I entspricht ausgereiften, gesunden Hüftgelenken,
- Hüfttyp II verschiedenen Varianten der physiologischen und pathologischen Verknöcherungsverzögerung,
- Hüfttyp III und IV dezentrierten Hüftgelenken.

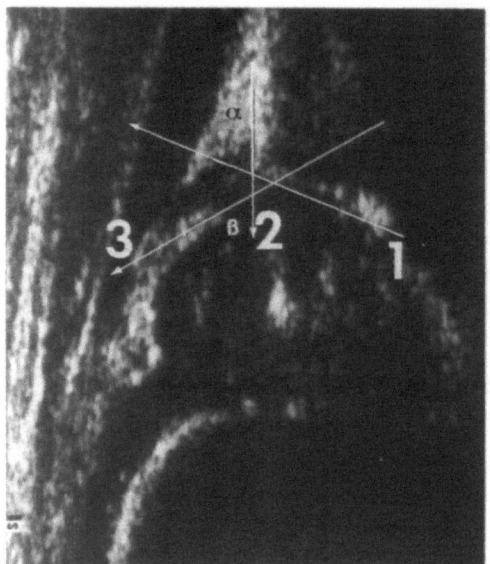

Abb. 6.14. 9 Wochen altes Hüftgelenk (7,5-MHz-Schallkopf). Eingezeichnet sind Pfannendach (*1*), Grund- (*2*) und Ausstellinie (*3*) sowie der Knochenwinkel α und der Knorpelwinkel β

Bei *Typ-I-Gelenken* liegt klinisch und röntgenologisch ein gesundes Hüftgelenk vor. Das Hüftgelenk zeigt sonographisch eine gute knöcherne Formgebung, mit einem gut konturierten knöchernen Erker und einem übergreifenden knorpeligen Pfannendach (Abb. 6.15). Als Ausdruck der guten Ausformung der Hüftpfanne mißt der Knochenwinkel Alpha 60° und mehr. Als unterster Grenzwert einer Typ-I-Hüfte gilt ein Winkel alpha von 60° bei mittleren Werten zwischen 64° und 65°. Die Feindifferenzierung mit Befundbeschreibung ist Tabelle 6.1 zu entnehmen.

Gelenktyp mit der deskriptiven Befundung festgelegt wurde. Nur qualitativ hochwertige Sonogramme können vermessen werden. Brauchbare Ergebnisse lassen sich darüber hinaus nur dann erzielen, wenn die Meßlinien mit einer höchstmöglichen Präzision eingezeichnet werden. Zur Verfügung stehen Grund-, Pfannendach- und Ausstellinie. Zwischen Pfannendach und Grundlinie liegt der Winkel Alpha, der ein Maß für die knöcherne Ausformung der Pfanne ist. Zwischen Grund- und Ausstellinie liegt der Winkel Beta, der die Ausformung des knorpeligen Pfannendaches charakterisiert (Abb. 6.14). Knochenwinkel Alpha und Knorpelwinkel Beta stehen in gewissen Relationen zueinander und charakterisieren zusammen die Ausformung der gesamten Pfanne.

Bei *Typ-II-Gelenken* liegt eine Verknöcherungsverzögerung vor. Die knöcherne und knorpelige Gesamtüberdachung reicht jedoch aus, den Hüftkopf noch zentriert im Pfannensystem zu halten. Die Proportionen zwischen knöcherner Überdachung und knorpeligem Pfannendach haben sich jedoch zugunsten des weichen, verformbaren Knorpels und zu ungunsten der knöchernen Pfanne verschoben. Verglichen mit dem Typ-I-Gelenk ist die knöcherne Überdachung ausreichend bis mangelhaft. Der knöcherne Erker ist nicht mehr eckig, sondern abgerundet, und das knorpelige Pfannendach übergreift zwar den Hüftkopf noch, ist aber

6.4 Klassifikation sonographischer Hüftgelenkbefunde

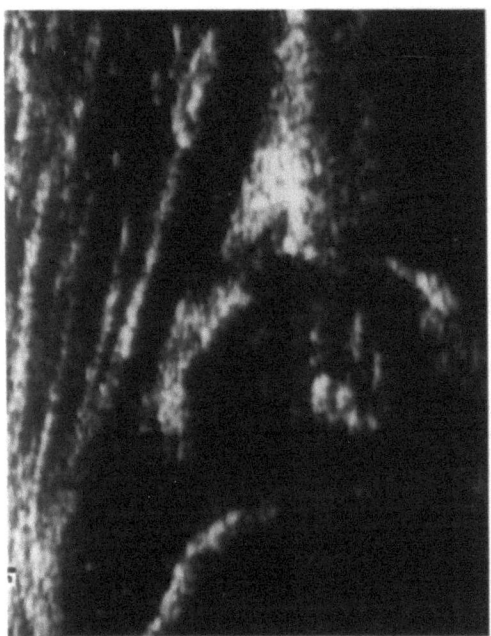

Abb. 6.15. 4 Monate alter Säugling, linkes Hüftgelenk, Typ Ia. Die knöcherne Formgebung ist gut, der knöcherne Erker ist eckig, das knorpelige Pfannendach ist übergreifend

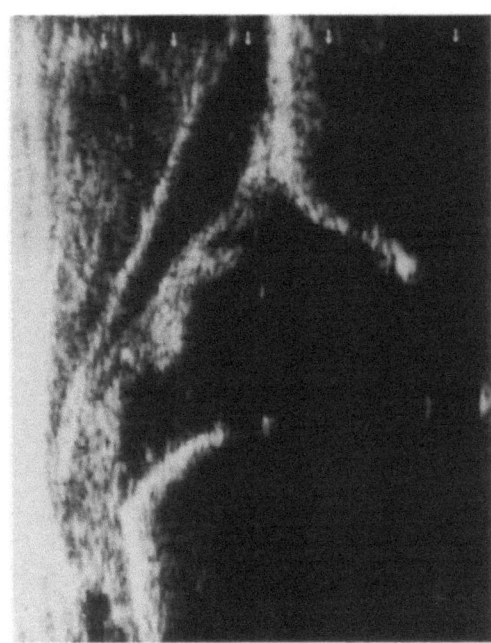

Abb. 6.16. 4 Monate alter Säugling, linkes Hüftgelenk, Typ IIb. Die knöcherne Formgebung ist mangelhaft, der knöcherne Erker gerundet, das knorpelige Pfannendach verbreitert und übergreifend

verbreitert (Abb. 6.16). In Abhängigkeit vom Alter der Säuglinge und vom Ausmaß der Ossifikationsverzögerung sind verschiedene Varianten des Hüfttpys II zu unterscheiden (s. Tabelle 6.1).

Beim *Hüfttyp III* ist die Ausformung der knöchernen Pfanne noch schlechter und der Hüftkopf kann nicht mehr in der Urpfanne gehalten werden. Typ-III-Hüften sind somit dezentrierte Gelenke. Der Luxationsvorgang ist an der Abdrängung der den Hüftkopf lateral und kranial umhüllenden weichen Struktur zu erkennen. Die knöcherne Formgebung ist schlecht, der knöcherne Pfannenerker abgeflacht, das knorpelige Pfannendach verbreitert und nach kranial verdrängt (Abb. 6.17).

Bei Typ-IIIa-Hüften liegt eine unveränderte histologische Struktur des hyalinen Knorpels vor, so daß dieser im Sonogramm echoarm erscheint. Durch zunehmenden Druck

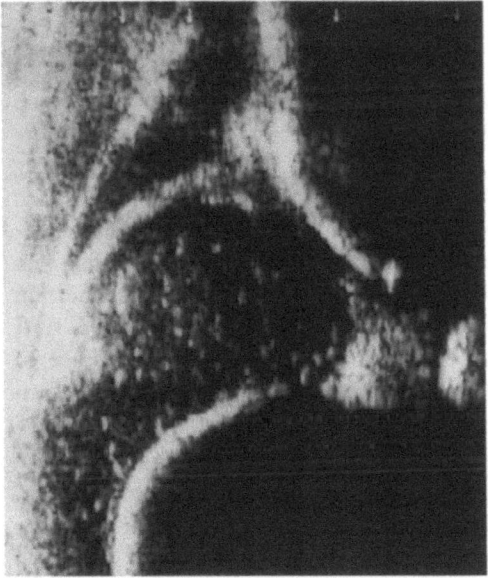

Abb. 6.17. 3 Wochen alter Säugling, rechtes Hüftgelenk, Typ IIIa. Schlechte knöcherne Formgebung, der knöcherne Erker ist flach, das knorpelige Pfannendach nach kranial verdrängt, ohne Strukturumbau

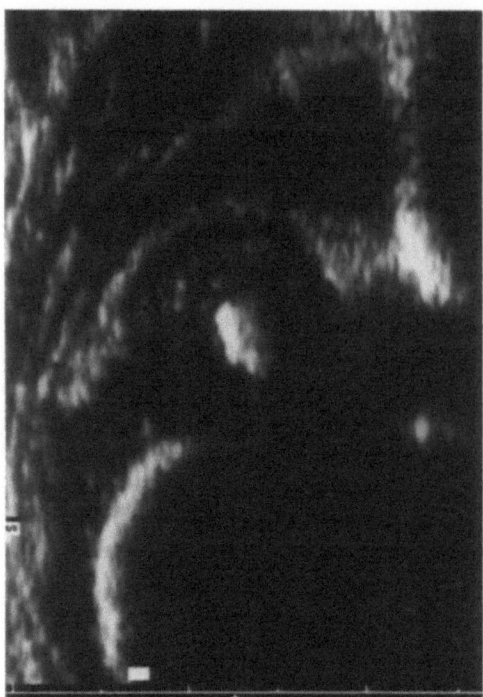

Abb. 6.18. 3 Monate alter Säugling, linkes Hüftgelenk, Typ IV. Das knorpelige Pfannendach ist zwischen dem Hüftkopf und dem Os ilium eingequetscht und nach kaudal in Richtung Urpfanne gedrückt

auf das knorpelige Pfannendach können histologisch Umbauzonen im hyalinen Knorpeldach auftreten. Diese Strukturstörung führt zu einem veränderten sonographischen Bild, der Knorpel des hyalinen Pfannendaches wird echogen. Dezentrierte Hüften vom Hüfttyp III, mit echogenem, deformiertem knorpeligem Pfannendach, werden als Hüfttyp IIIb bezeichnet. Die knöcherne Formgebung ist schlecht, der knöcherne Erker abgeflacht, das knorpelige Pfannendach verbreitert, nach kranial verdrängt, echogen. Typ-IIIb-Gelenke sind heute durch die verbesserte Frühdiagnostik selten geworden.

Bei einer *Typ-IV-Hüfte* luxiert der Hüftkopf weiter nach kranial und dorsal. Er schiebt nicht mehr, wie bei einer Typ-III-Hüfte, den Pfannendachknorpel vor sich her, vielmehr wird die gesamte knorpelige Pfannendachanlage zwischen Hüftkopf und Os ilium eingequetscht und in mediokaudale Richtung zur Urpfanne hinuntergedrückt. Im Vergleich zu einer Typ-III-Hüfte ist der wesentliche Unterschied darin zu sehen, daß kein knorpeliges Pfannendach mehr proximal des Hüftkopfes liegt (Abb. 6.18).

6.5 Sonometer und Reifungskurve

Bei der Beurteilung des sonographischen Befundes und der Typeneinteilung kommt dem Alter des Kindes eine große Bedeutung zu, da für jedes Alter ein gewisser Reifungsgrad des Hüftgelenkes gefordert wird. Durch Gegenüberstellung von röntgenologischen Befunden und Sonogrammen konnten für verschiedene Altersgruppen typische Werte für die sonographischen Meßwinkel α und β ermittelt werden. Es entstand somit eine Graphik, die als Sonometer bezeichnet wird. Die α-Werte finden sich auf der oberen Skala von links nach rechts aufsteigend angeordnet und die β-Winkel von rechts nach links aufsteigend auf der unteren Skala (Abb. 6.19). Nach heutigem Wissensstand gilt ein Hüftgelenk als ausgereift und daher als Typ-I Hüfte, wenn es in der 12. Lebenswoche einen α-Wert von mindestens 60° erreicht hat. Die Werte auf der rechten Seite des Sonometers entsprechen daher den Typ-I-Hüften.

Am linken Ende des Sonometers stehen die dezentrierten Hüften, deren α-Wert 43° oder weniger beträgt. Die verschiedenen Formen der dezentrierten Hüftgelenke werden nicht durch die Winkel, sondern anhand der Form und Struktur des Pfannendachknorpels bestimmt.

Im mittleren Bereich sind die verschiedenen Varianten der Typ-II-Hüften zu finden, deren α-Wert je nach Alter des Patienten unterschiedlich beurteilt wird. Ein Hüftgelenk mit einem α-Wert zwischen 50° und 59° bei einem Säugling unter 12 Wochen wird als physiologisch unreif, oder als Typ IIa bezeichnet. Ist das Kind älter als 12 Wochen

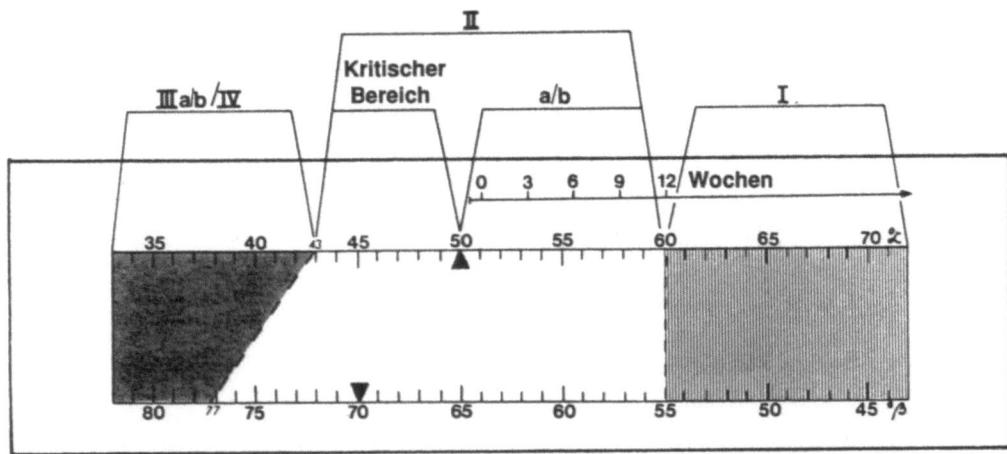

Abb. 6.19. Sonometer. Graphische Darstellung der verschiedenen sonographischen Hüfttypen und ihre Zuordnung zum Knochenwinkel α und Knorpelwinkel β. (Nach Graf 1987)

und der α-Wert befindet sich immer noch in diesem Bereich, wird von einer echten Verknöcherungsverzögerung oder vom Typ IIb gesprochen.

Liegt der α-Wert zwischen 43° und 49°, so ist altersunabhängig das Reifungsdefizit so stark, daß mit einer spontanen Besserung nicht zu rechnen ist. Diese Hüften werden zu den Hüften im Gefährdungsbereich oder kurz zu dem Typ IIc gezählt (Abb. 6.20). Entsprechend der Dynamik des Luxationsvorganges steht der Typ D – dezentrierende Hüfte – in der Klassifikation im Grenzbereich zwischen zentrierter und dezentrierter Hüfte (Abb. 6.21). Biomechanisch ist der Hüfttyp D aber bereits die erste Stufe eines dezentrierten Gelenkes.

Neugeborenenhüften und Hüften unter der 12. Lebenswoche. Es ist durchaus möglich, daß Hüftgelenke von Neugeborenen bereits voll ausgereift sind und zu Typ-I-Hüften gezählt werden können (Abb. 6.22). In der Regel muß man diesen Hüftgelenken jedoch ein bestimmtes Maß an Unreife zugestehen. Altersabhängig ist das knöcherne Pfannendach bis zu einem bestimmten Grad noch unvollständig ausgebildet und der knöcherne

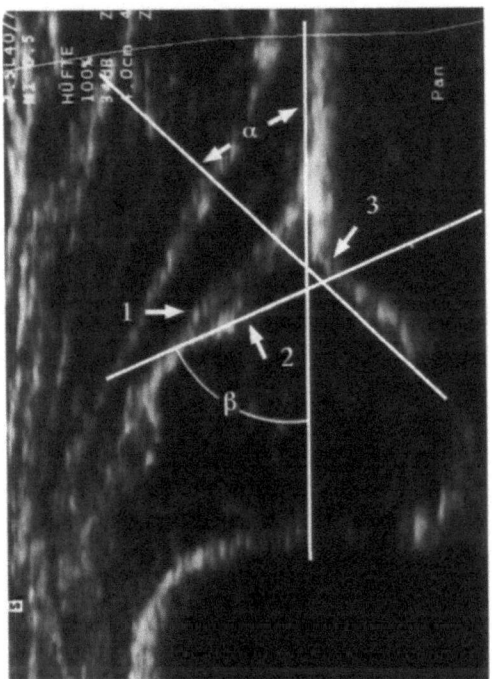

Abb. 6.20. 3 Wochen alter Säugling, linkes Hüftgelenk, Typ IIc. Hochgradig mangelhafte knöcherne Formgebung, stark abgerundeter bis flacher Erker (3), noch übergreifendes knorpeliges Pfannendach. Knochenwinkel α 46°, Knorpelwinkel β 70°. *1* Gelenkkapsel, *2* Labrum acetabulare

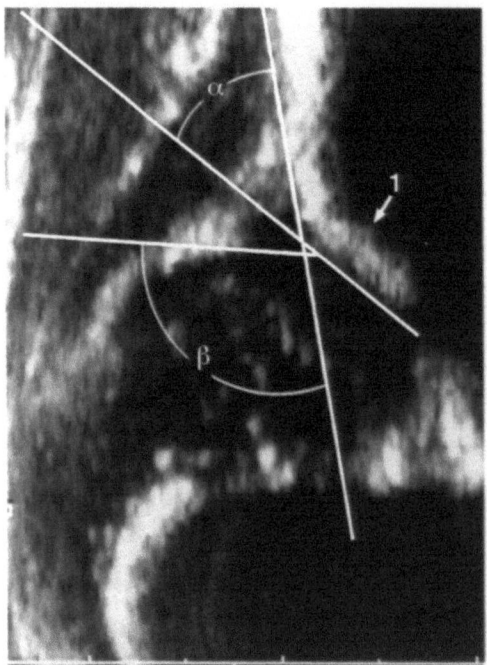
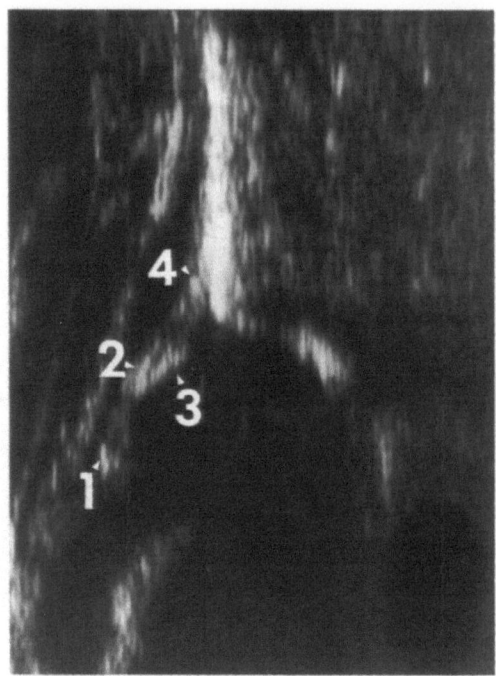

Abb. 6.21. 4 Wochen alter Säugling, linkes Hüftgelenk, Typ D. Hochgradig mangelhafte knöcherne Formgebung, fast flacher Erker (*1*), bereits nach kranial verdrängtes knorpeliges Pfannendach. Knochenwinkel α 48°, Knorpelwinkel β 102°

Abb. 6.22. 3 Wochen alter Säugling, rechtes Hüftgelenk, Typ Ib. Bereits gute Ausformung der knöchernen Pfanne, der knöcherne Erker ist nahezu eckig, das knorpelige Pfannendach übergreifend. *1* Umschlagfalte, *2* Gelenkkapsel, *3* Labrum acetabulare, *4* proximales Perichondrium

Pfannenerker abgerundet. Dafür ist das knorpelig vorgeformte Pfannendach breiter. Die unreife Hüftentwicklung kann jedoch nur bis zu einem bestimmten Ausmaß toleriert werden. Die Mindestreife bei der Geburt liegt bei einem Knochenwinkel α von 50° und mehr.

Diese aus der Klassifikation der Hüfttypen samt Untergruppen und aus dem Sonometer schon lange bekannten Gesetzmäßigkeiten wurden noch durch die sog. Reifungskurve (Tschauner et al. 1994) untermauert: Anhand der Mittelwerte und Standardabweichungen des Knochenwinkels α wird veranschaulicht, daß Säuglingshüftgelenke im ersten Lebensquartal unmittelbar nach der Geburt sehr rasch reifen, d.h. in ihrem knorpelig präformierten Pfannendach verknöchern. Dagegen weist die Reifungskurve jenseits des 4. Lebensmonats einen plateauartigen Verlauf auf (Abb. 6.23). Der α-Wert steigt nicht signifikant an. Dies ist Ausdruck dafür, daß sich „Wachstum" (Knorpelproliferation) und „Reifung" (Verknöcherung) annähernd die Waage halten. Für die klinische Praxis bestätigt sich damit die Erfahrung, daß mit zunehmendem Alter bei Behandlungsbeginn die Therapiedauer bis zur Ausreifung rapide zunimmt und mit größerer Wahrscheinlichkeit eine Restdysplasie bestehen bleibt.

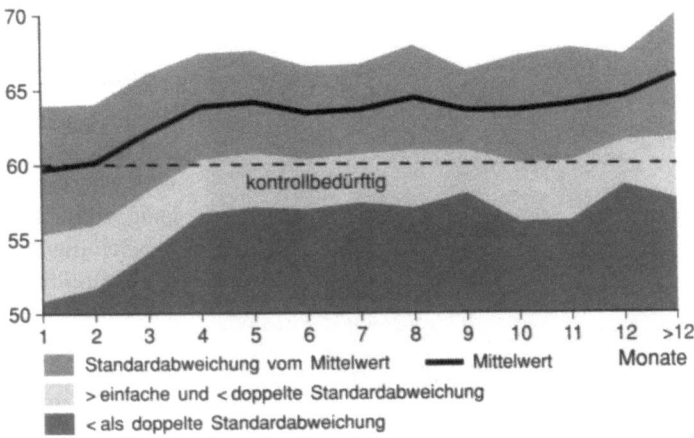

Abb. 6.23. Reifungskurve

6.6 Streßtest
(sog. „dynamische" Untersuchung)

Durch die Real-time-Technik ist es möglich, die Bewegungen des Hüftkopfes im Acetabulum direkt am Monitor zu verfolgen. Besonders das Verhalten des Hüftkopfes bei unausgereiften Hüftpfannen gibt dem Untersucher eine zusätzliche Information über das Ausmaß der Störung sowie wichtige Hinweise für die Therapie.

Die dynamische Untersuchung zur sonographischen Überprüfung der Stabilität ist ein fester Bestandteil der Hüftsonographie (Abb. 6.24). Ausgereifte Hüftgelenke mit guter knöcherner Formgebung lassen sich dabei nicht dezentrieren. Am Monitor wird lediglich eine leichte, federnde Bewegung des Labrum acetabulare sichtbar. Bedeutsam dagegen ist die sonographische Stabilitätsüberprüfung bei Hüftgelenken im Gefährdungsbereich sowie bei dezentrierenden Hüften, da die Untersuchung eine eindeutige und exakte Aussage über das Stabilitätsverhalten zuläßt. Bereits geringe Instabilitätszeichen, die klinisch häufig nicht erfaßt werden, können mit der dynamischen sonographischen Untersuchung nachgewiesen werden.

Die Untersuchung wird in der üblichen Weise vorgenommen und durchgeführt. Bei der dynamischen Untersuchung führt die rechte Hand den Schallkopf, während die linke Hand die Beinbewegungen durchführt. Durch axialen Druck auf das Femur nach dorsokranial wird geprüft, ob der Hüftkopf aus der primären Pfannenanlage gleitet und das knorpelige Pfannendach nach dorsokranial verdrängt wird. Wenn der Druck auf das koxale Femurende nachläßt, kehrt der Hüftkopf wieder in seine Ausgangsposition zurück. Liegt eine dezentrierte Hüfte vor, so kann durch Zug nach kaudal bei gleichzeitiger Flexion und Abduktion versucht werden, den Hüftkopf wieder in die Urpfanne einzustellen.

6.7 Typische Handlingsprobleme und Kippfehler

In den Anfangszeiten der Sonographie begnügte man sich damit, luxierte Hüftgelenke von nichtluxierten zu unterscheiden, doch inzwischen sind die Anforderungen an die Hüftsonographie wesentlich gestiegen. Eine Feindifferenzierung und differenzierte Reifungsbestimmung ist nur beim Vorliegen eines qualitativ hochwertigen Hüftsonogrammes möglich. Auch wenn die 3 Landmarks dargestellt sind, können durch Kippfehler, die durch differente Schallaufgeschwindigkeiten im Gewebe entstehen, beim

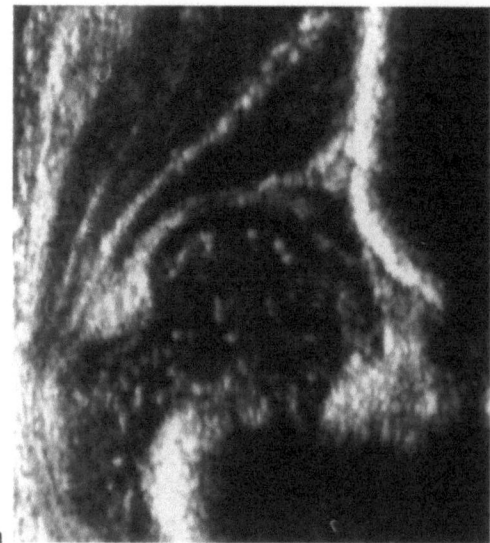

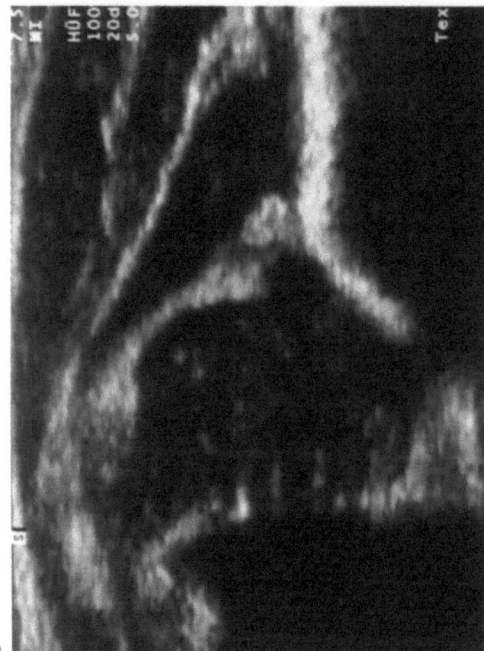

Abb. 6.24 a, b. 4 Wochen alter Säugling, dynamische Untersuchung. **a** Axialer Druck nach dorsokranial. Die knöcherne Formgebung ist schlecht, der knöcherne Erker flach, das knorpelige Pfannendach nach kranial verdrängt, ohne Strukturstörung (Typ III a) **b** Zug und leichte Abduktion. Der Hüftkopf tritt tiefer, ohne jedoch zentriert im Acetabulum zu stehen

Handling des Transducers Fehldiagnosen resultieren.

Wird der Transducer in *ventrodorsale Richtung* gekippt (Abb. 6.25), kommt es durch den schräg einfallenden Schallstrahl zu einer Verbreiterung des Perichondriums am Übergang zum Os ilium, so daß eine korrekte Beurteilung des Erkers und ein Einzeichnen der Grundlinie nicht möglich ist. Zusätzlich „verflattert" der Unterrand des Os ilium.

Wird der Schallkopf in *dorsoventraler Richtung* verkippt (Abb. 6.26), so stellt sich eine scheinbar dorsale Schnittebene dar. Zur Verwunderung des Untersuchers verschwindet diese scheinbare dorsale Schnittebene auch dann nicht, wenn man den Schallkopf nach ventral dreht. Bleibt das Verkippen des Transducers unbemerkt, werden zum Teil völlig unbrauchbare Sonogramme verwertet, weil der Untersucher der Meinung ist, daß es sich um eine sog. „rabenschnabelartige" Ausziehung des Erkers (die es ja auch tatsächlich gibt) handelt.

Eine Schallkopfkippung mit *kraniokaudaler Schalleinstrahlung* führt zu einem verzerrt dargestellten, verflatterten bzw. überhaupt nicht dargestellten Os-ilium-Unterrand (Abb. 6.27).

Der schwerwiegendste Fehler kommt bei *kaudokranialer Einstrahlrichtung* vor (Abb. 6.28). Der Schallstrahl durchläuft eine sehr lange Strecke im Gewebe mit unterschiedlichen Schallaufgeschwindigkeiten und konsekutiver Bildverzerrung. Sonographisch kommt es zur Darstellung einer scheinbar pathologischen Hüfte. Schallkopfkippungen bis ca. 10° resultieren in einem scheinbar dysplastischen Gelenk (Abb. 6.28). Schallkopfkippungen von ca. 20° mit kaudokranialer Einstrahlrichtung resultieren in einem scheinbar dezentrierten Gelenk (Abb. 6.29). Für die klinische Praxis läßt sich zusammenfassend feststellen:

6.7 Typische Handlingsprobleme und Kippfehler

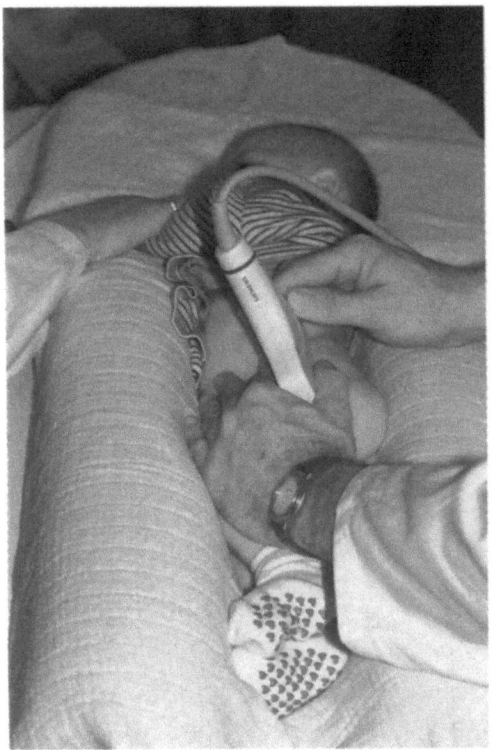

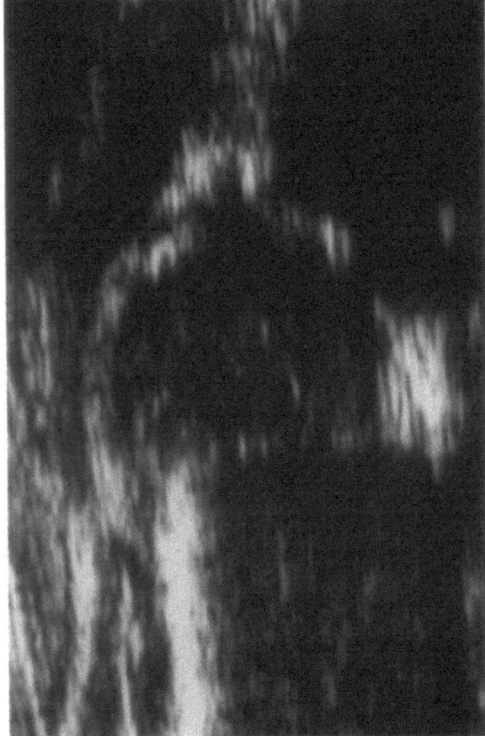

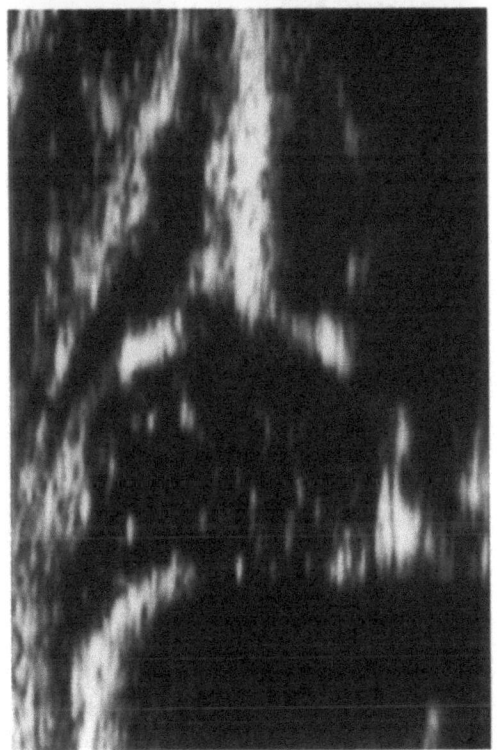

Abb. 6.25. a Der Schallkopf wird in ventrodorsaler Richtung gekippt. **b** Durch die ventrodorsale Schallkopfkippung verbreitert sich das Echo des proximalen Perichondriums, der Übergang Perichondrium in das Periost ist nicht mehr eindeutig sichtbar, der knöcherne Erker „verflattert". **c** Sonogramm bei korrekter Schallkopfposition und parallel einstrahlender Schallrichtung. Zum Vergleich Abb. 6.25b mit Schallkopfkippung

Man kann zwar keine (tatsächlich) „kranke" Hüfte (fälschlich) „gesund" schallen, sehr wohl aber eine (tatsächlich) „gesunde" Hüfte (fälschlich) „krank" schallen. Daraus resultierende unötige und unerwünschte Behandlungen können nur durch eine korrekte Abtasttechnik mit Kenntnis und Unterlassung typischer Kippfehler vermieden werden.

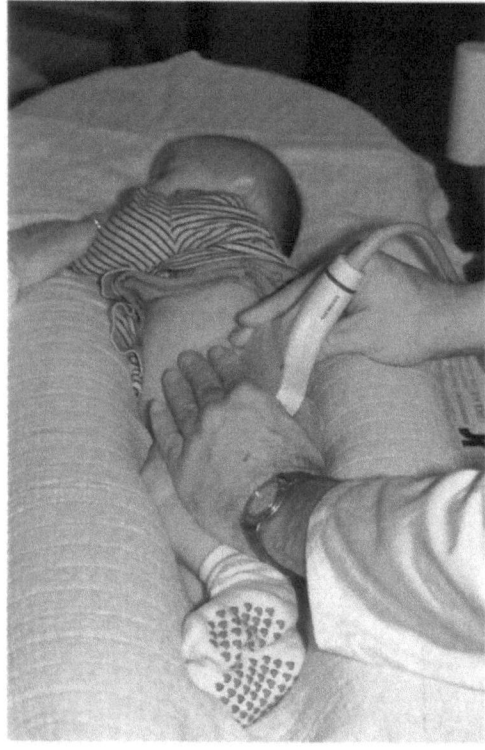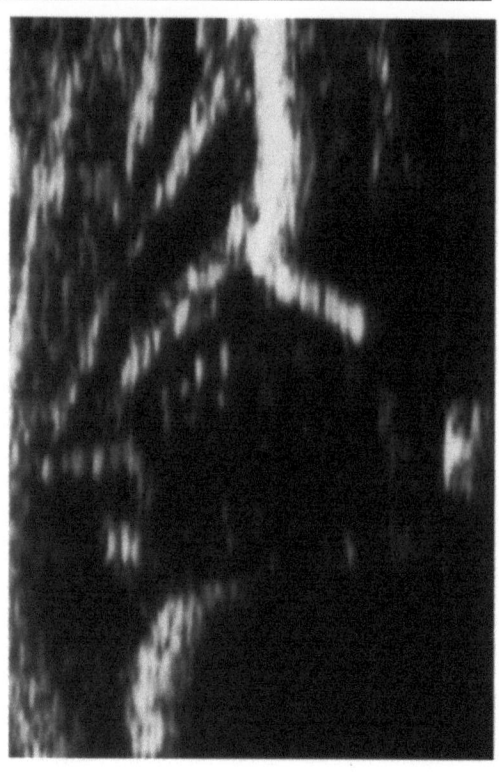

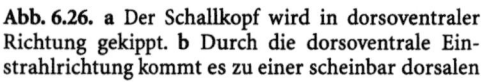

Abb. 6.26. a Der Schallkopf wird in dorsoventraler Richtung gekippt. **b** Durch die dorsoventrale Einstrahlrichtung kommt es zu einer scheinbar dorsalen Schnittebene, erkennbar an der Konkavität der Iliumkontur. Zum Vergleich das korrekte Sonogramm in Abb. 6.25 c

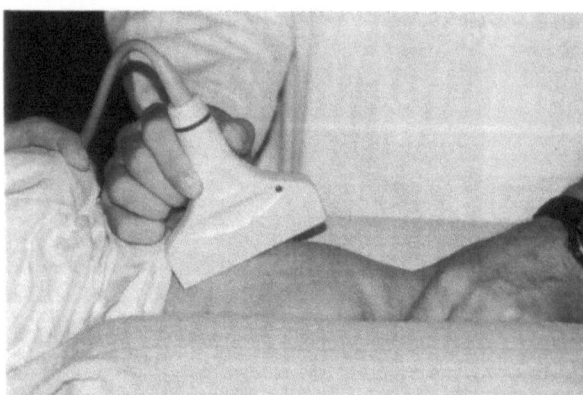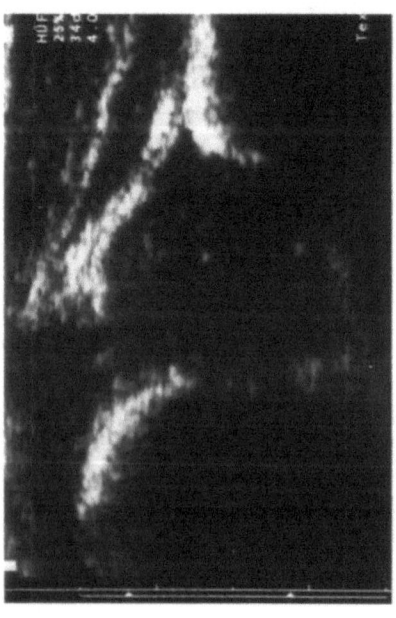

Abb. 6.27. a Der Schallkopf wird in kraniokaudaler Richtung gekippt. **b** Durch die kraniokaudale Schalleinstrahlung verschwindet der Unterrand des Os ilium, weil die Schallwelle durch den Erker blockiert wird

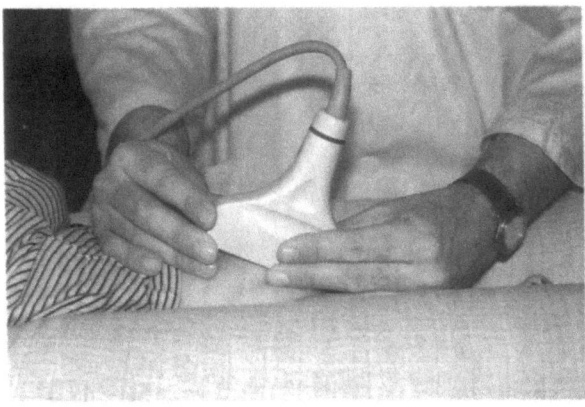
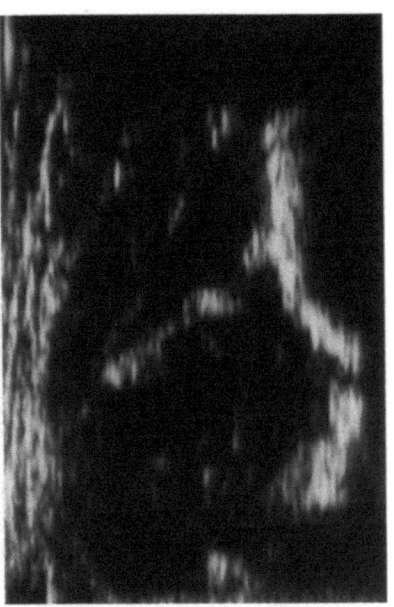

Abb. 6.28. Der Schallkopf wird in kaudokranialer Richtung verkippt

Abb. 6.29 (rechts). Durch die kaudokraniale Einstrahlung kommt es zu einer verstärkten Ablenkung des Schallstrahles mit konsekutiver Bildverzeichnung: Pseudodislokation (Pseudo D). Zum Vergleich das korrekte Sonogramm in Abb. 6.25c

6.8 Sonographische Vorsorgeuntersuchung (sog. Neugeborenenscreening)

Die klinische Erfahrung hat auch schon vor der Einführung der Hüftsonographie bestätigt, daß um so rascher und mit um so größerer Wahrscheinlichkeit eine restitutio ad integrum zu erwarten ist, je früher die Therapie einsetzt. Das Problem vor der Hüftsonographieära war das Fehlen eines geeigneten „Werkzeuges" für eine sichere Frühestdiagnose. Es besteht heute (zumindest im deutschsprachigen Raum) weitgehend Einigkeit darüber, daß mit anamnestischen Angaben und klinischen Verdachtszeichen behandlungsbedürftige Hüftreifungsstörungen aller Schweregrade weder sicher erfaßt noch sicher ausgeschlossen werden können (Breninek 1979, Gladel 1983, Graf u. Schuler 1995, Koller u. Michaelis 1983, Mau u. Michaelis 1983, Schwägerl et al. 1975). Auch die besonders im angloamerikanischen Raum immer wieder geäußerten Vorbehalte von Überbehandlung und Kostenexplosion konnten durch die österreichische Studie über die Effizienz des Neugeborenenscreenings stichhaltig widerlegt werden (Grill u. Müller 1997). Das 1992 österreichweit eingeführte sonographische Neugeborenenscreening hat zu keiner Übertherapie geführt, sondern hat die Therapierate innerhalb eines Jahres auf die Hälfte des Wertes vor der Sonographieära gesenkt. Die Studie beweist ferner, daß die operativen Korrekturen auf 0,25 pro 1000 Neugeborener gesenkt werden konnte, wobei in diesem Pool die Hälfte ungescreent, weil im Ausland geboren, beinhaltet ist.

6.9 Sonographiegesteuerte Behandlung

Eine entscheidende Verbesserung der Spätprognose von Hüftreifungsstörungen kann nur erwartet werden, wenn aufgrund der sonographischen Frühestdiagnose unverzüglich eine der Pathologie adäquate biomechanische Behandlung begonnen wird.

Der sonographische Befund spiegelt die Pathomorphologie des Gelenkes wieder und definiert daher das adäquate biomechanische

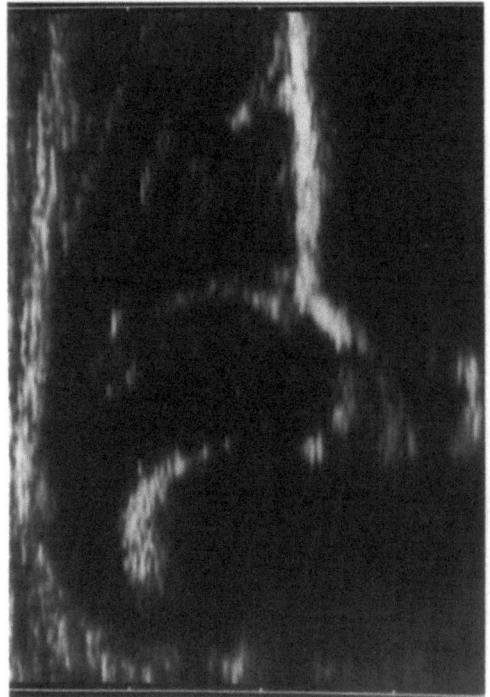 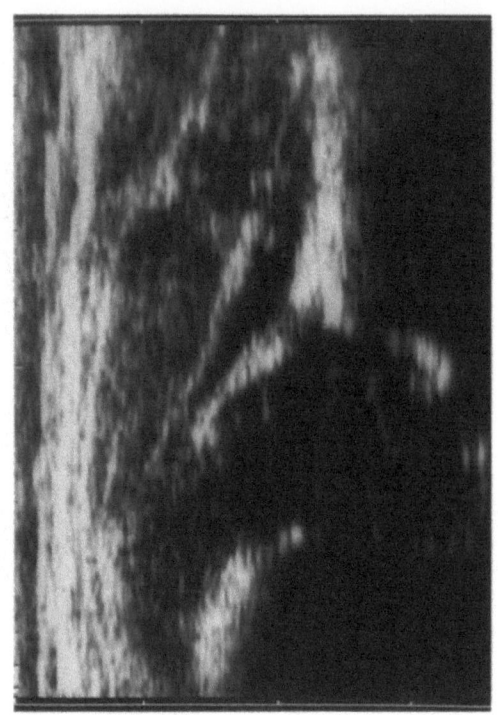

Abb. 6.30. a 7 Tage altes Hüftgelenk – Typ IV. **b** Dasselbe Hüftgelenk (nach Overhead-Extension, Fettweisgips und Spreizhosenbehandlung) mit 4 Monaten. Das Hüftgelenk ist völlig ausgereift, altersentsprechend, Typ I b

Behandlungsprinzip (sog. „sonographiegesteuerte Therapie"). Diese Behandlungsprinzipien sind nicht neu, sie sind nur durch die sonographische Diagnose klar und eindeutig erkennbar geworden:

1. Dezentrierte Gelenke (Typen IV, III, D) benötigen eine Repositionsbehandlung mit dafür geeigneten orthopädietechnischen Behelfen.
2. Instabile Gelenke (primär Typ-IIc-instabil, und sekundär alle unter Punkt 1 vorbehandelten Typen) benötigen eine stabile Retention in der Urpfanne, um eine sekundäre Dezentrierung zu verhindern.
3. Unreife Gelenke (primär Typ-IIa-minus, Typ-IIc-stabil, Typ IIb, und sekundär alle unter den Punkten 1 und 2 erfolgreich reponierten und retinierten Typen) sind stabil und benötigen daher nur eine funktionelle Förderung der Nachreifung durch Bahnung der physiologischen Beugehaltung mit dafür geeigneten Behelfen (z.B. Beuge-/Spreizhosen).

Die Kombination aus sonographischer Frühestdiagnose („Screening") und adäquater biomechanischer Behandlung („sonographiegesteuerte Therapie") ist die beste Voraussetzung für optimale Resultate (Abb. 6.30) (Graf 1997).

6.10 Ausblicke und Zukunftsperspektiven

Hüftreifungsstörungen scheinen sich dem heutigen Wissensstand nach nicht erst ab der Geburt zu entwickeln. Sieht man von der echten Fehlanlage des Hüftgelenkes (sog. teratologische Luxation bei verschiedenen Syndromen) ab, so unterliegt das Hüftgelenk bereits intrauterin biomechanischen Einflüssen (z. B. Druck- und Scherkräfte auf die knorpelige Wachstumszone des Pfannendaches), die dazu führen, daß unter physiologischen Bedingungen die Reifungsvorgänge regelrecht ablaufen können, während unter pathologischen Bedingungen ein Stillstand der Pfannendachreifung eintreten oder schon intrauterin Deformierungen mit konsekutiver Luxation des Hüftkopfes induziert werden können. *Intrauterine Hüftsonographien* sind heute bereits in Ansätzen möglich und sollten künftig helfen, mehr Klarheit über die Ursachen von bereits intrauterin auftretenden biomechanischen Problemen (z. B. Raumbeengungen, Zwangshaltungen) zu gewinnen.

Wesentliche Verbesserungen im Handling sind möglicherweise durch die Fortschritte bei der *3D-Sonographie* zu erwarten (Graf und Lercher 1996).

Mittels *Dopplersonographie* können auch kleinste Gefäße im hyalinen Hüftkopf sichtbar gemacht werden, deren klinische Relevanz heute noch gar nicht voll abschätzbar ist.

Literatur

Breninek A (1979) Stumme Fälle von Hüftdysplasie. Z. Orthop 117:821–823

Dorn U, Hattwich M (1987) Die Hüftsonographie bei Neugeborenen - klinischen und sonographische Befunde. In: Henche H, Hey RW (Hrsg) Sonographie in der Orthopädie und Sportmedizin. Med Lit Verlagsges, Uelzen, S 167–168

Fischer EP (1985) Die Welt im Kopf. Faude

Gladel W (1983) Luxationshüfte und Vorsorgeuntersuchung. Z Orthop 121:613–618

Graf R (1980) The diagnosis of hip dislocation by the ultrasonic compound treatment. Arch Orthop Trauma Surg 97:117

Graf R (1989) Sonographie der Säuglingshüfte, 3. überarbeitete Aufl. Enke, Stuttgart

Graf R (1995) Kursus der Hüftsonographie beim Säugling. G Fischer, Stuttgart–Jena–New York

Graf R (1995) Probleme und Fehlerquellen bei der Hüftsonographie. Gynäkol Prax 20:223–224

Graf R, Schuler P (1995) Sonographie am Stütz- und Bewegungsapparat bei Kindern und Erwachsenen. Lehrbuch und Atlas. 2. Aufl. Chapman & Hall, Weinheim

Graf R, Schuler P (1995) Die Säuglingshüfte im Ultraschallbild – ein Atlas. Chapman & Hall, Weinheim

Graf R, Lercher K (1996) Erfahrungen mit einem 3-D-Sonographiesystem am Säuglingshüftgelenk. Ultraschall in Med 17:218–224

Graf R (1997) Hüftsonographie. Grundsätze und aktuelle Aspekte. Orthopäde 26:14–24

Graf R (1997) Die sonographiegesteuerte Therapie. Orthopäde 26:33–42

Grill F, Müller D (1997) Ergebnisse des Hüftultraschallscreenings in Österreich. Orthopäde 26:25–32

Katthagen, B-D, Mittelmeier H, Becker D (1988) Häufigkeit und stationärer Behandlungsbeginn kindlicher Hüftgelenksluxationen in der BR Deutschland. Z Orthop 126:475–483

Koller S, Michaelis H (1983) Zur Häufigkeit und Entwicklung auffallender Hüftbefunde (Dysplasiekomplex) bei Neugeborenen und Kindern. Z Orthop 121:608–612

Mau H, Michaelis H (1983) Zur Häufigkeit und Entwicklung auffallender Hüftbefunde (Dysplasiekomplex) bei Neugeborenen und Kindern. Z Orthop 121:601–607

Moppes FI van, de Jong RO (1986) Experience using sonography for infant hip dysplasia after Graf's method. IBR-BTR 69:247–257

Rabenseifner L et al. (1987) Prospektive Studie zur Ätiologie und Frühdiagnostik der Hüftdysplasie. In: Henche H, Hey RW (Hrsg) Sonographie in der Orthopädie und Sportmedizin. Med Lit Verlagsges, Uelzen, S 161–164

Schuler P, Feltes E, Griss P (1988) Ist die Hüftsonographie als Screeninguntersuchung sinnvoll? ROFO 148/3:319–321

Schwägerl W, Krepler P, Flamm C (1975) Vergleichende klinische und röntgenologische Untersuchungen zur Erfassung von Hüftdysplasien im Säuglingsalter. Z Orthop 113:19–28

Tschauner C, Klapsch W, Baumgartner A, Graf R (1994) „Reifungskurve" des sonographischen α-Winkels nach Graf unbehandelter Hüftgelenke im ersten Lebensjahr. Z Orthop 132:502–504

6.10 Ausblicke und Zukunftsperspektiven

7 Hüftgelenk

7.1 Indikation zur Untersuchung

Hüftgelenks- und Kniegelenksschmerzen bei Kindern, Jugendlichen und Erwachsenen, Erkrankungen des rheumatischen Formenkreises, Verlaufskontrolle nach Prothesenimplantation.

7.2 Lagerung

Die Untersuchung erfolgt am liegenden Patienten (Abb. 7.1). Zur Untersuchung von dorsal wird der Patient in Seitlage mit 90° gebeugtem Hüft- und Kniegelenk gebracht. Zur Bestimmung des Antetorsionswinkels wird der Patient so gelagert, daß die Kniegelenke über den Rand der Untersuchungsliege hinausragen, 90° gebeugt sind und die Unterschenkel parallel frei hängen. Dabei muß in der Regel der distale Oberschenkel durch Kissen unterlagert werden, damit das Hüftgelenk weiterhin in 0°-Streckstellung verbleibt und nicht in Überstreckung gerät. Durch die parallel hängenden Unterschenkel wird die hintere Kondylentangente, die zur Bestimmung des Antetorsionswinkels notwendig ist, festgelegt.

7.3 Untersuchungsgang

7.3.1 Standarduntersuchung

Am Hüftgelenk werden folgende Schnittebenen eingestellt:

- *Ventral*
  Längsschnitt über Caput und Collum femoris. Querschnitt über dem Caput femoris (Abb. 7.1).
- *Lateral*
  Lateraler Längsschnitt über dem Trochanter major
- *Dorsal*
  Längsschnitt über Caput und Collum femoris. Dorsaler Querschnitt über dem Caput femoris.

Auch am Hüftgelenk hat die dynamische Untersuchung einen hohen Stellenwert. Neben rein statischen Untersuchungen müssen Gelenkbewegungen beobachtet werden. Bei der ventralen Untersuchung können Beugung und Streckung u. U. zu Ankopplungs-

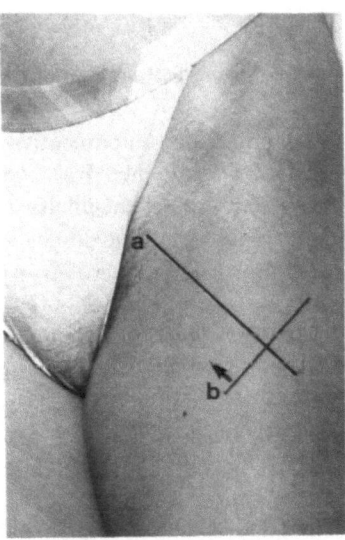

Abb. 7.1. Schnittführung an der Hüfte im Verlauf des Schenkelhalses **a** und quer dazu **b**

problemen führen, die Rotation bereitet in der Regel keine Schwierigkeiten. Es empfiehlt sich zunächst die Kopf-Hals-Silhouette aufzusuchen und dann bei gestrecktem Bein Rotationsbewegungen durchzuführen. Wird kein Erguß dargestellt, so sollte eine Rotation bei 20°-flektiertem Bein versucht werden.

Für die *ventralen Schnitte* wird der Schallkopf in Richtung der inguinalen Gefäße aufgesetzt und langsam nach lateral verschoben. Proximal wird zunächst die rundliche Struktur des Hüftkopfes erfaßt und danach der Schallkopf distal in Längsrichtung des Schenkelhalses verschoben. Durch Rotationsbewegungen im Hüftgelenk ist es möglich, größere Anteile des Kopfes darzustellen. Der Schallkopf wird danach um 90° gedreht, so daß er senkrecht zur Halsachse steht. Durch Parallelverschiebung erfolgt die Durchmusterung des Gelenkes mit Quererfassung des Caput femoris. Bei kleinen Applikatoren ist auch die funktionelle Betrachtung gleichzeitiger Beugung des Hüftgelenkes in einem gewissen Umfang möglich.

Für den *lateralen Schnitt* wird der Schallkopf in Längsrichtung über den Trochanter major aufgesetzt.

Für die *dorsalen Schnitte* muß der Patient auf die Seite gedreht werden. Leitstruktur für die dorsale Schnittführung ist der Trochanter major, das Collum und das Caput femoris sowie die dorsale Gelenkpfanne. Der Schallkopf wird quer zur Achse des Oberschenkels in Höhe des Trochanter major aufgesetzt und so lange nach kranial gedreht, bis die knöchernen Leitstrukturen des Trochanter, Collum und Caput femoris erscheinen (Abb. 7.2). Der Drehpunkt liegt direkt über dem Trochanter major, die Längsachse des Schallkopfes zeigt nach mediokranial. Die dorsale Schnittführung erlaubt eine bessere funktionelle Betrachtung als die ventrale. Das „Eintauchen" des Caput femoris in das Gelenk kann bei Streckung und Beugung des Gelenkes gut beobachtet werden.

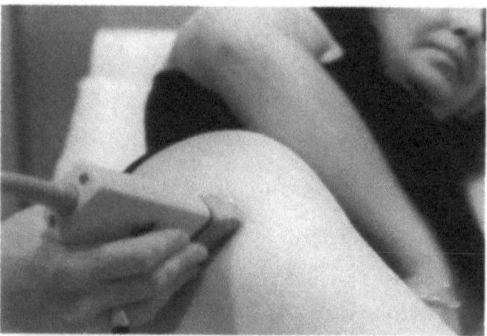
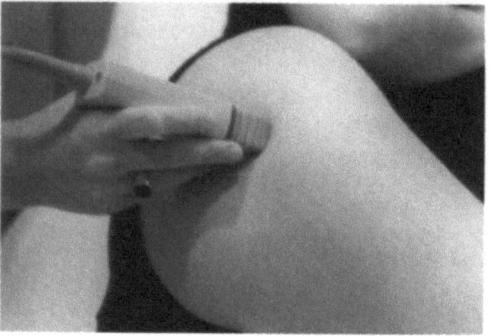

Abb. 7.2 a, b. Lage des Applikators zum Aufsuchen der dorsalen Hüftgelenkkonturen. **a** Aufsetzen am Trochanter major quer zur Achse des Oberschenkels. **b** Drehen des Applikators um den Trochanter major bis die Konturen des Trochanter, Collum und Caput femoris erscheinen. Eine gleichzeitige Flexion ermöglicht das Beobachten des Eintauchens des Caput femoris in den Gelenkraum

7.3.2 Antetorsionswinkelbestimmung

Bei der Bestimmung des Antetorsionswinkels wird der Schallkopf mit einer Wasservorlaufstrecke im Verlauf des Schenkelhalses aufgesetzt und die waagrechte Lage des Schallkopfes in der Längsachse mit einer Wasserwaage kontrolliert.

Bei großen Antetorsionswinkeln (ab ca. 30°) verläuft der Schenkelhals bei waagrecht eingestelltem Schallkopf so schräg gegen die einfallende Schallwellenfront, daß die hüftkopfnahen Anteile durch die laterale Rundung des Hüftkopfes verdeckt werden können und die weiter lateral liegenden Teile des Schenkelhalses so schräg stehen, daß nur ein unzureichend scharfer Kortikalisschatten erreicht werden kann. In diesen Fällen empfiehlt es sich, den Schallkopf auf der Wasservorlaufstrecke so zu kippen, daß er parallel zum Längsverlauf des Schenkelhalses steht und die Silhouette des Schenkelhalses auf dem Monitor waagrecht abgebildet wird. Der Neigungswinkel der Längsachse des Schallkopfes gegen die Horizontale kann dann mit der Winkelwasserwaage bestimmt werden.

7.4 Meßpunkte

Zur Verlaufskontrolle bei Hüftgelenksergüssen eignet sich die Bestimmung der Distanz zwischen Schenkelhalskortikalis und echodichter fibröser Gelenkkapsel im Übergangsbereich des Hüftkopfes in den Schenkelhals (s. Abb. 7.22). Die Weite dieser Meßstrecke ist altersabhängig. Bis zum Alter von 8 Jahren werden 6 mm und im höheren Lebensalter 8 mm selten überschritten.

Da die Gelenkkapselweite auch durch die Gelenkstellung beeinflußt wird, ist die Meßfehlerweite hoch, so daß sich Weitenangaben vorwiegend zur Verlaufskontrolle eignen. Bei Kindern, bei denen der Verdacht auf eine Perthes-Erkrankung oder eine Störung des epiphysären Wachstums vorliegt, können die Höhe der Epiphyse und Metaphyse bestimmt werden (s. Abb. 7.9). Dazu wird der Schallkopf parallel zur Längsrichtung des Schenkelhalses eingestellt.

Die absoluten Höhen von Epiphyse und Metaphyse sind abhängig von der Größe und dem Alter der Kinder, außerdem von der Schnittführung. Das Verhältnis von Epiphysenhöhe zu Metaphysenhöhe ist nach unseren Erfahrungen jedoch sehr konstant. Bei Kindern ab 3 Jahren sind Epiphyse und Metaphyse bis zum Abschluß des Wachstums annähernd gleich groß. Wird die Epiphyse deutlich kleiner als die Metaphyse, so deutet dies auf eine Störung des epiphysären Wachstums hin (s. Abb. 7.11).

Bei der Epiphysenlösung kommt es beim Abrutschen der Epiphyse in der Ebene der Epiphysenfuge zu einer Stufenbildung in der Kopf-Hals-Silhouette. Die Stufe kann in ihrer Höhe bestimmt werden (s. Abb. 7.14). Die Höhe der Stufe korreliert mit dem radiologischen Abrutschwinkel, wobei 1 mm Stufe annäherungsweise mit 5° Abrutsch gleichgesetzt werden kann.

Nach Totalendoprothesenimplantation kann der Abstand zwischen dem Prothesenprofil und der Neokapsel, die sich nach einigen Wochen ausgebildet hat, bestimmt werden. Die Distanzen zwischen Kopfsilhouette (s. a in Abb. 7.18) und Prothesenhalssilhouette (s. b in Abb. 7.18) einerseits sowie Neokapsel andererseits sind stark abhängig vom Prothesendesign. Weiter lateral legt sich die Neokapsel üblicherweise der Kortikalis an (s. c in Abb. 7.18). Nach unseren bisherigen Erfahrungen besteht zwischen der Neokapsel und der Kortikalis nur in ca. 30% der Fälle eine meßbare Distanz (s. Abb. 7.18).

Bei klinisch und radiologisch sicher gelockerten Endoprothesen kommt es in über 80% der Fälle in diesem Bereich zu einer meßbaren Distanz (s. Abb. 7.20).

7.5 Untersuchungshindernisse

Bei ausgeprägten Beugekontrakturen (mehr als 30°) ist das gewohnte Hüftkopf-Schenkelhals-Profil von ventral nicht mehr darstellbar, da große Teile des Hüftkopfes in die Pfanne eingedreht werden. Bei Kleinkindern können die räumlichen Verhältnisse so eng werden, daß besser mit einem Sektorschallkopf untersucht wird.

Nach Prothesenimplantationen können periartikuläre Verkalkungen einen weiteren Einblick auf die Gelenkstrukturen verhindern.

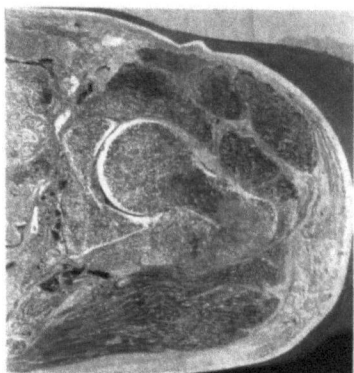 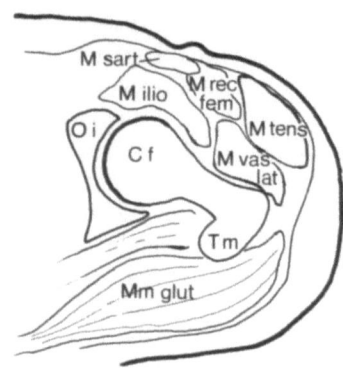

Abb. 7.3. Anatomischer Schnitt im Verlauf des Schenkelhalses. (*O i* Os ilium, *C f* Caput femoris, *T m* Trochanter major, *M ilio* M. iliopsoas, *M tens* M. tensor fasciae latae, *M sart* M. sartorius, *M rec fem* M. rectus femoris, *M vas lat* M. vastus lateralis, *Mm glut* Mm. glutaei)

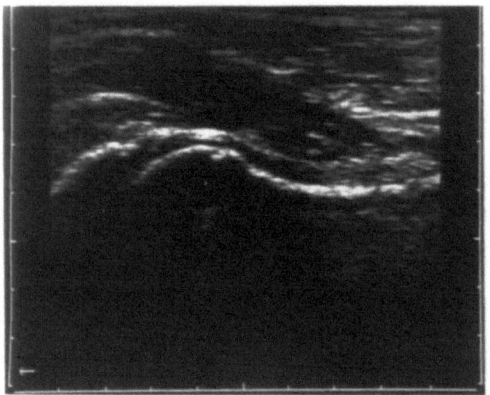 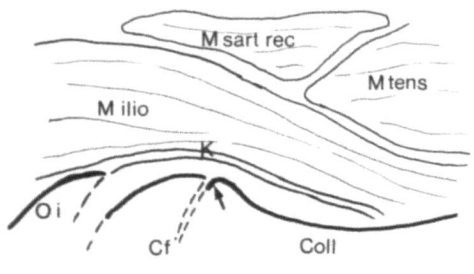

Abb. 7.4. Sonographischer Schnitt im Verlauf des Schenkelhalses (Schallkopfposition s. Abb. 7.1 Anatomie s. Abb. 7.3). (*O i* Os ilium, *C f* Caput femoris (die noch offene Epiphysenfuge ist mit einem Pfeil markiert), *Coll* Collum femoris, *M ilio* M. iliopsoas, *M sart rec* M. rectus femoris et sartorius, *M tens* M. tensor fasciae latae, *K* Kapsel)

7.6 Normale Sonoanatomie

Leitstruktur der sonographischen Abbildung ist der Hüftkopf, der sich als Halbkreis darstellt (Abb. 7.3 und 7.4). Bei der ventralen Schnittführung schließt sich lateral der Schenkelhals als Gerade an. Bei der dorsalen Schnittführung taucht der Schenkelhals lateral in den Schallschatten des Trochanter major.

Bei Kleinkindern ist der Hüftkopf echoarm. Vom ersten Auftreten des Kopfkernes bis zum Abschluß des Wachstums werden der echoarme Knorpelsaum um den Kopfkern und die Epiphysenfuge immer schmaler. Bei Eintritt der Pubertät liegt die Epiphysenfuge etwa in Mitte der halbkreisförmigen Kopffigur.

Die senkrecht auf den Hüftkopf auftreffenden Wellen geben einen kräftigen Reflex. Weiter peripher auftreffende Wellen geben schwächere Reflexe ab. Nach lateral folgt der kräftige Reflex des Schenkelhalses. Der Schenkelhals sollte im Verlauf seiner Längsachse angeschnitten werden. Der Verlauf ist hier meist geradlinig. Bei Kranialverlagerung des Schnittes wird der Verlauf des Schenkelhalses bogenförmig, lateral kommt der Trochanter major zur Abbildung.

Medial des Hüftkopfes bildet der vordere Pfannenrand einen kräftigen Kortikalisreflex mit Schallauslöschung. Bei Kindern sitzt dem knöchernen Teil der Pfanne ein konusförmiger echofreier Saum auf, der dem hyalinen Knorpel entspricht. Den knöchernen Strukturen liegt die Gelenkkapsel mit den Verstärkungsbändern auf (Differenzierung nicht möglich). Sie geben einen kräftigen Reflex, der, an der Pfanne beginnend, breit ist und bis in Hüftkopfmitte spitzzipflig ausläuft. Die Kapsel liegt dem Schenkelhals nach lateral als etwa 1 mm starker Reflex auf.

Der Kapsel liegen 3 große Muskelgruppen auf. Der M. iliopsoas zieht von medial nach lateral und liegt dem Hüftkopf am nächsten. In etwa Schenkelhalsmitte liegen in der oberflächlichen Schicht der M. rectus femoris und der M. sartorius. Lateral schiebt sich von proximal der M. tensor fasciae latae und von distal der M. vastus lateralis dem Schenkelhals auf.

Die dorsale Darstellung orientiert sich an der Kopf-Hals-Trochanter-Silhouette. Ausgehend vom Trochanter, der einen kräftigen Schatten hat und meist sehr schallkopfnahe liegt, wird die Kontur des Femurkopfes mit echofreiem, überziehendem Knorpel und der Schenkelhals mit flachem spitzauslaufendem dorsalen Recessus dargestellt. Der Kapsel liegen mehrere Muskelgruppen auf. Von außen nach innen findet sich die Glutaealmuskulatur (Glutaeus maximus, minimus und medius), darunter die Außenrotatoren (Abb. 7.5 und 7.6).

7.7 Beurteilungskriterien

Ergußbildungen werden ventral und dorsal als konvexe mehr oder minder echoarme bis echofreie Erweiterungen des ventralen bzw. dorsalen Recessus gesehen. Die Form der Erweiterung ist abhängig von der Rotationsstellung und verändert sich bei Bewegungen. Auffällig ist die sog. dorsale Schallverstärkung, die eine besonders kräftige Reflektion an der Knochenoberfläche hervorruft (s. Abb. 7.22).

Im Wachstumsalter ist die halbrunde Kopfsilhouette etwa in der Mitte durch die Epiphyse unterbrochen. Formänderungen können durch eine abgeflachte Epiphyse oder durch Verschiebungen in Höhe der Epiphysenfuge verursacht sein.

Bei Erwachsenen kommen Formänderungen der Kopf-Hals-Silhouette vor, die über dem erwarteten Niveau liegen (Osteophyten, s. Abb. 7.17), und solche, die unter dem erwar-

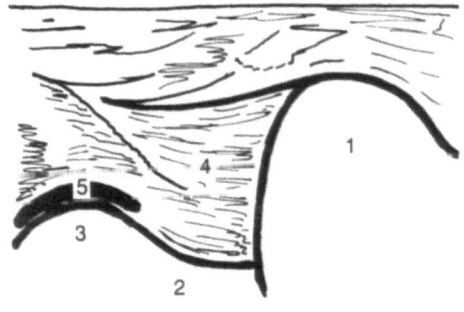
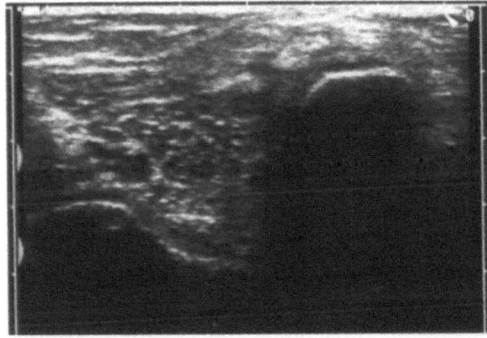

Abb. 7.5. Dorsaler Längsschnitt über dem Hüftgelenk. (*1* Trochanter, *2* Collum, *3* Caput femoris, *4* Glutealmuskulatur, *5* hyaliner Knorpel)

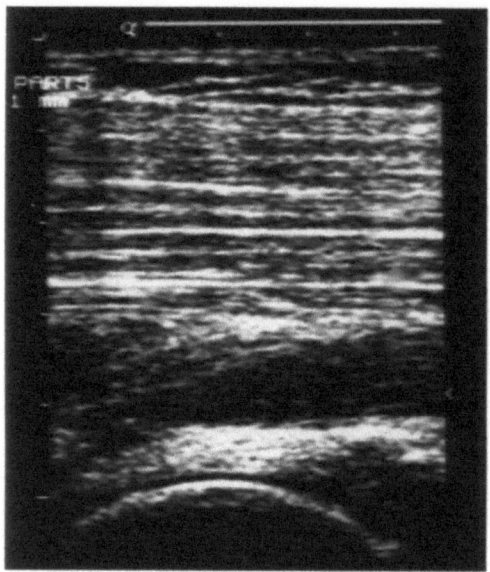 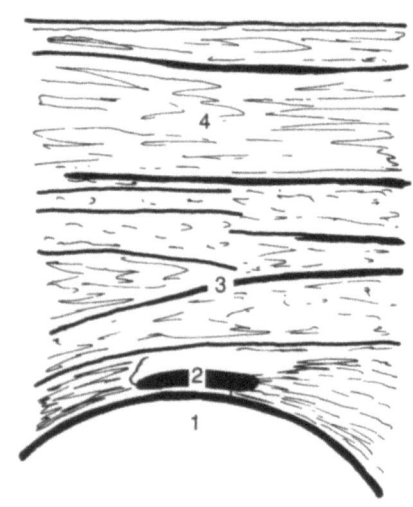

Abb. 7.6. Dorsaler Querschnitt über dem Caput femoris. (*1* Caput femoris, *2* hyaliner Knorpel, *3* tiefe Glutealmuskulatur, *4* oberflächliche Glutealmuskulatur)

teten Niveau liegen (Erosionen bei rheumatoider Arthritis, s. Abb. 7.25; Abflachungen der Kopfkalotte bei Hüftkopfnekrose, s. Abb. 7.16.

Intraartikuläre Volumenzunahmen bei Erwachsenen sind unspezifische Begleiterscheinungen vieler Erkrankungen (Arthrose, Hüftkopfnekrose, rheumatoide Arthritis, M. Bechterew, Dysplasie, Infektionen) und müssen weiter abgeklärt werden.

7.8 Krankheitsbilder

7.8.1 Morbus Perthes

Der Morbus Perthes ist eine avaskuläre Osteonekrose. Die betroffene Epiphyse bleibt zunächst im Wachstum zurück. Die sonst nahezu einem Halbkreis gleichende Kopfkontur mit der in der Mitte gelegenen Epiphysenfuge bekommt aufgrund der epiphysären Abflachung eine unrunde Kontur. Das im Alter von 3 Jahren bis zum Abschluß des Wachstums recht konstante Zahlenverhältnis von Epiphyse zu Metaphyse wird zuungunsten der Epiphyse verschoben. Der Normalwert dieses Quotienten (Epiphyse:Metaphyse) der bei ca. 1,1 liegt, wird kleiner als 0,9.

In frühen Stadien des Morbus Perthes werden häufiger Gelenkergüsse gefunden, die in der Form den anderen serösen Ergüssen (z.B. bei Coxitis fugax) gleichen (Abb. 7.7). Im weiteren Verlauf kommt es zu einer scheinbaren Verbreiterung der Epiphysenfuge (Abb. 7.8) und zu einer zunehmenden Abflachung der knöchernen Epiphyse (Abb. 7.9). Nachdem zunächst vereinzelte Unterbrechungen der Kortikalis des Epiphysenkernes auftreten, kommt es später zu einer fast vollständigen Auflösung der Kortikalis, so daß große Teile des Epiphysenkernes eingesehen werden können. Die gesamte Epiphyse ist dann von mehr oder weniger echodichten Arealen durchsetzt. Das Epiphysen-Metaphysen-Verhältnis ist zu diesem Zeitpunkt deutlich kleiner als 0,9 (s. Abb. 7.9). Nach einer zunehmenden Verdichtung des Epiphy-

7.8.1 Morbus Perthes

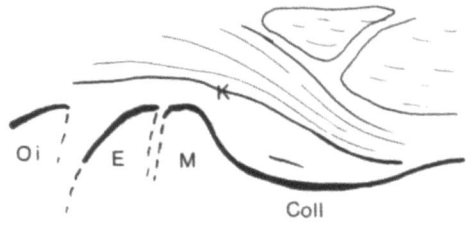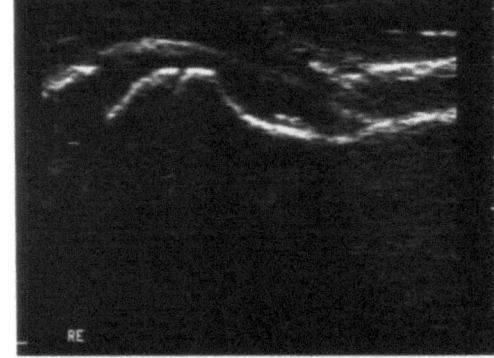

Abb. 7.7. 5jähriger Patient, Hüftgelenksschmerzen, röntgenologisch kleine Sklerosezone in der Epiphyse bei Morbus Perthes. Ventraler Schnitt im Verlauf des Schenkelhalses (Normalbefund s. Abb. 7.4). Die Hüftkopf-Schenkelhals-Kontur zeigt keine auffälligen Veränderungen. Die Hüftgelenkkapsel ist durch echoarme Formationen vom Hüftkopf-Schenkelhals-Profil abgehoben. (*O i* Os ilium, *E* Epiphyse, *M* Metaphyse, *Coll* Collum femoris, *K* Hüftgelenkkapsel)

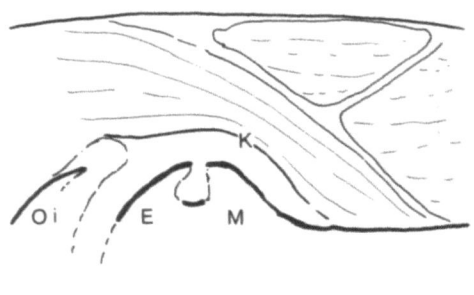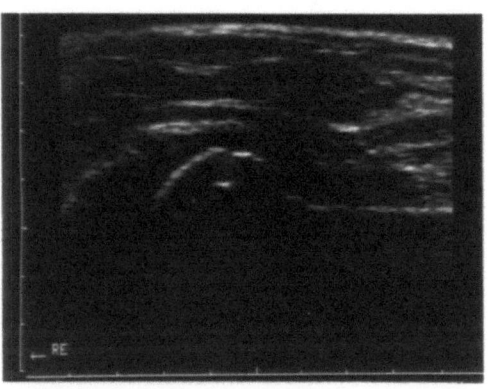

Abb. 7.8. Patient von Abb. 7.7, röntgenologisch im Stadium der Kondensation. Ventraler Schnitt im Verlauf des Schenkelhalses. Die Unterbrechung der Kortikalisstruktur in Höhe der Epiphysenfuge ist gegenüber dem Normalbefund (s. Abb. 7.4) deutlich verbreitert. Die Höhe der Epiphyse hat im Vergleich zur Metaphyse abgenommen. Die Kapsel ist durch echoarme Formationen vorgewölbt. (*O i* Os ilium, *E* Epiphyse, *M* Metaphyse, *K* Kapsel)

senkernes entsteht wieder eine geschlossene Epiphysenkortikalis, die in der Regel jedoch nicht die normale Höhe erreicht (Abb. 7.10).

Die Zuordnung der sonographischen Veränderungen zu den radiologischen Stadien der Perthes-Erkrankung läßt sich wie folgt skizzieren:

- *Initialstadium.* Noch keine eindeutige Verschiebung der Epiphysen-Metaphysen-Relation; echoarme Gelenkergüsse.

- *Kondensationsstadium.* Deutliche Epiphysenabflachung, Epiphysen-Metaphysen-Verhältnis < 0,9; Unterbrechungen der Epiphysenkortikalis, epimetaphysäre Defekte, die zu einer scheinbaren Verbreiterung der Epiphysenfuge führen; Gelenkergüsse (vereinzelt).

- *Fragmentationsstadium.* Epiphysen-Metaphysen-Verhältnis ≪ 0,9; mehrere Unterbrechungen der Epiphysenkortikalis bis

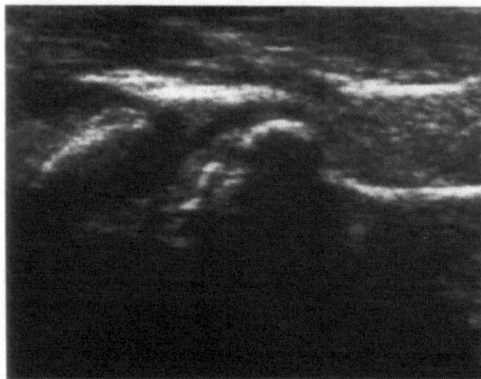 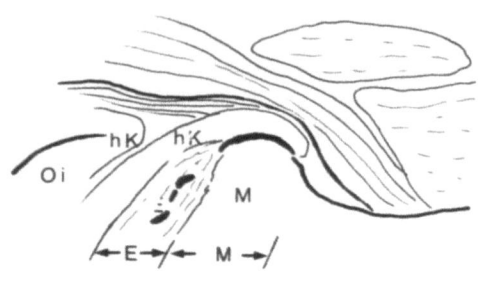

Abb. 7.9. 8jähriger Patient, Morbus Perthes im Stadium der Fragmentation. Ventraler Schnitt im Verlauf des Schenkelhalses (Normalbefund s. Abb. 7.4). Die Epiphyse liegt der Metaphyse nur noch als schmale Scheibe auf. Sie zeigt keinen durchgehenden Kortikalisreflex, ihre Binnenstruktur ist durch einen Wechsel echodichter und echoärmerer Areale gekennzeichnet. Über der etwas echodichteren Epiphyse liegt der echofreie Saum des hyalinen Gelenkknorpels. Dem kräftigen Kortikalisreflex des Os ilium sitzt ein echofreier konusförmiger Saum auf, der dem hyalinen Knorpel der Hüftgelenkspfanne entspricht. (*O i* Os ilium, *E* Epiphyse, *M* Metaphyse, *h K* hyaliner Knorpel)

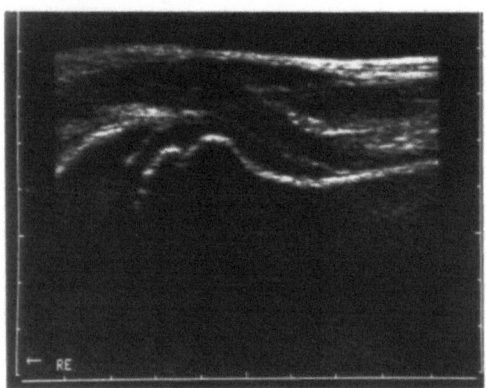 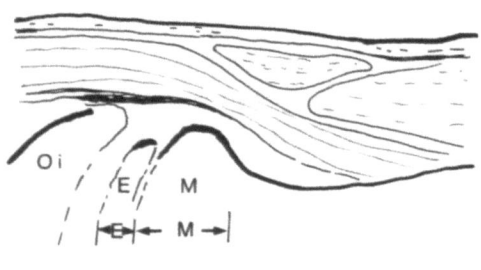

Abb. 7.10. 9jähriger Patient, Morbus Perthes im Stadium der Regeneration. Ventraler Schnitt im Verlauf des Schenkelhalses (Normalbefund s. Abb. 7.4). Die Kortikalis der Epiphyse ist durchgehend, sie gibt einen kräftigen Reflex. Die Höhe der Epiphyse ist gegenüber der Höhe der Metaphyse deutlich reduziert. Die Gelenkkapsel liegt dem Hüftkopf-Schenkelhals-Profil an. (*O i* Os ilium, *E* Epiphyse, *M* Metaphyse)

zum fast vollständigen Fehlen von Kortikalis mit Durchsetzen der echoreichen Epiphyse mit kleinen echodichten Sprenkeln; Abflachung und Rundung des Metaphysenanteils.
- *Regenerationsstadium.* Abflachung der Epiphyse, unrunde Kopfform, intakte Epiphysenkortikalis ohne Unterbrechungen.

Es ist unwahrscheinlich, daß sich die Perthes-Erkrankung sonographisch früher als im Röntgenbild erkennen läßt. Der Vorteil des Ultraschalls gegenüber eine Röntgenuntersuchung liegt in der Erfassung von Gelenkergüssen. Ihre Ausprägung kann annäherungsweise quantitativ erfaßt und im Verlauf kurzfristig kontrolliert werden. Veränderungen der Epiphysen- und Metaphysenkortikalis sind überlagerungsfrei im Ultraschallschnittbildverfahren beurteilbar.

7.8.2 Enchondrale Dysostosen

Bei den enchondralen Dysostosen besteht eine genetisch festgelegte Störung des Epiphysenwachstums, die bei den verschiedenen Untergruppen der enchondralen Dysostosen typische Verteilungsmuster zeigt.

Bei Betroffensein des Hüftgelenkes besteht, ähnlich wie bei der Perthes-Erkrankung, ein Mißverhältnis zwischen Epiphysen- und Metaphysenhöhe. Dieses Mißverhältnis kann noch ausgeprägter sein und der Epiphysen-Metaphysen-Quotient kleiner als 0,5 werden (Abb. 7.11).

Beim Morbus Ribbing haben wir keine Unterbrechungen der Kortikalisstruktur gefunden, beim Morbus Fairbank traten in den 3 untersuchten Fällen jedoch Unterbrechungen der Epiphysenkortikalis, ähnlich wie im Fragmentationsstadium beim Morbus Perthes, auf.

7.8.3 Epiphysiolysis capitis femoris

Beim Epiphysengleiten kommt es in der Ebene der Epiphysenfuge zu einer Verschiebung des epiphysären gegen den metaphysären Kopfanteil. Der Abrutsch erfolgt in der Regel nach hinten und unten, so daß bei der sonographischen Untersuchung von ventral die Hüftkopfkontur in Höhe der Fuge unterbrochen wird und die Epiphyse stufenförmig nach unten versetzt ist. Im Gegensatz zu den röntgenologischen Darstellungen ist bei der sonographischen Darstellung in mehr als 90 % der Fälle eine Stufe darstellbar (Abb. 7.12 und 7.13). Anscheinend kommt es nur bei sehr geringgradigen Dislokationsgraden und bei der Epiphysiolysis capitis femoris incipiens, bei der lediglich eine Kippung der Epiphyse infolge dorsaler metaphysärer Einstauchung erfolgt, zu keiner ausreichenden Stufenbildung. Dann ist die Beurteilung unsicher und begrenzt auf die Bewertung der unrunden Kopfform. In den meisten Fällen läßt sich jedoch durch Durchmustern der ventralen Hüftkopf-Schenkelhals-Anteile eine gut erkennbare und in der Regel auch ausmeßbare Stufe einstellen (Abb. 7.14).

Die Korrelation zwischen der Stufenhöhe und dem radiologisch bestimmten Abrutsch-

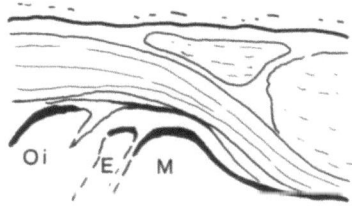
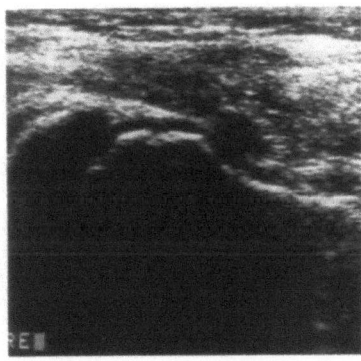

Abb. 7.11. 8jähriger Patient, Morbus Ribbing. Ventraler Schnitt im Verlauf des Schenkelhalses (Normalbefund s. Abb. 7.4). Os ilium und Hüftkopf-Schenkelhals-Profil zeigen durchgehende Kortikalisreflexe. Die Epiphyse ist gegenüber der Metaphyse in der Höhe reduziert. Die Gelenkkapsel liegt dem Hüftkopf-Schenkelhals-Profil auf. (*O i* Os ilium, *E* Epiphyse, *M* Metaphyse)

150   7 Hüftgelenk

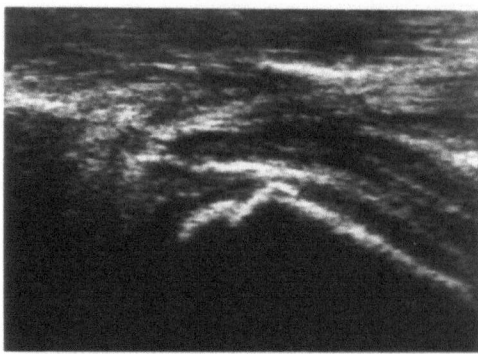 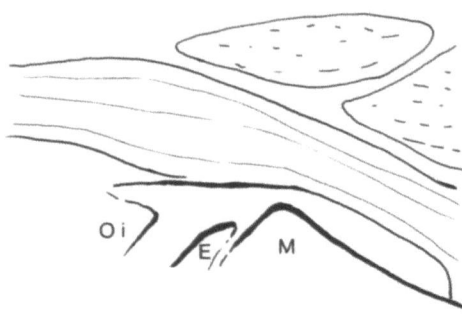

Abb. 7.12. 12jähriger Patient, Hüftgelenksschmerzen seit 1 Mon., Epiphysenlösung. Ventraler Schnitt im Verlauf des Schenkelhalses (Normalbefund s. Abb. 7.4). Das Hüftkopf-Schenkelhals-Profil ist in Höhe der Epiphyse unterbrochen. Die Epiphyse ist gegenüber der Metaphyse nach dorsal verlagert. Die Gelenkkapsel ist vom Hüftkopf-Schenkelhals-Profil abgehoben. (*O i* Os ilium, *E* Epiphyse, *M* Metaphyse)

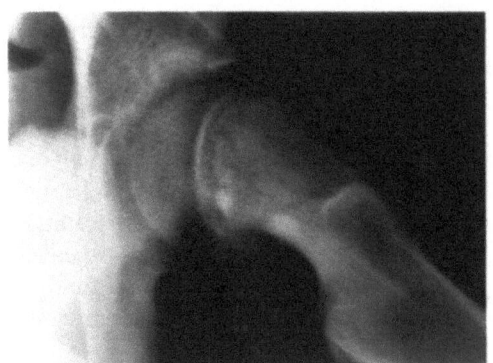 

Abb. 7.13. Patient von Abb. 7.12, Röntgenbefund. Es ist zur Dislokation der Epiphyse gekommen. In der Lauenstein-Aufnahme projiziert sich der Übergang von Epiphyse zur Metaphyse ohne eine dem sonographischen Bild vergleichbare Stufenbildung

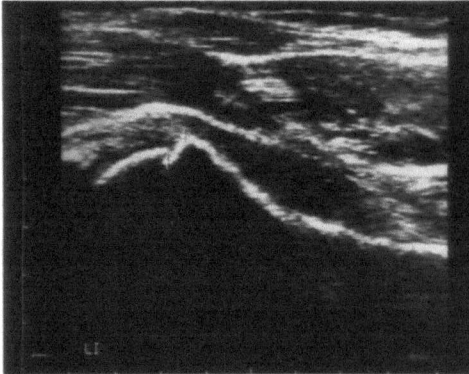 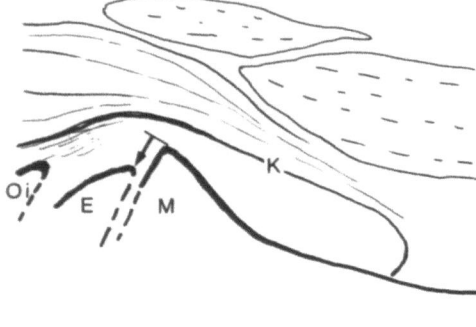

Abb. 7.14. 12jähriger Patient, plötzliches Auftreten von Hüftgelenksschmerzen 1 Woche zuvor. Ventraler Schnitt im Verlauf des Schenkelhalses (Normalbefund s. Abb. 7.4). Das Hüftkopfprofil ist entrundet. Es besteht eine Stufe am Übergang von der Metaphyse zur Epiphyse. Die Epiphyse ist gegenüber der Metaphyse um 6 mm nach dorsal verlagert. Die Kortikalisstruktur ist durchgehend. Die Gelenkkapsel ist vom Hüftkopf-Schenkelhals-Profil abgehoben. (*O i* Os ilium, *E* Epiphyse, *M* Metaphyse, *K* Hüftgelenkkapsel)

winkel ist signifikant und für 1 mm Stufe können ca. 5° Abrutsch gesetzt werden.

Verfolgt man im Real-time-Bild bei zunehmender Hüftbeugung den Weg der metaphysären Stufe, so kommt es bei ausgeprägten Stufen zu einem Anschlag des über die Epiphyse hinausragenden metaphysären Kopfanteiles am Pfannenrand. Eine weitere Beugung ist dann nur bei gleichzeitiger Außenrotation möglich. Diese mechanische Behinderung könnte bei ausgeprägten Stufen eine Erklärung des Drehmann-Zeichens sein.

Bei der Epiphysenlösung kommt es in einigen Fällen zu einer intraartikulären Volumenzunahme und Vorwölbung der Hüftgelenkskapsel (s. Abb. 7.14). Die Gelenkergüsse treten sowohl bei geringen als auch bei ausgeprägten Dislokationen auf und korrelieren nicht mit dem Ausmaß des Abrutsches. Sie scheinen eher am Beginn des Abrutsches aufzutreten und sich im weiteren Verlauf dann zurückzubilden.

7.8.4 Hüftkopfnekrose

Die frühen Stadien der Hüftkopfnekrose (Ficat 1 und 2), bei denen noch eine intakte Hüftkopfkortikalis vorliegt, sind sonographisch nur bei gleichzeitigem Hüftgelenkerguß auffällig (Abb. 7.15). Erst mit Einbruch der Kortikalis kommt es zu einer Deformierung der Hüftkopf-Schenkelhals-Figur. Der Hüftkopf ist dann im ventralen Schnitt in seiner Rundung unterbrochen und abgeflacht (Abb. 7.16). Bei länger bestehenden Hüftkopfnekrosen können die dann auftretenden arthrotischen Veränderungen mit Ausbildung von Osteophyten zu ähnlichen Bildern wie bei Koxarthrose (s. Abschn. 7.8.5) führen.

Ob in den frühen Stadien der Hüftkopfnekrose häufiger Hüftgelenksergüsse auftreten und als Frühzeichen der Hüftkopfnekrose gewertet werden können, ist nicht bekannt.

7.8.5 Koxarthrose

Nach der klinischen Untersuchung bietet sich die Ultraschalldiagnostik als zusätzliches bildgebendes Verfahren an. Eine Röntgenuntersuchung ist aber unverzichtbar. Sonographisch lassen sich ossäre Veränderungen und entzündliche Begleiterscheinungen erfassen.

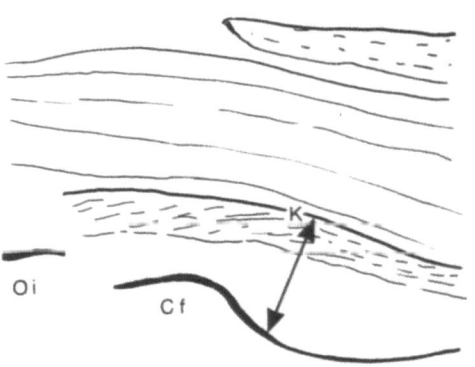 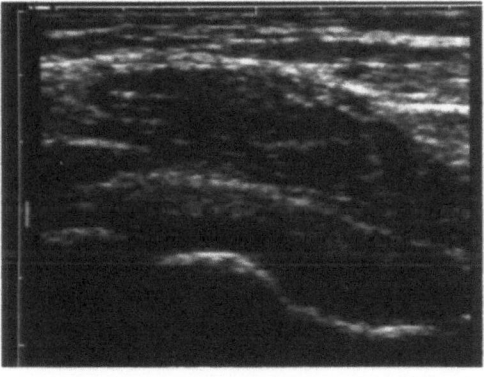

Abb. 7.15. 36jähriger Patient, rechtsseitige Hüftgelenksschmerzen seit 3 Monaten. Computertomographisch gesicherte Hüftkopfnekrose im Stadium Ficat 1. Ventraler Schnitt im Verlauf des Schenkelhalses (Normalbefund s. Abb. 7.4). Runde Hüftkopffigur mit unauffälligen Kortikalisreflexen. Die Gelenkkapsel ist vom Hüftkopf-Schenkelhals-Profil abgehoben. (*O i* Os ilium, *C f* Caput femoris, *K* Hüftgelenkkapsel)

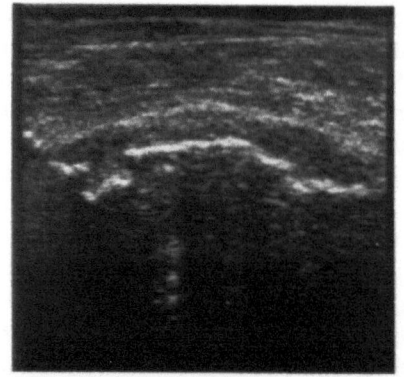
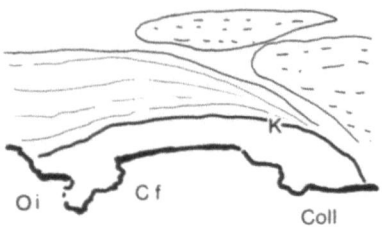

7.16

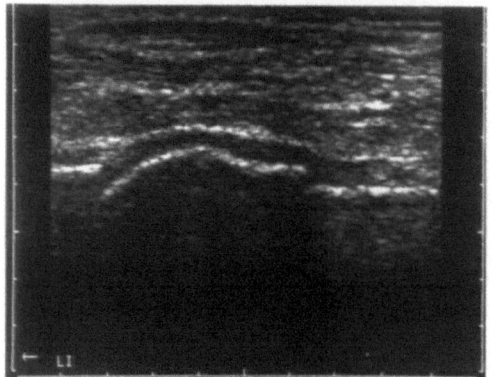
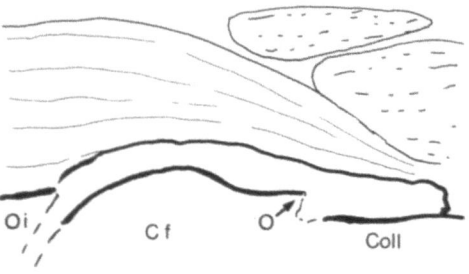

7.17

Ossäre Veränderungen

Die Arthrosonographie ist mit hoher Sensibilität in der Lage, Konturveränderungen darzustellen, die durch osteophytäre Anbauten hervorgerufen werden. Besonders an der Kopf-Hals-Silhouette lassen sich durch Osteophyten bedingte Stufenbildungen erkennen (Abb. 7.17). Sie führen zur Schallschattenbildung, die die normale Kopf-Hals-Silhouette verändert. Die Veränderungen erscheinen kanten-, stufen- oder treppenförmig. Wesentlich schlechter sind die Veränderungen am Pfannenerker zu erkennen. Nur wenn die Schatten sich von denen des Pfannenerkers trennen lassen, sind sie als separate zusätzliche Knochenbildungen zu erfassen.

▲
Abb. 7.16. 42jähriger Patient, einseitige Hüftgelenksschmerzen seit 3 Jahren, röntgenologisch ausgedehnte Hüftkopfnekrose mit Deformierung des Hüftkopfes (Stadium Ficat 3). Ventraler Schnitt im Verlauf des Schenkelhalses (Normalbefund s. Abb. 7.4). Das Hüftkopfprofil ist entrundet. Die runde Kontur des Kopfes ist in den zentralen Anteilen plateauartig abgeflacht. Der Kortikalisreflex ist in der gesamten Knochenkontur mehrfach unterbrochen durch stufenförmige Abhebungen. Die Gelenkkapsel ist vom Hüftkopf-Schenkelhals-Profil abgehoben. (*O i* Os ilium, *C f* Caput femoris, *Coll* Collum femoris, *K* Hüftgelenkkapsel)

Abb. 7.17. 68jähriger Patient, rezidivierende Hüftgelenksbeschwerden seit 4 Jahren, röntgenologisch Koxarthrose. Ventraler Schnitt im Verlauf des Schenkelhalses (Normalbefund s. Abb. 7.4). Das Hüftkopf-Schenkelhals-Profil ist am Übergang vom Kopf zum Schenkelhals stufenförmig durch einen Osteophyten unterbrochen. (*O i* Os ilium, *C f* Caput femoris, *Coll* Collum femoris, *O* Osteophyt)

Veränderungen der Gelenkhöhle und der Bursen

Weitaus häufiger und leichter sind begleitende Exsudationen zu erfassen. Sie führen zu einer Vorwölbung der Gelenkkapsel, die sich ventral und dorsal als konvexe, tropfenförmige, echofreie bis echoarme Raumforderungen darstellen (Abschn. 7.8.7). Ein negativer sonographischer Befund schließt eine begleitende Synovialisreaktion nicht aus, auch wenn alle Möglichkeiten einer statischen und dynamischen Untersuchung ausgeschöpft wurden. Es besteht keine sichere Korrelation zwischen einer aktivierten schmerzhaften Arthrose und der Größe des dargestellten Reizergusses. Wahrscheinlich kommt es im Verlauf der Krankheit zu Verklebungen der Kapsel mit veränderter Knochenoberfläche, so daß bei Reizzuständen auch eine Kapselabhebung fehlen kann.

7.8.6 Totalendoprothesen

Nach Prothesenimplantation finden sich anstatt des normalen Hüftkopf-Schenkelhals-Profils in entsprechender Tiefe kräftige Reflexe mit Wiederholungsartefakten, die an der Metalloberfläche der Prothese entstehen. Die Oberflächenrauhigkeit der Prothese ist gegenüber dem normalen Knochen gering. Das Prothesenprofil setzt sich daher in der Regel aus gradlinigen kräftigen Reflexen zusammen, die in unterschiedlicher Höhe liegen. Medial liegt der Kopf, daneben etwas tiefer der Prothesenhals. Lateral liegt entweder der Femurschaft oder bei Prothesen, die einen Kragen besitzen, ein weiterer kurzer metallischer Reflex, bevor der Femurschaft beginnt (Abb. 7.18).

Unmittelbar nach der Protheseninplantation besteht zunächst im Operationsgebiet ein Hämatom. Große Hämatome dehnen sich weiter nach distal in die Verschiebeschichten aus. Sie liegen dann auf der Außenfläche des Femurs unterhalb des Vastus lateralis oder schieben sich zwischen Vastus lateralis und Fascia lata nach distal bis in Oberschenkelmitte (s. Abb. 2.19).

Die Neokapsel, die sich nach ca. 2 Monaten ausgebildet hat, liegt dem Prothesenprofil auf und setzt lateral der Prothese am Femur an.

Periartikuläre Verkalkungen entsprechen echodichten Formationen, die zur Schall-

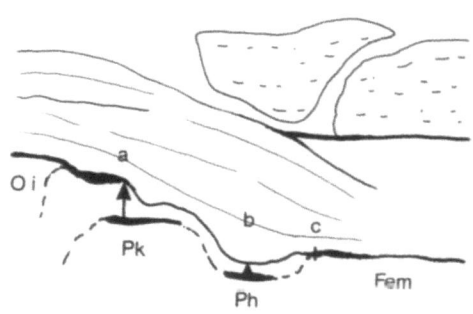
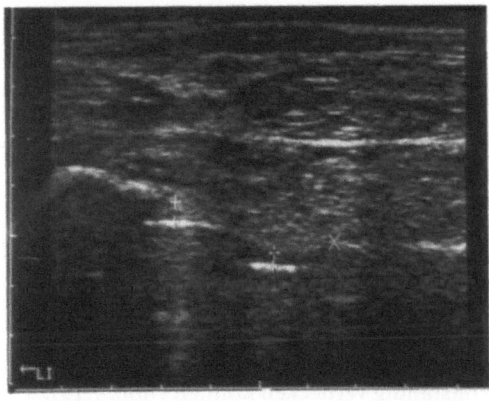

Abb. 7.18. 67jähriger Patient, 6 Mon. nach Implantation einer zementfreien Totalendoprothese. Ventraler Schnitt im Verlauf des Schenkelhalses (Normalbefund s. Abb. 7.4). Prothesenkopf und Prothesenhals geben einen kurzstreckigen kräftigen Reflex. Nach distal schließt sich der etwas schwächere Kortikalisreflex des Femur an. Die Weichteilstrukturen liegen dem Prothesenprofil unmittelbar auf. (*O i* Os ilium, *Pk* Prothesenkopf, *Ph* Prothesenhals, *Fem* Femur, *a* Distanz Prothesenkopf-Neokapsel, *b* Prothesenhals-Neokapsel, *c* Femur-Neokapsel)

7 Hüftgelenk

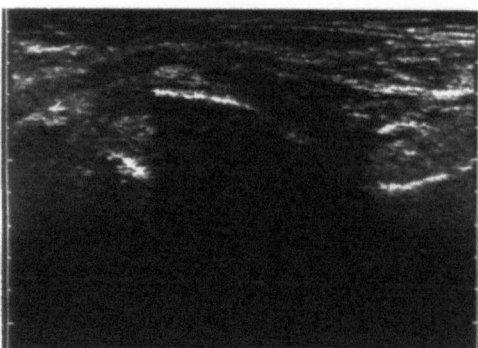 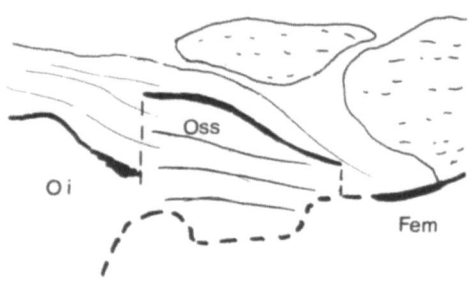

Abb. 7.19. 52jähriger Patient, 1 Jahr nach Implantation einer zementfreien Totalendoprothese, radiologisch ausgeprägte periartikuläre Verkalkungen (Arc III), die die Prothese sowohl an der Außen- als auch an der Innenseite einrahmen und eine knöcherne Verbindung zwischen beiden Teilen der Prothese bilden. Ventraler Schnitt im Verlauf des Schenkelhalses (Normalbefund s. Abb. 7.4). Das Prothesenprofil ist nicht darstellbar. Der Gelenkstruktur ist eine langstreckige echodichte Struktur vorgelagert, die zur vollständigen Schallschattenbildung führt. (*O i* Os ilium, *Fem* Femur, *Oss* Ossifikationen)

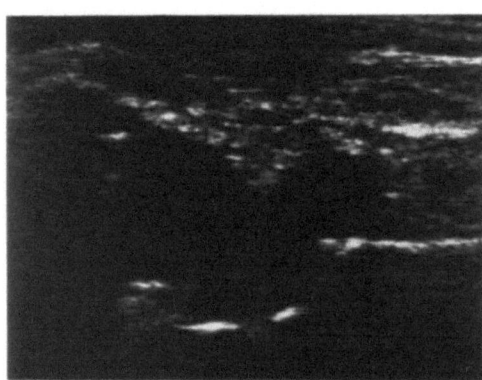 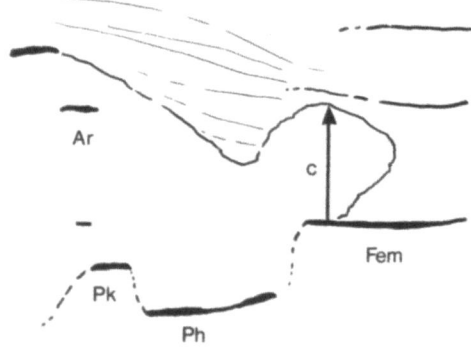

Abb. 7.20. 76jähriger Patient, Implantation einer zementierten Totalendoprothese vor 11 Jahren, Hüftgelenksschmerzen seit 3 Jahren, röntgenologisch sichere Lockerungszeichen an der Pfanne und am Schaft. Ventraler Schnitt im Verlauf des Schenkelhalses (Normalbefund s. Abb. 7.4). Prothesenkopf und Prothesenhals geben einen kräftigen Reflex. Der in Höhe des Prothesenkopfes weiter zur Oberfläche gelegene kräftige Reflex entsteht an einem Pfannenabstützring aus Metall, der zur Absicherung der Pfanne mit implantiert wurde. Die echodichteren Weichteilstrukturen sind durch ausgedehnte echoarme Formationen vom Prothesenkopf und dem proximalen Femur abgehoben. (*Pk* Prothesenkopf, *Ph* Prothesenhals, *Fem* Femur, *Ar* Abstützring, *c* Distanz Femur-Neokapsel)

schattenbildung führen und unter Umständen die tiefergelegene Prothesensilhouette vollständig verdecken können (Abb. 7.19).

Bei Infektion kommt es zu Abszedierungen (s. Abb. 2.21) mit einem Wechsel echodichter und echoarmer Regionen. Entzündungen halten sich bei ihrer Ausdehnung weniger an Verschiebeschichten, wie das die Hämatome tun, sondern ziehen lateral durch Vastus lateralis und Fascia lata in die oberflächlichen Strukturen oder gelangen medial vor dem Tensor fasciae latae in die oberflächlichen Schichten. Bei größeren Abszeßbildungen kann durch Kompression ein Flottieren echodichter Strukturen in echoarmen, liquiden Bereichen ausgelöst werden.

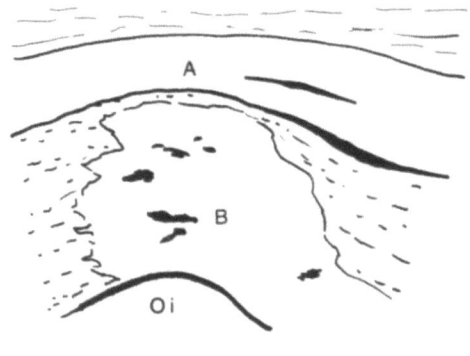 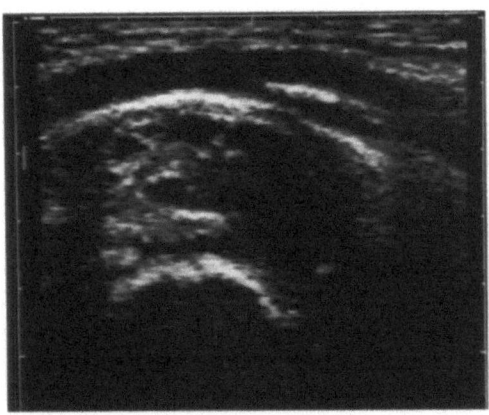

Abb. 7.21. 73jähriger Patient, Prothesenimplantation vor 8 Jahren. Schmerzen seit 1 Jahr, röntgenologisch Saumbildung um die Prothese, Weichteiltumor in der Leistenbeuge unmittelbar neben der A. femoralis. Ventraler Schnitt über dem Hüftgelenk, der Schnitt ist etwas steiler gestellt als die Verlaufsrichtung des Schenkelhalses. Die Muskelstrukturen über dem Hüftgelenk werden durch eine zystische, glatt begrenzte, echoarme Formation verdrängt. Bei querer Schnittführung liegt an der medialen Begrenzung dieser zystischen Struktur die A. femoralis. Computertomographisch und durch den intraoperativen Situs bestätigte große Bursa iliopectinea, die bei gelockerter Endoprothese von Flüssigkeit und Fremdkörpermaterial angefüllt war. (*O i* Os ilium, *B* Bursa iliopectinea, *A* A. femoralis)

Sichere sonographische Zeichen für eine Prothesenlockerung gibt es nicht. Die Bindegewebsreaktion bei gelockerten Prothesen kann jedoch in Form eines vergrößerten Kapselabstandes vom Prothesenprofil dargestellt werden. Durch die vermehrte Bindegewebsreaktion kommt es zu einer Abhebung der Neokapsel vom Femur (Abb. 7.20).

Alle obengenannten Veränderungen können sich auch in die Bursa iliopectinea ausdehnen, weil diese häufig mit dem Gelenk kommuniziert. Dann liegt in unmittelbarer Nachbarschaft der A. femoralis eine längsovale Struktur, sie muß von Aneurysmen abgegrenzt werden (Abb. 7.21).

7.8.7 Coxitis fugax

In den Anfangsstadien der Erkrankung kann man häufig zwischen echofreien, liquiden Arealen und echodichteren, der Kapsel und dem Knochen aufliegenden Arealen, die wahrscheinlich synovialen Hypertrophien entsprechen, unterscheiden (Abb. 7.22). Solange die Distanz zwischen Kortikalis und fibröser Kapsel (am Übergang vom Schenkelhals zum Hüftkopf gemessen) weniger als 10 mm beträgt, ist die Aussicht, durch Punktion genügend Material für eine laborchemische und bakteriologische Untersuchung zu gewinnen, gering. Im weiteren Verlauf der Erkrankung kann mit kurzfristigen Kontrollen (2- bis 4tägig) der Rückgang der Kapselvorwölbung kontrolliert werden. Nach 2 Wochen sind in der Regel die Patienten symptomfrei, die Kapselvorwölbung hat abgenommen und echofreie Areale sind nicht mehr nachweisbar. Die Verwölbung der Gelenkkapsel kann 2–3 Monate bestehen bleiben (Abb. 7.23).

Für die Beurteilung eines Hüftgelenkergusses ist der Seitenvergleich wichtig. Die Vorwölbung der Kapsel findet besonders im Übergangsbereich Kopf–Hals statt. Streckenmessungen in diesem Bereich sind für die Verlaufskontrolle hilfreich.

Intraartikuläre Volumenänderungen bei Erwachsenen sind unspezifisch, können Folge vieler Erkrankungen sein und müssen

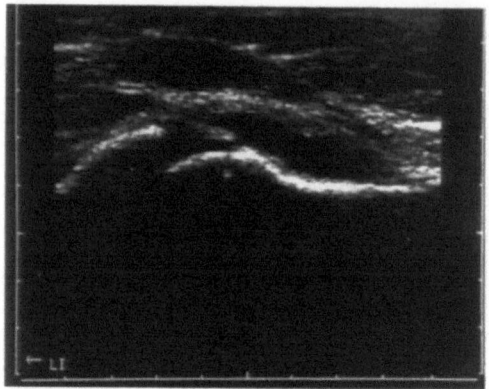 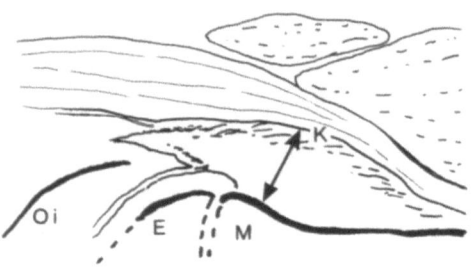

Abb. 7.22. 5jähriger Patient, Hüftgelenksschmerzen seit 1 Woche. Die Beschwerden gingen unter Behandlung mit Antiphlogistika nach 1 Woche zurück. Ventraler Schnitt im Verlauf des Schenkelhalses (Normalbefund s. Abb. 7.4). Die Kontur des Hüftkopfes ist rund. Die Epiphysenfuge liegt zentral. Epiphyse und Metaphyse sind etwa gleich groß. Die Gelenkkapsel ist vom Hüftkopf-Schenkelhals-Profil abgehoben. Zwischen die verbreiterte Kapselstruktur und Kortikalis sind echofreie Formationen eingelagert. Der vom Os ilium ausgehende Konus des hyalinen Knorpels legt sich dem Hüftkopf auf. (*O i* Os ilium, *E* Epiphyse, *M* Metaphyse, *K* Hüftgelenkkapsel)

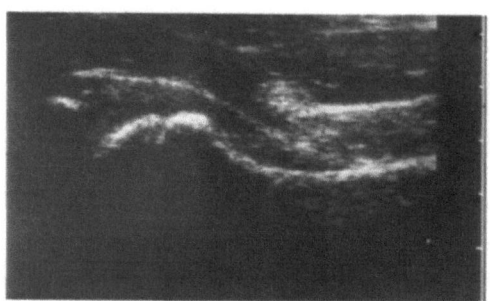 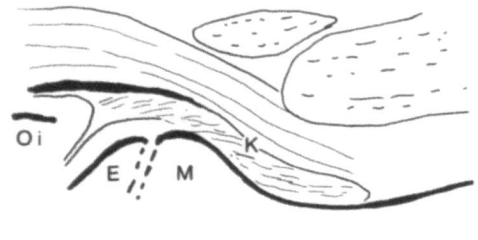

Abb. 7.23. Patient von Abb. 7.20, 1 Monat später bei klinisch unauffälligem Hüftgelenk. Ventraler Längsschnitt im Verlauf des Schenkelhalses (Normalbefund s. Abb. 7.4). Die Form des Hüftkopfes ist rund, die Epiphysenfuge liegt zentral, Epiphyse und Metaphyse sind etwa gleich hoch. Die Gelenkkapsel hat sich dem Hüftkopf-Schenkelhals-Profil angenähert, echoarme Formationen sind nicht mehr nachweisbar. Gegenüber der gesunden Seite besteht noch eine Vorwölbung der Kapsel. (*O i* Os ilium, *E* Epiphyse, *M* Metaphyse, *K* Hüftgelenkkapsel)

unbedingt mit anderen bildgebenden Verfahren abgeklärt werden.

7.8.8 Eitrige Koxitis

Bei der eitrigen Koxitis besteht meist eine ausgeprägte Beugekontraktur und Außenrotationsfehlstellung des Hüftgelenkes, so daß bei Kleinkindern die Darstellung mit einem Linearschallkopf schwierig wird. Mit einem in der Leistenbeuge aufgesetzten Sektorschallkopf ist das Gelenk meist noch von ventral zugänglich, ansonsten kann die Untersuchung auch von weiter mediodorsal durchgeführt werden (Abb. 7.24).

Die Begrenzung der Kapsel wird unschärfer und verläuft nicht mehr bogenförmig geschwungen, sondern weist Unterbrechungen und Aussackungen auf.

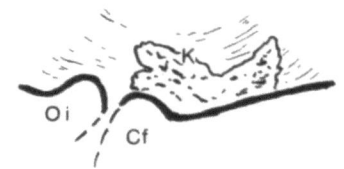

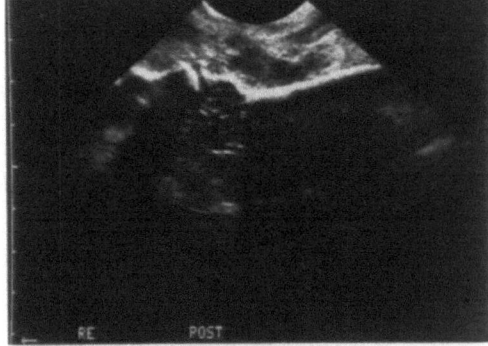

7.24

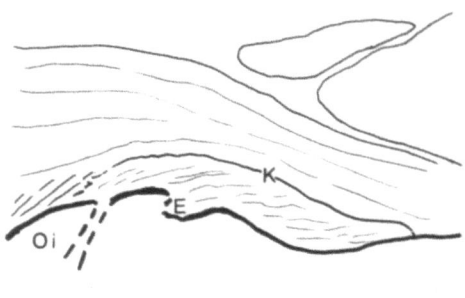

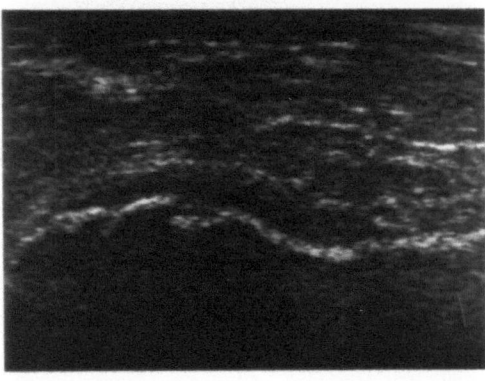

7.25

7.8.9 Hüftgelenkbefall bei Erkrankungen des rheumatischen Formenkreises

Bei Erkrankungen des rheumatischen Formenkreises kommt es durch die synoviale Hypertrophie und durch Ergußbildung ebenfalls zu intraartikulären Volumenzunahmen und zu einer Vorwölbung der Gelenkkapsel. Der Gelenkinhalt ist in der Regel homogen echoarm. Eine Unterscheidung zwischen Gelenkvorwölbung, die durch Erkrankungen des rheumatischen Formenkreises bedingt ist, oder Reizergüssen bei aktivierten Arthrosen ist nicht möglich. Usuren sind unregelmäßig begrenzt, scharfrandig und weisen einen Basisreflex auf (Abb. 7.25).

Sowohl bei Erkrankungen des rheumatischen Formenkreises als auch bei Koxarthrosen kann das einsehbare Areal des Hüftkopfes durch Innenrotation des Beines und weiter dorsal liegende Schnittführungen vergrößert werden.

▲
Abb. 7.24. 2 Monate alter Säugling mit schmerzhafter Bewegungseinschränkung des Hüftgelenkes und Beugekontraktur. Schnitt im Verlauf des Schenkelhalses (der Schnitt liegt wegen der Beugekontraktur etwas medial, es wurde ein Sektorschallkopf verwandt, da die Ankopplung mit einem Linearschallkopf nicht möglich war). Os ilium, Begrenzung des knorpeligen Hüftkopfes und Schenkelhals geben einen kräftigen Reflex. Die Kapselstruktur ist vom Hüftkopf-Schenkelhals-Profil weit abgehoben, die Kapsel weist bogenförmige Aussackungen in die umliegenden Weichteile auf. Der Gelenkinhalt ist homogen-echoarm mit echodichten Formationen. (*O i* Os ilium, *C f* Caput femoris, *K* Hüftgelenkkapsel)

Abb. 7.25. 53jähriger Patient, rheumatoide Arthritis seit 9 Jahren, rezidivierende Hüftgelenksbeschwerden seit 2 Jahren. Ventraler Schnitt im Verlauf des Schenkelhalses (Normalbefund s. Abb. 7.4). Die Kontur des Hüftkopfes ist zentral unterbrochen (mit Basisreflexion). Die Gelenkkapsel ist durch echoarme Formationen vom Hüftkopf-Schenkelhals-Profil abgehoben. (*O i* Os ilium, *E* Erosion, *K* Hüftgelenkkapsel)

7 Hüftgelenk

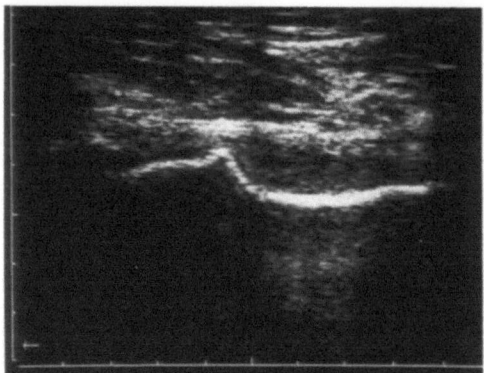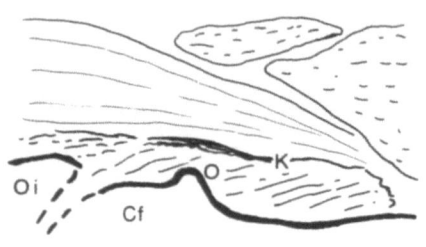

Abb. 7.26. 16jähriger Patient, Hüftgelenksschmerzen seit 2½ Jahren, Beugekontraktur, röntgenologisch bisher unauffällig. Ventraler Schnitt im Verlauf des Schenkelhalses (Normalbefund s. Abb. 7.4). Der Hüftkopf ist entrundet durch eine lateral gelegene Stufenbildung. Die Gelenkkapsel ist vom Hüftkopf-Schenkelhals-Profil durch echoarme Formationen abgehoben. (*O i* Os ilium, *C f* Caput femoris, *O* Osteophyt, *K* Hüftgelenkkapsel)

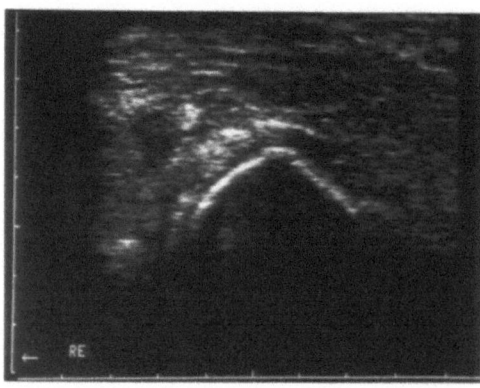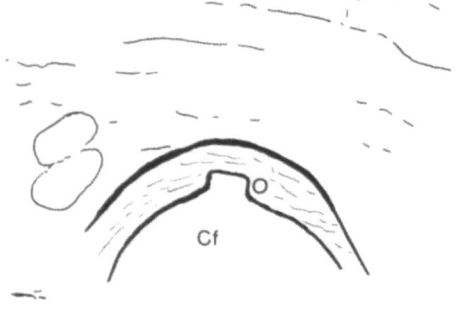

Abb. 7.27. Patient von Abb. 7.26. Ventraler Schnitt über dem Hüftkopf senkrecht zur Verlaufsrichtung des Schenkelhalses (Schallkopfposition s. Abb. 7.1). Die rundliche Kontur des Hüftkopfes ist durch eine Stufenbildung unterbrochen. Die Weichteile liegen dem Hüftkopfprofil auf. (*C f* Caput femoris, *O* Osteophyt)

Wenn sekundärarthrotische Veränderungen einsetzen, können am Übergangsbereich von Kopf zum Hals osteophytäre Veränderungen wie bei der Koxarthrose auftreten (Abb. 7.26 und 7.27; s. auch Abb. 7.17).

7.8.10 Periartikuläre Weichteilveränderungen

Periartikuläre Weichteilveränderungen treten am Hüftgelenk im Vergleich zum Schultergelenk sehr selten auf.

Zystische Veränderungen in der Gelenkpfanne können weit peripher liegen und in den Limbus hineinragen oder nur den Limbus betreffen. Die spitzzipflige, echodichte Basis der Gelenkkapsel ist dann durch ein

7.8.10 Periartikuläre Weichteilveränderungen

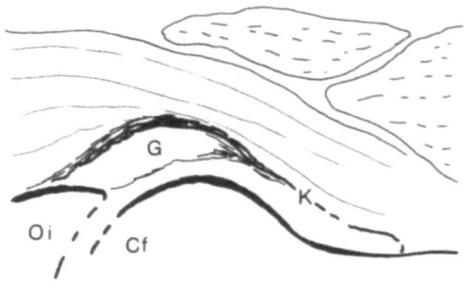
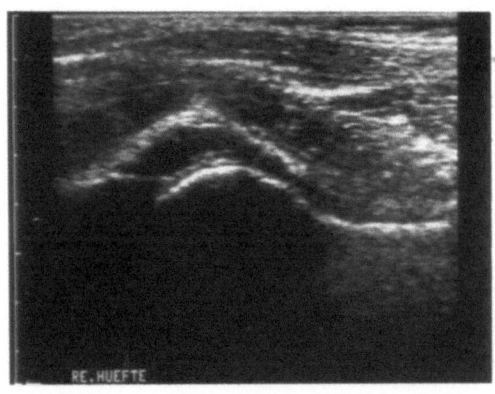

Abb. 7.28. 19jähriger Patient, rezidivierende Hüftgelenksbeschwerden, Hüftdysplasie. Ventraler Schnitt im Verlauf des Schenkelhalses (Normalbefund s. Abb. 7.4). Die Hüftkopf-Schenkelhals-Figur ist unauffällig ohne Kortikalisunterbrechung. In die Hüftgelenkkapsel ist nahe dem Os ilium eine glatt begrenzte echofreie Formation eingelagert (das intrakapsuläre Ganglion wurde computertomographisch bestätigt). (*O i* Os ilium, *C f* Caput femoris, *K* Hüftgelenkkapsel, *G* Ganglion)

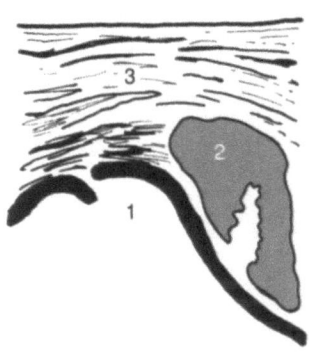
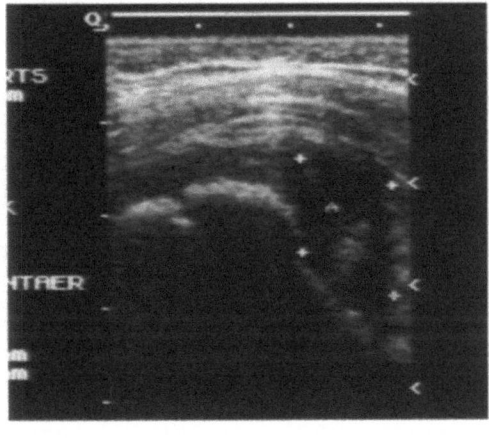

Abb. 7.29. Bursitis trochanterica. 62jähriger Patient mit Koxarthrose. (*1* Trochanter, *2* Bursitis mit echoreichem (fibrinreichem) Binnenmuster, *3* M. vastus lateralis)

rundliches echoarmes Areal aufgetrieben (Abb. 7.28).

Die Bursa iliopectinea kommuniziert sehr häufig mit dem Gelenk; dadurch können sich intraartikuläre Exsudationen auch in diese Struktur ausdehnen. Wegen der Nähe zur Arteria femoralis muß sie differentialdiagnostisch gegen ein Aneurysma abgegrenzt werden (s. Abb. 7.21).

Die Bursa trochanterica liegt zwischen dem Trochanter und dem Mm. glutaeus minimus und medius, die Bursa trochanterica subfascialis am M. glutaeus maximus. Sonographisch zeigen sich liquide Raumforderungen im Bereich des Trochanter mit echoarmen Binnenstrukturen und dahinter liegender Schallverstärkung (Abb. 7.29). Bei vorsichtiger Palpation und Bewegung der Muskulatur erkennt man Formveränderungen. Differentialdiagnostisch sind Abszesse zu beachten.

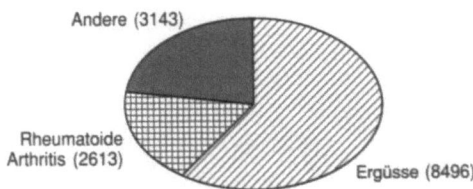

Abb. 7.30. Sonographische Untersuchung der Hüfte (Erwachsene, Kinder – ohne Säuglinge, 14 252 Untersuchungen/Jahr)

7.9 Stellenwert

Die Hüfte als formschlüssiges Gelenk ist in seiner Funktion vorwiegend dann gestört, wenn Veränderungen des Knorpels oder Knochens auftreten. Entsprechend haben die bildgebenden Verfahren vorrangige Bedeutung, die diese Strukturen gut darstellen. Die Röntgenaufnahme ist das erste bildgebende Verfahren. Die nachgenannten Zahlen und das Diagramm sind der bundesweiten Umfrage 387 Kliniken aus dem Jahre 1994 entnommen. 7% der Untersuchungen entfielen auf die Hüftgelenksregion. Am häufigsten wurde die Sonographie bei Verdacht auf Vorliegen eines Ergusses eingesetzt (Abb. 7.30).

7.10 Dokumentation

Die meisten Befunde am Hüftgelenk lassen sich gut im ventralen Längsschnitt darstellen (Abb. 7.31 – 7.36 aus der Hüftdatenbank Sono.doc2).

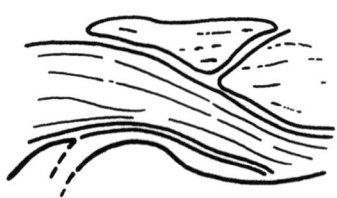

Abb. 7.31. Normalbefund des Hüftgelenkes. Die Kortikalis ist glatt begrenzt, keine erkennbaren Abhebungen der Gelenkkapsel, normale Echogenität der Weichteilstrukturen

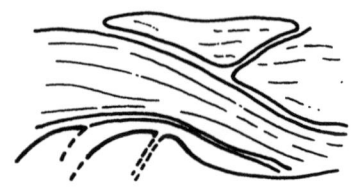

Abb. 7.32. Normalbefund des jugendlichen bzw. kindlichen Hüftgelenkes. Die Kortikalis ist glatt begrenzt, keine erkennbaren Abhebungen der Gelenkkapsel, normale Echogenität der Weichteilstrukturen. Die Kontur des Hüftkopfes ist rund, die Höhe der Epiphyse und des metaphysären Kopfanteiles etwa gleich groß

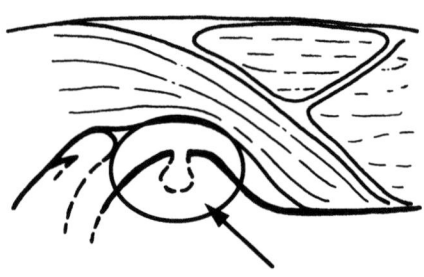

Abb. 7.33. Kortikalisdefekt unter Niveau. Erosion (Usur). Die Kontur der Kortikalis ist am Hüftkopf (im Gelenkbereich) unterbrochen. In Höhe der Unterbrechung findet sich eine Basisreflexion

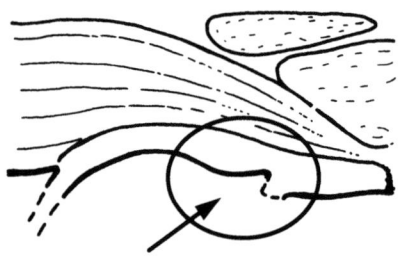

Abb. 7.34. Kortikalisabhebung über Niveau. Stufenbildung am Hüftkopf. Konturunterbrechung des proximalen Hüftkopf-Schenkelhals-Profils mit Anhebung des Niveaus (Stufenbildung, „Sprungschanzenphänomen", *Pfeil*)

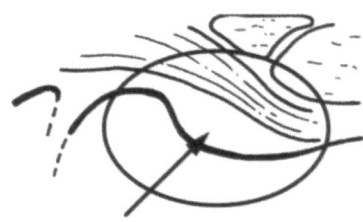

Abb. 7.35. Volumenvermehrung in der Gelenkkapsel. Erguß/Synovialitis des Hüftgelenkes. Abhebung der echodichten Kapselstruktur vom Hüftkopf und Schenkelhals. Zwischen Kapsel und Kochenkontur ist echoarmes Material eingelagert (Erguß/Synovialitis, *Pfeil*)

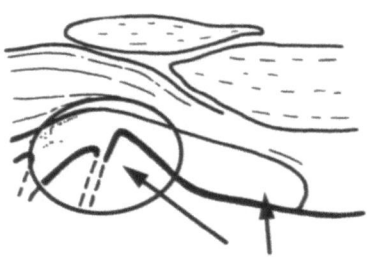

Abb. 7.36. Epiphysiolysis capitis femoris. In der Epiphysenfuge des Hüftkopfes findet sich eine Stufenbildung mit nach dorsal versetzter Kortikaliskontur der Epiphyse (*Pfeil*). Die Gelenkkapsel ist durch eine Volumenzunahme vom Schenkelhals abgehoben

Literatur

Adam R et al. (1986) Arthrosonographie of the irritable hip in childhood: a review of 1 year's experience. Br J Radiol 59:205–208

Bergman L, Catterall C, Meire B (1986) Ultrasound of hip: a review of the application of a new technique. Br J Radiol 59:13–17

Dorn U, Hattwich M (1986) Die sonographische Beurteilung der Schenkelhalsantetorsion. Orthop Prax 4:248–258

Exner GU, Schreiber A (1986) Ultraschalldiagnostik des Hüftgelenkergusses. In: Otto R, Schnaars P (Hrsg) Ultraschalldiagnostik 1985. Thieme, Stuttgart, S 375

Harland U (1986) Sonographische Befunde an Hüftgelenken von Kindern, Jugendlichen und Erwachsenen. In: Henche HR, Hey W (Hrsg) Sonographie in der Orthopädie und Sportmedizin. Med Verlagsges, Ülzen, S 47–53

Harland U (1987) Ultraschall in der Orthopädie. Video-Kassette. Springer, Berlin Heidelberg New York Tokyo

Hsu-Chong Y, Rabinowitz JG (1982) Ultrasonography of the extremities and pelvic girdle and correlation with computed tomography. Radiology 143:519–525

Jäppinen S, Kallio P, Siponmaa AK (1984) Ultrasound X-ray and articular puncture in the diagnosis of synovial fluid effusion in the hip of children. Pediatr Radiol 175:238

Kramps HA, Lenschow E (1979) Einsatzmöglichkeiten der Ultraschalldiagnostik am Bewegungsapparat. Z Orthop 117:355–364

Moulton A (1982) A direct method of measuring femoral anteversion using ultrasound. J Bone Joint Surg [Br] 64:469–472

Peck PJ (1986) Ultrasound of the painful hip in children. Br J Radiol 59:293–294

Phillips H et al. (1985) Measurement of femoral torsion: comparison of standard roentgenographic techniques with ultrasound. J Pediatr Orthop 5:546–549

Rydholm U et al. (1986) Sonography, arthroscopy and intracapsular pressure in juvenile chronic arthritis of the hip. Acta Orthop Scand 57:295–298

Sattler H, Harland U (1987) Arthrosonographie. Springer, Berlin Heidelberg New York Tokyo

Seltzer SE, Finberg J, Weissman BN (1980) Arthrosonography-technique. Sonographic anatomy and pathology. Invest Radiol 15:19–28

Wilson DJ, Green DJ, McLarnon JC (1984) Arthrosonography of the painful hip. Clin Radiol 35:17–19

Wingstrand H, Egund N (1984) Ultrasonography in hip joint effusion. A report of a child with transient synovitis. Acta Orthop Scand 55:469–471

8 Knie

8.1 Indikation zur Untersuchung

Kniegelenksschmerzen bei Kindern und Jugendlichen zum Ausschluß von Osteonekrosen, Kniegelenksschwellungen, Raumforderungen in der Kniekehle, Schwellungen der Wade (große Baker-Zysten), Kniegelenksverletzungen zur Beurteilung der Sehnen und Bänder.

8.2 Lagerung

Die Untersuchung erfolgt in der Regel am liegenden Patienten, entsprechend der Schnittführung in Rücken-, Seiten- oder Bauchlage. Bei der Bauchlage empfiehlt es sich, die Füße über den Rand der Liege überhängen zu lassen, so daß bei Bewegung im oberen Sprunggelenk das Spiel der Gastroknemiusmuskulatur beobachtet werden kann.

8.3 Untersuchungsgang

8.3.1 Standarduntersuchung

Auch bei der sonographischen Untersuchung des Kniegelenkes empfiehlt sich ein systematisches Vorgehen, das möglichst alle zugänglichen Kompartimente des Kniegelenkes berücksichtigt. Nur so kann mit der Sonographie ein Beitrag zur Differentialdiagnose geleistet werden.

Die Untersuchung beginnt mit ventralen Längs- und Querschnitten (Abb. 8.1a). Durch aktives Anspannen der Streckmuskulatur kann der Sehnenverlauf verdeutlicht werden und z.B. bei der in Ruhe durchhängenden Patellarsehne die vollständige Streckung erreicht werden.

Durch geführte Streck- und Beugebewegung wird im oberen Recessus das Gleiten der Patella nach distal und die Verschiebung der Weichteilstrukturen verdeutlicht. Durch seitliche Kompression des oberen Recessus kann ein vorhandener Kniegelenkserguß unter die Quadrizepssehne verlagert werden, so daß er dort leichter erkannt wird. Das Aufsuchen der Quadrizeps- und Patellarsehne kann in den umgebenden echodichten Bindegewebsstrukturen gelegentlich schwierig sein. Es wird erleichtert, wenn bei gebeugtem Kniegelenk und angespannter Oberschenkelstreckmuskulatur die Sehnen einen gestreckten Verlauf nehmen und der Schallkopf gegen den Längsverlauf der Sehne um ca. 40° gekippt wird. Die Sehnen erscheinen als echofreie Bänder innerhalb der echodichten Strukturen des subkutanen Fettgewebes und des Hoffa-Fettkörpers.

Nach den ventralen Schnittführungen werden mediale und laterale Längsschnitte, die im Verlauf der Kollateralbänder liegen, angelegt (s. Abb. 8.1a). Das eher flächige mediale Längsband kann dabei nicht als isolierte Struktur dargestellt werden, wohingegen das laterale Längsband häufig von seinem Ansatz am Fibulaköpfchen nach kranial zum Epikondylus verfolgt werden kann.

Bei maximaler Kniebeugung wird die tragende Fläche des medialen Kondylus frei, so

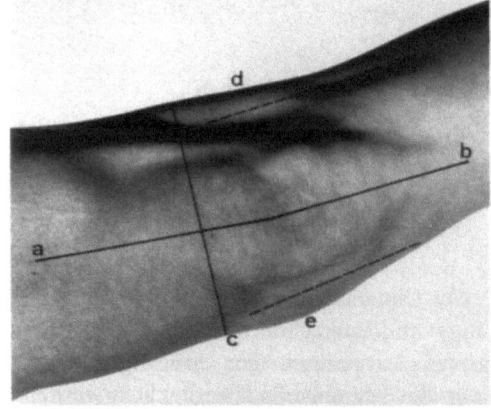

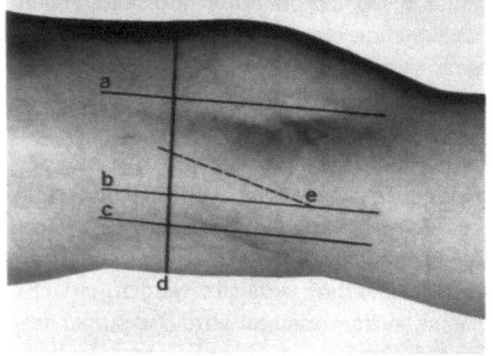

Abb. 8.1. a Lage der ventralen und **b** der dorsalen Schnittführungen am Kniegelenk. In **a** entspricht *a* dem suprapatellaren Längsschnitt, *b* dem infrapatellaren Längsschnitt, *c* dem suprapatellaren Querschnitt, *d* dem lateralen Längsschnitt, *e* dem medialen Längsschnitt.
In **b** entspricht *a* dem Längsschnitt über dem medialen Kondylus, *b* dem Längsschnitt über der A. poplitea, *c* dem Längsschnitt über dem lateralen Kondylus, *d* dem transkondylären Querschnitt, *e* dem Schnitt im Verlauf des hinteren Kreuzbandes

daß durch einen parapatellaren Längsschnitt sowie einen transpatellaren Querschnitt der Tragebereich des medialen Kondylus mit seinem Knorpelüberzug eingesehen werden kann.

Die weiteren Untersuchungen werden in Bauchlage des Patienten durchgeführt. Bei gestrecktem Kniegelenk werden Längs- und Querschnitte über dem medialen Kondylus, der A. poplitea und dem lateralen Kondylus angelegt (Abb. 8.1 b).

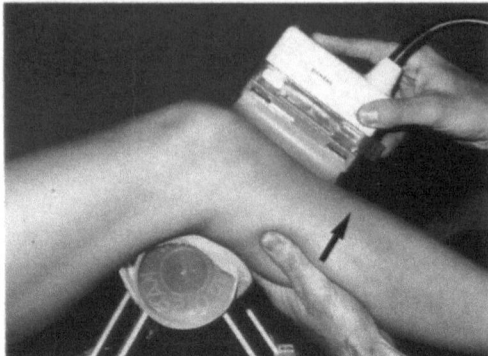

Abb. 8.2. Lagerung des Patienten und Schnittführung zur Prüfung der Kreuzbandstabilität

Untersuchungen bei geführten Bewegungen sind in diesen Positionen in der Regel nur eingeschränkt möglich, da es bei Kniebeugung leicht zu einer Abkopplung des Schallkopfes von der Haut kommt.

Durch Anspannen der Unterschenkelstreckmuskulatur kann das Spiel der Gastroknemiusköpfe beobachtet werden. Eine bessere Füllung und Darstellung der V. poplitea erreicht man durch kurzzeitige manuelle Kompression der Wadenmuskulatur oder aber durch die Untersuchung im Stehen. Bei Verdacht auf frische Kreuzbandverletzungen kann der proximale Ansatz des vorderen Kreuzbandes durch einen transkondylären Querschnitt und der distale Ansatz des hinteren Kreuzbandes durch einen Längsschnitt dargestellt werden (s. Abb. 8.1 b).

Bandinstabilitäten können durch Funktionsaufnahmen überprüft und dokumentiert werden (Abb. 8.2).

8.3.2 Tibiatorsionswinkelbestimmung

Zur Untersuchung liegt der Patient mit gestreckten Beinen in Bauchlage auf einer Untersuchungsliege. Die Orientierung des Schallkopfes in der Horizontalen erfolgt mit einer Wasserwaage.

Zur Bestimmung sind ein proximaler Schnitt und ein distaler Schnitt über den Tibiahinterflächen erforderlich.

Zur Einstellung des proximalen Schnittes dient der noch von Knorpel überzogene Bereich der Tibiakondylen als Orientierungshilfe. Etwas distal davon liegt der korrekte Schnitt.

Distal muß die unebene Auflagefläche über der Achillessehne durch eine Vorlaufstrecke ausgeglichen werden. Zur Orientierung dienen Fibula und Malleolus medialis. Etwas weiter kranial des Sprunggelenksspaltes bildet die hintere Tibiafläche eine gerade Linie. Der proximale Schnitt wird in der linken Monitorhälfte, der distale Schnitt in der rechten abgebildet. Die beiden Tangenten an die Knochenkonturen bilden den Torsionswinkel.

8.4 Normale Sonoanatomie

8.4.1 Ventrale Schnittführungen

Suprapatellarer Längsschnitt. Der Schnitt liegt im Verlauf der Quadrizepssehne (s. Abb. 8.1a). Als knöcherne Strukturen stellen sich Patella und ventrale Femurkortikalis dar (Abb. 8.3 und 8.4).

Der ventralen Begrenzung des Femurs liegt ein echoreiches langgezogenes Dreieck mit einer patellanahen Basis auf. Es entspricht der Fettgewebs- und Bindegewebsschicht, die den suprapatellaren Recessus ausfüllt. Dieser echoreichen Struktur liegt die Quadrizepssehne auf. Die Quadrizepssehne hat bei entspannter Muskulatur einen bogenförmigen Verlauf. Die Insertion der Sehne an der Patella stellt sich echoarm dar. Am proximalen Rand der Patella unterhalb der Quadrizepssehne liegt eine echoreiche dreieckförmige Struktur. Sie entspricht einem Fettgewebskörper, der mit seiner Basis der Patella aufsitzt.

Infrapatellarer Längsschnitt. Der infrapatellare Längsschnitt (s. Abb. 8.1a) reicht von der Patellaspitze bis zur Tuberositas tibiae und liegt im Verlauf des Lig. patellae (Abb. 8.5 und 8.6). Als knöcherne Struktur bildet sich kranial die Patella ab, an welche sich nach distal die ventrale Begrenzung der proximalen Tibia mit der Tuberositas anschließt.

Der Raum zwischen Femurkondylus und Tibia und dem Lig. patellae wird durch den homogen-echoreichen Hoffa-Fettkörper ausgefüllt. Das Lig. patellae zieht von der Patellaspitze bis zur Tuberositas tibiae. Entsprechend dem Winkel, unter dem es angeschallt wird, erscheint es echoreich oder echoarm.

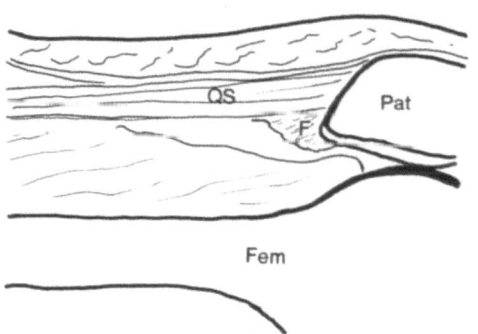
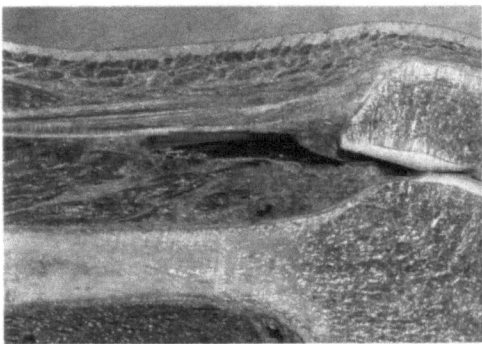

Abb. 8.3. Anatomischer suprapatellarer Längsschnitt. (*Pat* Patella, *Fem* Femur, *QS* Quadrizepssehne, *F* parapatellarer Fettkörper)

166　8 Knie

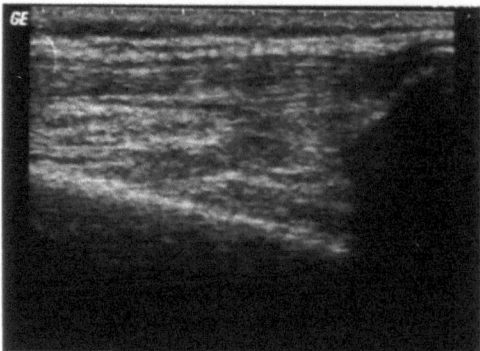 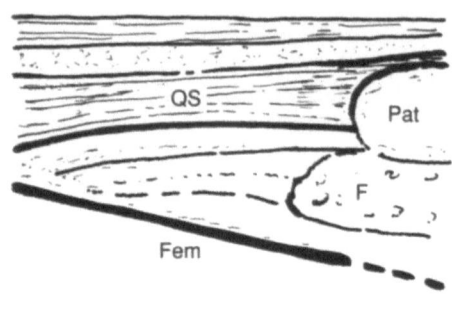

Abb. 8.4. Suprapatellarer Längsschnitt. Der Schnitt liegt proximal der Patella im Längsverlauf der Quadrizepssehne (Schallkopfposition s. *a* in Abb. 8.1 a, Anatomie s. Abb. 8.3). (*Fem* Femur, *QS* Quadrizepssehne, *Pat* Patella, *F* parapatellarer Fettkörper)

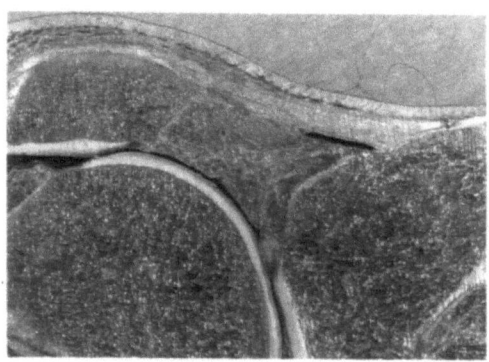 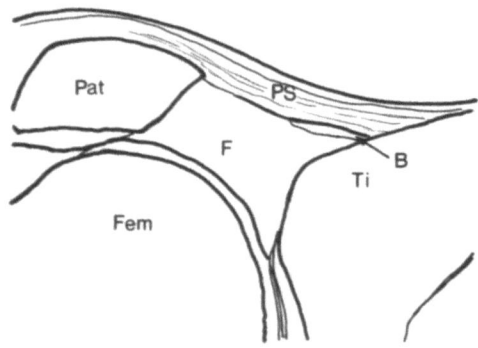

Abb. 8.5. Anatomischer infrapatellarer Längsschnitt. Der *Pfeil* markiert die Bursa infrapatellaris profunda. (*Pat* Patella, *Fem* Femur, *Ti* Tibia, *PS* Patellarsehne, *F* parapatellarer Fettkörper, *B* Bursa)

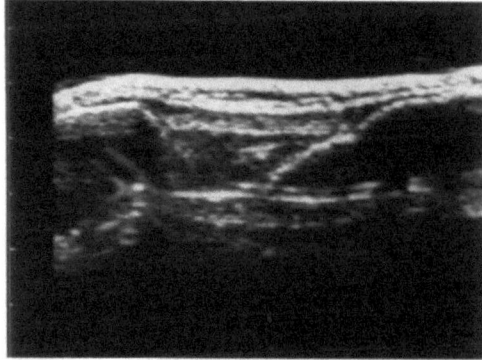 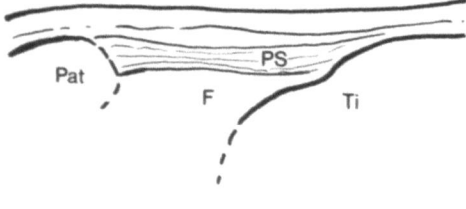

Abb. 8.6. Infrapatellarer Längsschnitt. Der Schnitt liegt distal der Patella im Längsverlauf der Patellarsehne (Schallkopfposition s. *b* in Abb. 8.1a, Anatomie s. Abb. 8.5). (*Pat* Patella, *Ti* Tibia, *PS* Patellarsehne, *F* parapatellarer Fettkörper)

Die Bursa infrapatellaris und die Bursa praepatellaris sind nur dann darstellbar, wenn sie mit Flüssigkeit gefüllt sind.

Suprapatellarer Querschnitt bei Beugung. Der Schnitt liegt über dem femoralen Gleitlager (s. Abb. 8.1a) und wird bei Beugung von etwa 40° angelegt. Die abgebildete knöcherne Struktur entspricht dem femoralen Gleitlager des distalen Femurs. Sie verläuft bogenförmig geschweift, wobei der mediale Anteil den Beginn des Condylus medialis und der laterale Anteil den Beginn des Condylus lateralis darstellt (Abb. 8.7 und s. Abb. 8.20).

In der Mitte des femoralen Gleitlagers liegt die oväläre Struktur der Quadrizepssehne.

Transpatellarer Querschnitt bei Beugung. Der Schallkopf wird bei maximaler Beugung des Kniegelenkes in Höhe der Patella aufgesetzt. Die abgebildeten knöchernen Strukturen sind der bogenförmig verlaufende mediale Kondylus und die oberflächlich liegende ventrale Begrenzung der Patella (Abb. 8.8 und 8.9). Mit diesem Schnitt kann der mediale Kondylus in seiner Tragezone beurteilt werden.

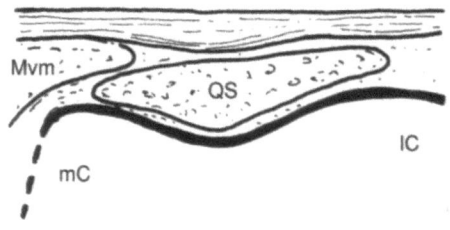
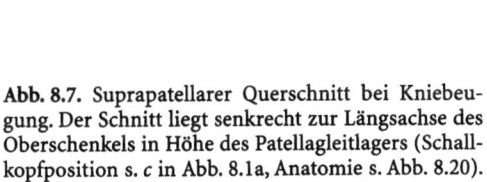

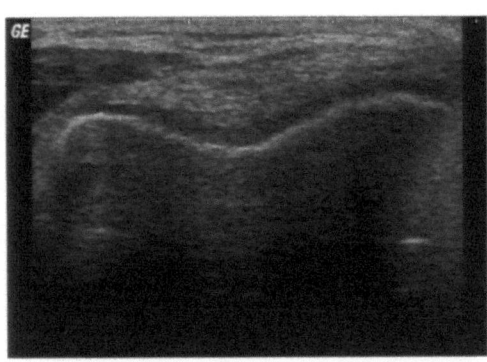

Abb. 8.7. Suprapatellarer Querschnitt bei Kniebeugung. Der Schnitt liegt senkrecht zur Längsachse des Oberschenkels in Höhe des Patellagleitlagers (Schallkopfposition s. c in Abb. 8.1a, Anatomie s. Abb. 8.20). Der Schnitt erinnert an die röntgenologische Darstellung des patellaren Gleitlagers, darf jedoch nicht damit gleichgesetzt werden. (*l C* lateraler Kondylus, *m C* medialer Kondylus, *Q S* Quadrizepssehne, *Mv m* M Vastus medialis)

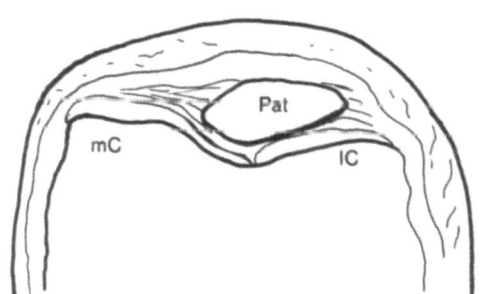
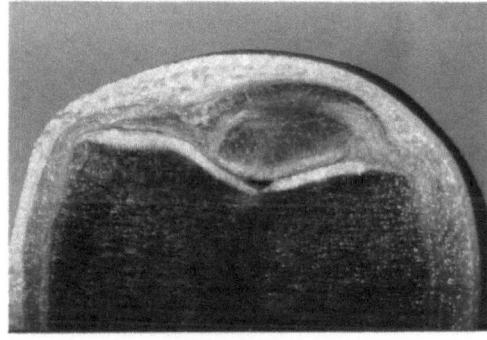

Abb. 8.8. Anatomischer transpatellarer Querschnitt durch das gebeugte Kniegelenk. Die Patella liegt dem lateralen Kondylus auf und gibt den medialen Kondylus in seiner Tragezone frei. (*Pat* Patella, *l C* lateraler Kondylus, *m C* medialer Kondylus)

168   8 Knie

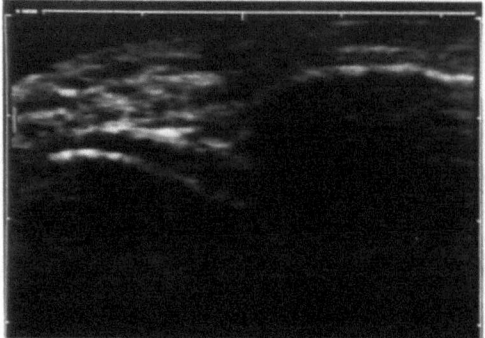

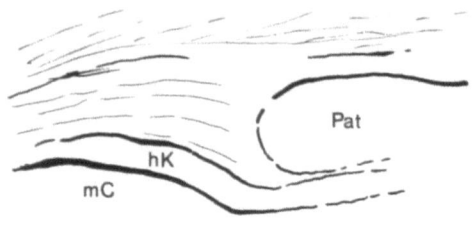

Abb. 8.9. Transpatellarer Querschnitt bei Beugung. Der Schnitt liegt bei maximal gebeugtem Kniegelenk senkrecht zur Längsachse des Beines und erfaßt die Patella und den medialen Kondylus (Schallkopfposition ähnlich wie bei dem suprapatellaren Querschnitt c in Abb. 8.1a, Anatomie s. Abb. 8.8). (*Pat* Patella, *m C* medialer Kondylus, *h K* hyaliner Knorpel)

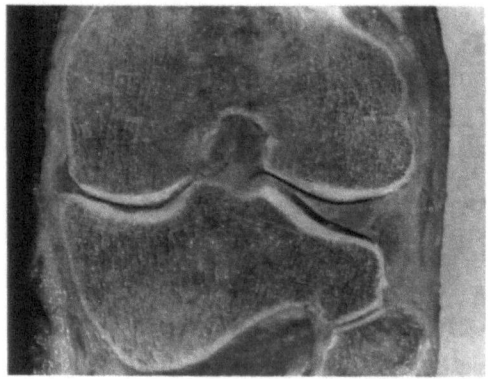

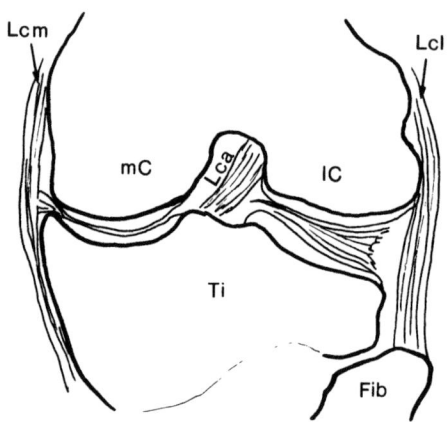

Abb. 8.10. Anatomischer Frontalschnitt durch das Kniegelenk. (*Ti* Tibia, *l C* lateraler Kondylus, *m C* medialer Kondylus, *Fib* Fibula, *L c m* Lig. collaterale mediale, *L c l* Lig. collaterale laterale, *L c a* Lig. cruciatum anterius)

8.4.2 Seitliche Schnittführungen

Lateraler Längsschnitt. Der laterale Längsschnitt orientiert sich am Femurepikondylus und am Fibulaköpfchen (s. Abb. 8.1a). Die abgebildeten knöchernen Strukturen sind proximal der laterale Femurepikondylus und distal die proximale Tibia. Etwa 2 cm distal des Kniegelenkspaltes verdeckt das oberflächlich gelegene Fibulaköpfchen die proximale Tibia. Auf dem Knochen liegen die fibröse Gelenkkapsel, das Lig. collaterale laterale und der Tractus ileotibialis (Abb. 8.10 und 8.11). Die Weichteilstrukturen sind nicht sicher voneinander abgrenzbar.

Medialer Längsschnitt. Der mediale Längsschnitt orientiert sich an der Verlaufsrichtung des Lig. collaterale mediale (s. Abb. 8.1a). Die abgebildeten knöchernen Strukturen sind proximal der mediale Femurepikondylus, distal die proximale Tibia (s. Abb. 8.10 und Abb. 8.12). Fibröse Gelenkkapsel, Lig. collaterale mediale und Pes anserinus sind nicht sicher voneinander abzugrenzen.

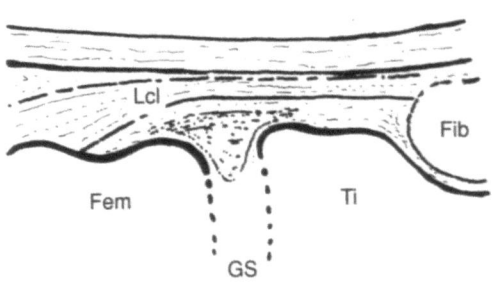 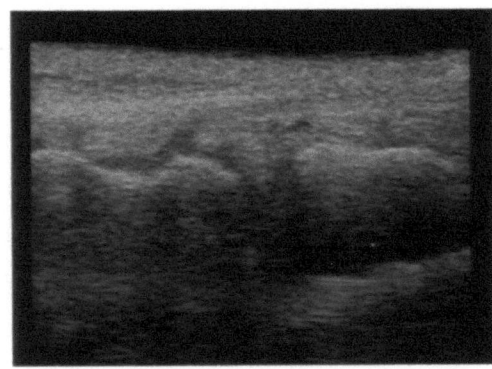

Abb. 8.11. Lateraler Längsschnitt. Der Schnitt liegt im Längsverlauf des Lig. collaterale laterale (Schallkopfposition s. *d* in Abb. 8.1a, Anatomie s. Abb. 8.10). In den Weichteilstrukturen, die dem Knochen aufliegen, ist eine Differenzierung zwischen Kniegelenkkapsel und Bandapparat in der Regel nicht möglich. (*Fem* Femur, *Ti* Tibia, *Fib* Fibula, *GS* Gelenkspalt, *L c l* Lig. collaterale laterale)

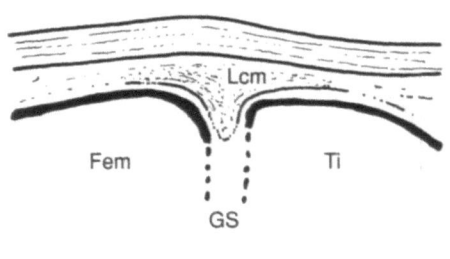 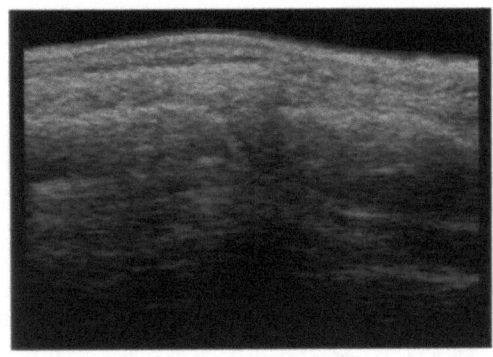

Abb. 8.12. Medialer Längsschnitt. Der Schnitt liegt im Längsverlauf des Lig. collaterale mediale (Schallkopfposition s. *e* in Abb. 8.1a, Anatomie s. Abb. 8.10). In den Weichteilen, die dem Knochen aufliegen, ist eine Differenzierung in Kniegelenkkapsel und Bandapparat nicht möglich. (*Fem* Femur, *Ti* Tibia, *GS* Gelenkspalt, *L c m* Lig. collaterale mediale)

8.4.3 Dorsale Schnittführungen

Dorsaler Längsschnitt über dem medialen Kondylus (Abb. 8.1b). Proximal liegt der halbrunde mediale Femurkondylus mit seinem echofreien Knorpelüberzug und distal die Tibia. Die Tibia verläuft gelenknahe kurzbogig und geht bei überstreckter Lagerung des Kniegelenkes distal in die Tiefe (Abb. 8.13 und 8.14).

Zwischen Femurkondylus und Tibia liegt die reflexreiche Struktur des Hinterhorns des medialen Meniskus. Von kranial erstreckt sich oberhalb der fibrösen Gelenkkapsel eine echoreiche Struktur, die dem Endverlauf des M. semitendinosus und des M. semimembranosus entspricht. Nach distal liegt der Tibiahinterfläche das Caput mediale des M. gastrocnemius auf.

Dorsaler Längsschnitt über der A. poplitea (s. Abb. 8.1b). Die Schnittführung orientiert sich am Verlauf der A. poplitea (Abb. 8.15 und 8.16). Zwischen den Knochenstrukturen und dem echofreien pulsierenden Band der A. poplitea befindet sich die echoreiche fibröse Gelenkkapsel.

170　8 Knie

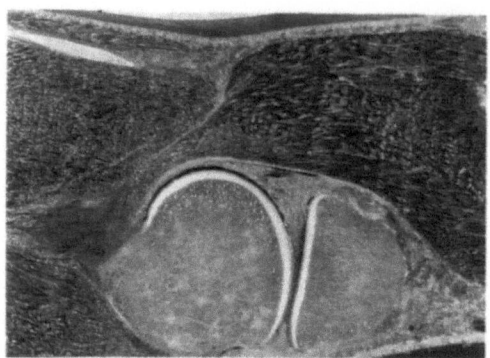
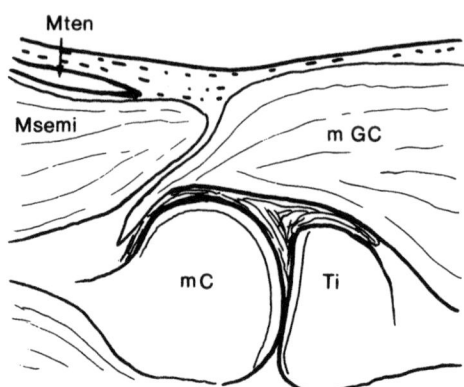

Abb. 8.13. Anatomischer Sagittalschnitt durch die dorsalen Kniegelenksanteile über dem medialen Kondylus. (*m C* medialer Kondylus, *Ti* Tibia, *m GC* medialer Gastroknemius, *M semi* M. semimembranosus, *M ten* M. semitendinosus)

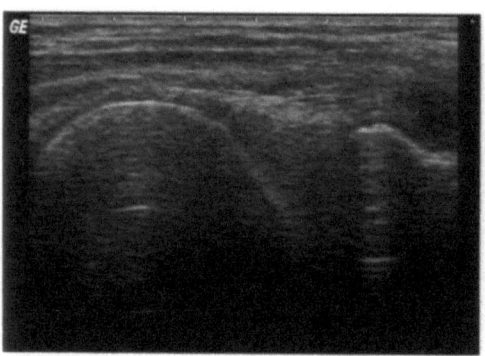
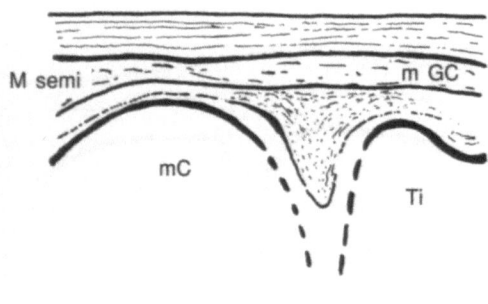

Abb. 8.14. Dorsaler Längsschnitt über dem medialen Kondylus. Der Schnitt liegt in der Längsachse des Beines über dem medialen Kondylus (Schallkopfposition s. *a* in Abb. 8.1b, Anatomie s. Abb. 8.13). (*m C* medialer Kondylus, *Ti* Tibia, *m GC* medialer Gastroknemius, *M semi* M. semimembranosus)

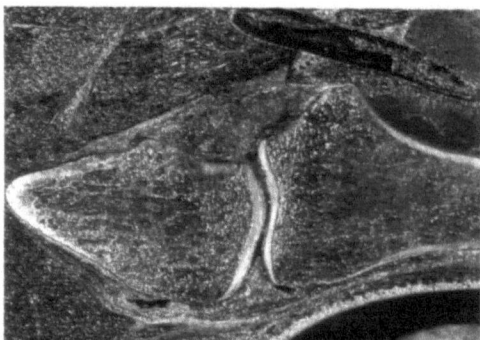
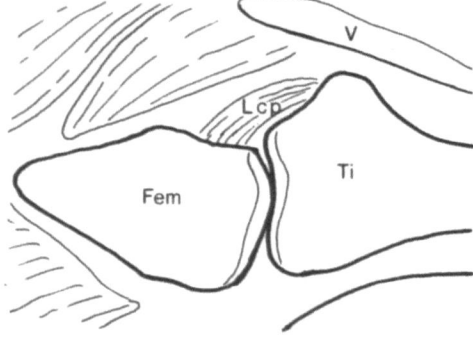

Abb. 8.15. Anatomischer Sagittalschnitt durch die dorsalen Kniegelenksanteile im Verlauf der Gefäße. Von den Gefäßen ist die V. poplitea schräg angeschnitten. Von der Tibiahinterkante zieht das hintere Kreuzband zum Femur in die Region des medialen Kondylus. (*Fem* Femur, *Ti* Tibia, *L c p* Lig. cruciatum posterius, *V* V. femoralis)

8.4.3 Dorsale Schnittführungen

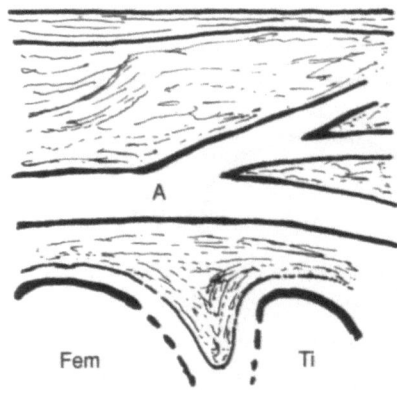
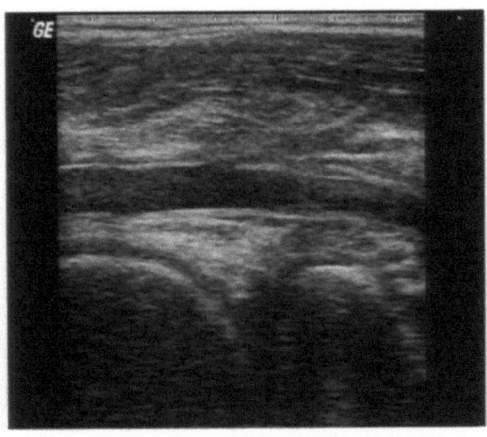

Abb. 8.16. Dorsaler Längsschnitt über der A. poplitea. Der Schnitt liegt im Längsverlauf der A. poplitea (Schallkopfposition s. *b* in Abb. 8.1b, Anatomie s. Abb. 8.15). Die oberflächlicher gelegene Vene wird bei der Untersuchung am liegenden Patienten im Normalfall nicht ausreichend gefüllt und nicht mit abgebildet. (*Fem* Femur, *Ti* Tibia, *A* A. femoralis)

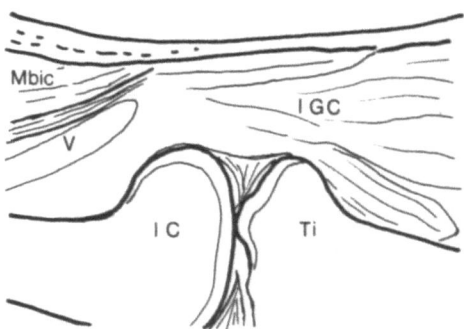
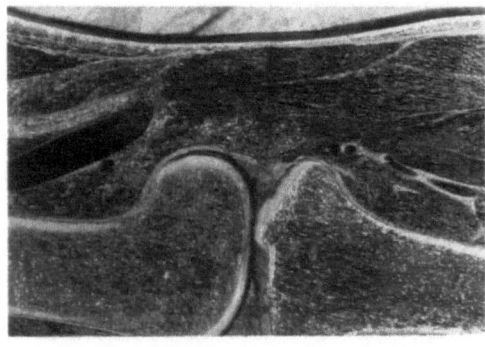

Abb. 8.17. Anatomischer Sagittalschnitt durch die dorsalen Kniegelenksanteile über dem lateralen Kondylus. (*l C* lateraler Kondylus, *Ti* Tibia, *l GC* lateraler Gastroknemiuskopf, *M bic* M. biceps, *V* V. poplitea)

Dorsaler Längsschnitt über dem lateralen Kondylus (s. Abb. 8.1b). Proximal liegt der halbrunde laterale Femurkondylus mit seinem Knorpelüberzug, distal die Tibia. Die Tibiarückfläche ist in der Regel von der fibrösen Kapsel durch einen echofreien Saum getrennt, der dem Recessus popliteus entspricht. Wegen der physiologischen X-Bein-Stellung wird proximal des Kondylus der Femurschaft meist mit abgebildet (Abb. 8.17 und 8.18).

Zwischen Tibia und Femur liegt das echoreiche Dreieck des Hinterhorns des lateralen Meniskus. Oberflächlich der fibrösen Gelenkkapsel liegt kranial in Höhe des Femurkondylus der auslaufende M. biceps femoris. Weiter distal folgen das Caput laterale des M. gastrocnemius und der M. plantaris, welche nicht voneinander abgrenzbar sind.

Dorsaler Längsschnitt im Verlauf des hinteren Kreuzbandes (s. Abb. 8.1b). Der Schnitt wird am leichtesten aus der Schnittführung über der A. poplitea eingestellt. Durch einen

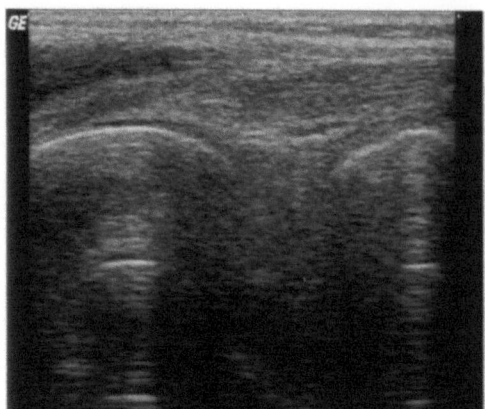
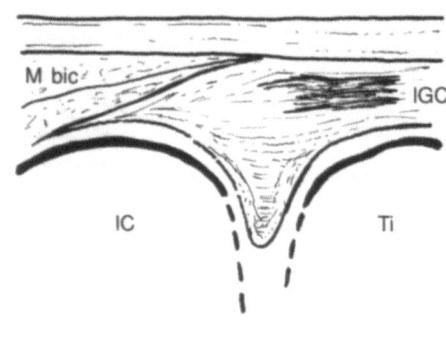

Abb. 8.18. Dorsaler Längsschnitt über dem lateralen Kondylus. Der Schnitt liegt in der Längsachse des Beines über dem lateralen Kondylus (Schallkopfposition s. c in Abb. 8.1 b, Anatomie s. Abb. 8.17). (*l C* lateraler Kondylus, *Ti* Tibia, *l GC* lateraler Gastroknemius, *M bic* M. biceps)

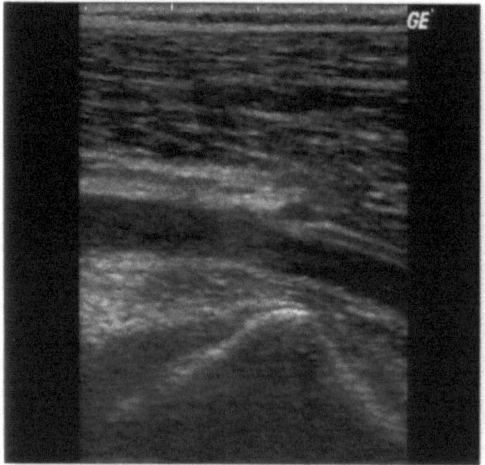
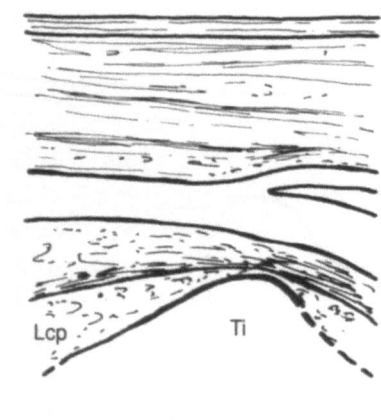

Abb. 8.19. Dorsaler Längsschnitt im Verlauf des hinteren Kreuzbandes. Der Schnitt liegt schräg zur Längsachse des Beines und zieht von proximal/medial nach distal/lateral (Schallkopfposition s. e in Abb. 8.1 b, Anatomie s. Abb. 8.15). (*Ti* Tibia, *L c p* Lig. cruciatum posterius)

Schwenk des kranialen Endes nach medial wird der Schallkopf in die Verlaufsrichtung des hinteren Kreuzbandes gebracht (proximal/medial – distal/lateral). Das hintere Kreuzband liegt der dorsalen Tibiabegrenzung als schmale spitzzipflige Struktur auf (Abb. 8.19 und s. Abb. 8.15).

Dorsaler transkondylärer Querschnitt (s. Abb. 8.1 b). Der Schnitt wird bei gestrecktem Kniegelenk in Höhe der Femurkondylen angelegt.

Die abgebildeten knöchernen Strukturen entsprechen dem medialen und dem lateralen Femurkondylus, die oberflächlich bogenförmig verlaufen (Abb. 8.20 und 8.21).

Der echofreie Saum über den Kondylen entspricht dem hyalinen Knorpelbelag. In der Interkondylärregion liegen die proximalen Kreuzbandansätze und Fettgewebe, in

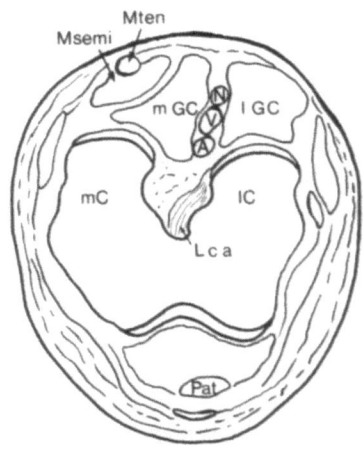 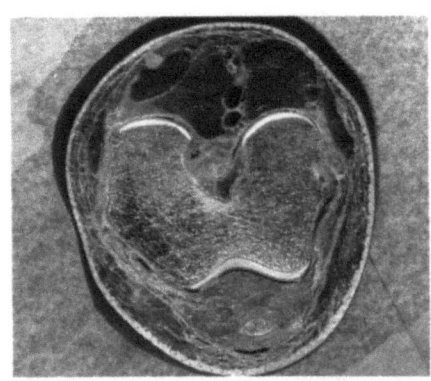

Abb. 8.20. Anatomischer Transversalschnitt durch das Kniegelenk. Dorsal ist die Fossa intercondylica, ventral das proximale femorale Gleitlager getroffen. Die Gefäße liegen neben dem lateralen Kondylus, sie trennen den medialen und lateralen Gastroknemiuskopf. Über dem medialen Kondylus liegt oberflächlich der M. semimembranosus und die Sehne des M. semitendinosus. Der proximale Ansatz des vorderen Kreuzbandes liegt auf der abfallenden Fläche des lateralen Kondylus zur Fossa intercondylica. (*Pat* Patella, *l C* lateraler Kondylus, *m C* medialer Kondylus, *L c a* Lig. curciatum anterius, *A* A. poplitea, *V* V. poplitea, *N* N. tibialis, *m GC* medialer Gastroknemius, *l GC* lateraler Gastroknemius, *M semi* M. semimembranosus, *M ten* M. semitendinosus)

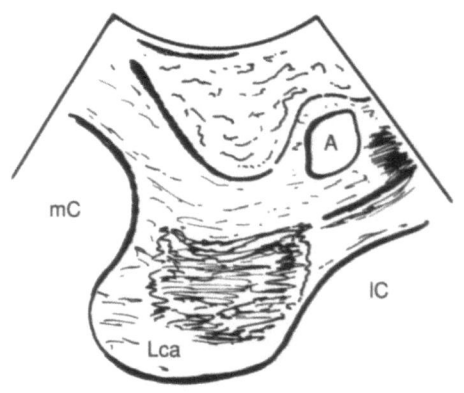 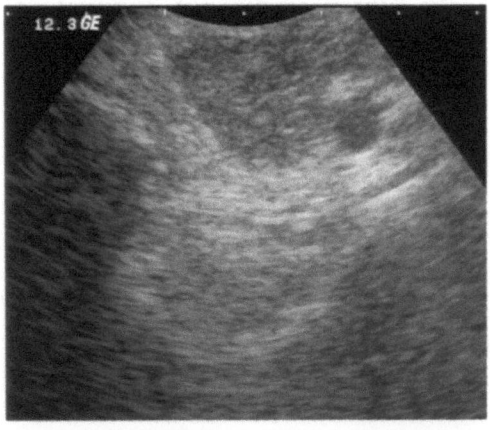

Abb. 8.21. Dorsaler transkondylärer Querschnitt. Der Schnitt liegt senkrecht zur Längsachse des Beines in Höhe der Kondylen (Schallkopfposition s. d in Abb. 8.1b, Anatomie s. Abb. 8.20). Der Schnitt ist so gekippt, daß die Schallwellen auf die Innenfläche des lateralen Kondylus auftreffen und so die Ansatzregion des vorderen Kreuzbandes besser darstellen. Im Normalfall und bei alten Verletzungen ist keine sichere Abgrenzung der Kreuzbänder von den übrigen Bindegewebsstrukturen möglich. (*l C* lateraler Kondylus, *m C* medialer Kondylus, *A* A. poplitea, *L c a* Lig. cruciatum anterius)

dem die pulsierende A. poplitea als echofreier rundlicher Bereich gut zu erkennen ist. Sie liegt nahe am lateralen Femurkondylus.

Über den Kondylen liegen die ischiokruralen Muskeln und die Gastroknemiusköpfe, die untereinander nicht sicher abzugrenzen sind.

8.5 Beurteilungskriterien

Von den Knochenoberflächen können die Tibiavorderkante mit der Tuberositas, die Tibiahinterkante, der dorsale Anteil der Kondylen, der mediale Kondylus in der Tragezone und das femorale Patellagleitlager gut eingesehen und auf Stufenbildungen oder Kortikalisunterbrechungen beurteilt werden. Einengungen der Interkondylarregion werden im Seitenvergleich deutlich.

Die Füllung der Bursen ist als pathologisch zu bewerten. Veränderungen des Gelenkbinnenraumes, besonders Ergüsse, sind ventral-suprapatellar gut darzustellen. Dorsal führen Synovitiden zu Auflagerungen an den Kondylen und zur Verlagerung der A. poplitea. Der Bandapparat ist bei frischen Verletzungen eingeschränkt, der morphologischen Beurteilung zugänglich und kann zusätzlich durch Stabilitätstests überprüft werden.

Die Sehnen werden auf Formveränderungen und Echogenitätsänderungen untersucht.

8.6 Krankheitsbilder

8.6.1 Kniegelenkerguß

Die Sonographie eignet sich besonders gut für den Nachweis von Kniegelenksergüssen. Dies sollte in verschiedenen Kompartimenten erfolgen.

Der suprapatellare Raum (Recessus und Bursa) ist bei vermehrter Synoviafüllung besonders leicht abgrenzbar (Abb. 8.22 und 8.23). Kniegelenksergüsse verändern ihre Lage je nach Schwerkraft und Muskeltonus. Bei liegendem Bein und entspannter Muskulatur werden die Ergüsse parapatellar in den seitlichen Recessus gefunden (Abb. 8.24). Der Erguß kann auch palpatorisch verlagert werden. Dorsal findet man die Ergüsse im inferioren Recessus. In vereinzelten Fällen kommt es zu einer Verlagerung der A. poplitea. Der Abstand der A. poplitea an der Tibiahinterkante, der normalerweise nur wenige Millimeter (ca. 5 mm) beträgt, wird dann vergrößert (s. Abb. 8.27). Die Verlagerung des Ergusses durch Gelenkbewegung oder Kompression ermöglicht eine Abgrenzung exudativer und proliferativer Prozesse.

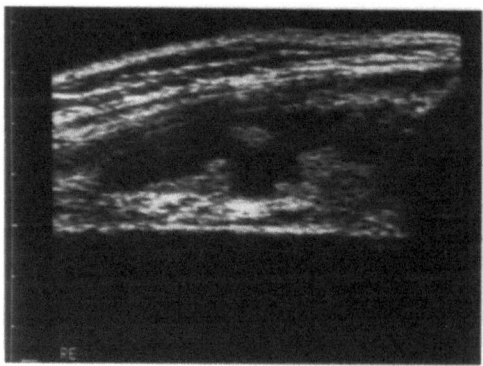
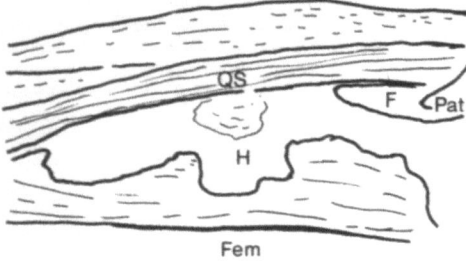

Abb. 8.22. 64jähriger Patient, blutiger Kniegelenkserguß bei frischem Kniebinnentrauma. Suprapatellarer Längsschnitt (Normalbefund s. Abb. 8.4). Der obere Recessus ist durch echofreie und echodichtere Strukturen aufgefüllt. Die Quadrizepssehne ist vorgewölbt und der obere Recessus kranial rundlich begrenzt. (*Pat* Patella, *Fem* Femur, *QS* Quadrizepssehne, *F* parapatellarer Fettkörper, *H* Hämatom)

8.6.2 Kniegelenkbefall bei Erkrankungen des rheumatischen Formenkreises

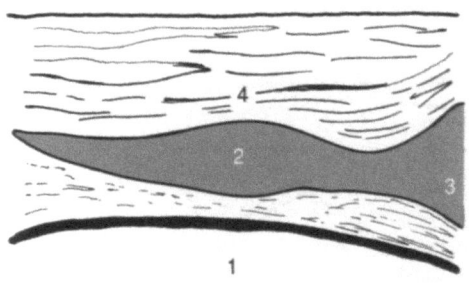
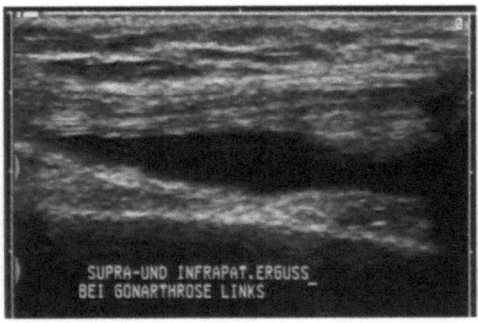

Abb. 8.23. Suprapatellarer Erguß bei Gonarthrose links. 42jähriger Patient mit aktivierter Gonarthrose. (*1* Femur, *2* Bursa suprapatellaris, *3* Patella, *4* Quadrizepssehne)

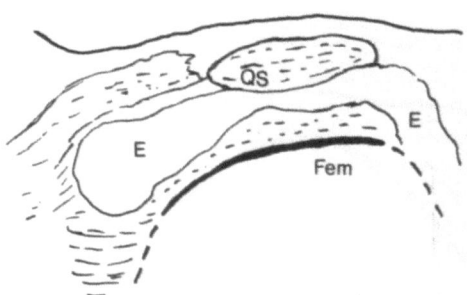
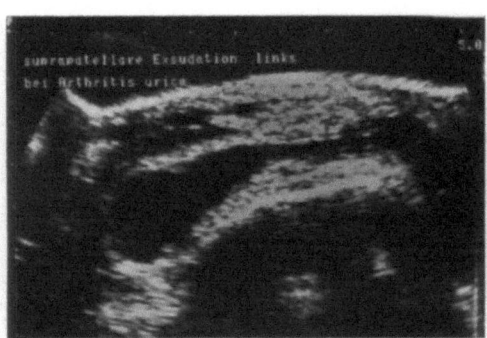

Abb. 8.24. 61jähriger Patient, chronischer Kniegelenkserguß bei bekannter Arthritis urica. Suprapatellarer Querschnitt (Schnitt etwas weiter proximal als der Normalbefund in Abb. 8.7). Der echoarme Erguß breitet sich tropfenförmig in den medialen und lateralen Recessus aus. (*Fem* Femur, *QS* Quadrizepssehne, *E* Erguß)

8.6.2 Kniegelenkbefall bei Erkrankungen des rheumatischen Formenkreises

Entzündliche Gelenkkrankheiten wie die rheumatoide Arthritis führen zum Teil zu einer monströsen Synovialitis, die in verschiedenen Kompartimenten des Kniegelenkes dargestellt werden kann.

Die Krankheit beginnt im Unterschied zur Arthrose an der inneren Gelenkkapsel, der Membrana synovialis. Zu Beginn ihrer formalen Pathogenese steht eine Vaskulitis, die durch Immunkomplexe ausgelöst wird. Nach einer initialen Phase mit gesteigerter Gefäßpermeabilität und Ödembildung kommt es zu einer zellulären Infiltration mit neutrophilen Granulozyten, später auch Lymphozyten und Plasmazellen. Ebenfalls in einer sehr frühen Phase wird viel Fibrinogen an der Oberfläche der Synovialmembran zu Fibrin polymerisiert. Nach dieser zunächst zellulären Reaktion kommt es zur Proliferation der synovialen Zellen. Es entsteht eine charakteristische Hyperplasie mit synovialer Zottenbildung der entzündeten synovialen Gelenkkapsel. Die gesteigerte Zellproliferation sowie die zelluläre Infiltration führen im Verlauf der Krankheit zur villösen Hyperplasie. Ihr Beginn ist typischerweise in den paraossären Gelenktaschen zu suchen. Von dort breitet sich das entzündliche Substrat im Laufe von Tagen bis Monaten, manchmal bis Jahren, über das Gelenk aus. Der Entzündungsprozeß erfolgt in Schüben, die das Fortschreiten der

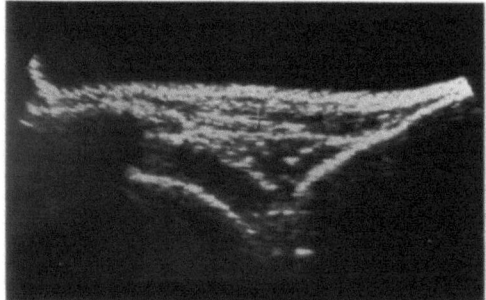 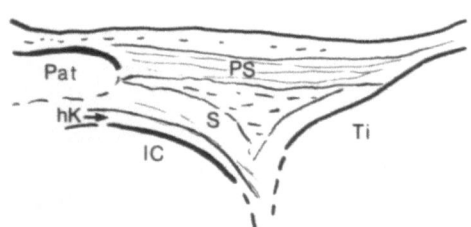

Abb. 8.25. 38jähriger Patient, Kniegelenksbefall bei rheumatoider Arthritis. Infrapatellarer Längsschnitt (Normalbefund s. Abb. 8.6). Dem lateralen Kondylus ist eine mehrere Millimeter dicke echofreie Schicht aufgelagert (Synovialitis, die nicht vom hyalinen Knorpel abgegrenzt werden kann). (*Pat* Patella, *l C* lateraler Kondylus, *Ti* Tibia, *PS* Patellarsehne, *S* Synovialitis, *h K* hyaliner Knorpel)

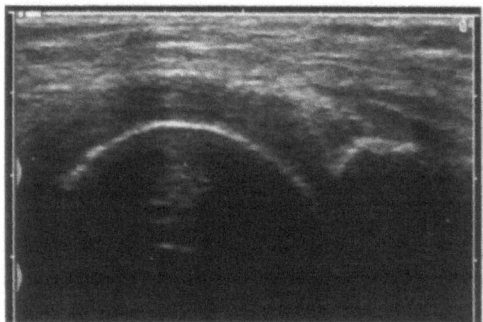 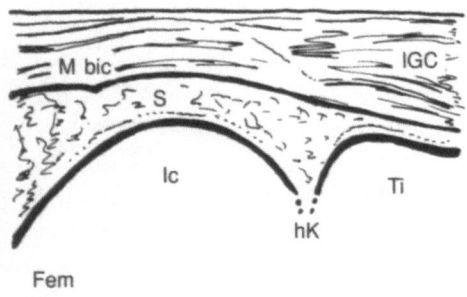

Abb. 8.26. 42jähriger Patient, Kniegelenksbefall bei rheumatoider Arthritis. Dorsaler Längsschnitt über dem lateralen Kondylus (Normalbefund s. Abb. 8.18). Dem dorsalen Kondylus ist eine echofreie Schicht aufgelagert (Synovialitis), sie ist im zentralen Anteil des Kondylus vom hyalinen Knorpel durch einen feinen Reflex getrennt. (*l C* lateraler Kondylus, *Fem* Femur, *Ti* Tibia, *l GC* lateraler Gastroknemiuskopf, *M bic* M. biceps, *h K* hyaliner Knorpel, *S* Synovialitis)

Proliferationsvorgänge unterhalten. Mit der Ultraschalluntersuchung können diese entzündlichen Veränderungen des Gelenkraumes verfolgt werden.

Die starke Hyperplasie der Synovialmembran führt zu einer zum Teil monströsverdickten, homogen-echoarmen Formation, die den Knorpel überzieht (Abb. 8.25 und 8.26) oder zur Verdrängung anderer Strukturen führt (Abb. 8.27 und 8.28). Die verbesserte Schalleitung im gesamten Gelenkbereich führt zu einem erhöhten Impedanzunterschied. Die Knochenoberfläche unter dem entzündeten Gewebe erscheint im Vergleich zum Normalbefund reflexreicher.

Die Entzündungsprozesse können in die Knochenoberflächen eindringen und sie zerstören (Abb. 8.29–8.31). Werden im Ultraschall Knochendestruktionen (Erosionen oder Usuren) gefunden, so ist der Beweis erbracht, daß das entzündliche Substrat destruktiven Charakter hat (Pannusgewebe).

Durch die Inaktivierung der Gelenke und durch die Vaskulitis kommt es sehr frühzeitig zur Hypotrophie der Muskulatur. Die Muskulatur verliert ihre schalleitungsverbessernde Eigenschaft. Sie erscheint reflexreicher, ist schlechter abgrenzbar und insgesamt verschmälert (s. Abb. 8.23, vgl. auch Abb. 8.22).

8.6.2 Kniegelenkbefall bei Erkrankungen des rheumatischen Formenkreises

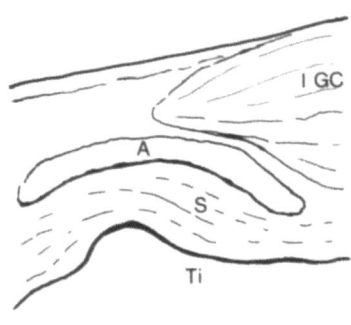
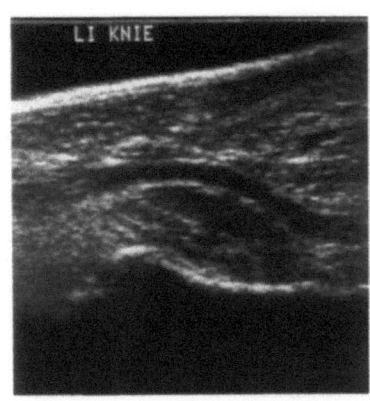

Abb. 8.27. 61jähriger Patient, Kniegelenksbefall bei rheumatoider Arthritis. Dorsaler Längsschnitt über der A. poplitea (Normalbefund s. Abb. 8.16). Die A. poplitea wird durch echoarme Formationen, die der Tibiahinterkante aufliegen, bogenförmig abgedrängt (Synovialitis im dorsalen Recessus). (*Ti* Tibia, *A* A. poplitea, *l GC* lateraler Gastroknemiuskopf, *S* Synovialitis)

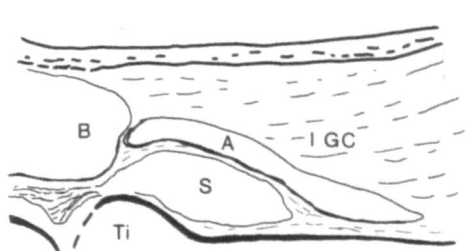
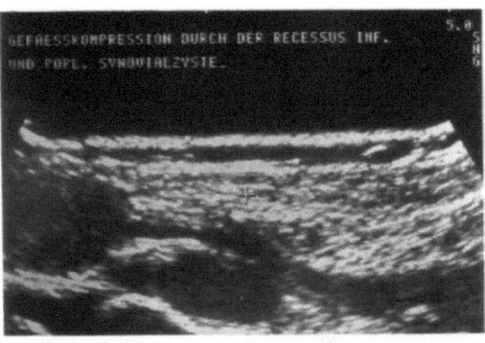

Abb. 8.28. 46jähriger Patient, Kniegelenksbefall bei rheumatoider Arthritis. Dorsaler Längsschnitt über der A. poplitea (Normalbefund s. Abb. 8.16). Die A. poplitea wird proximal durch eine große echofreie Synovialzyste verdrängt (Baker-Zyste). Von der Tibiahinterkante wird sie durch echoarme Formationen bogenförmig abgehoben (Synovialitis). (*Ti* Tibia, *l GC* lateraler Gastroknemiuskopf, *A* A. poplitea, *S* Synovialitis, *B* Baker-Zyste)

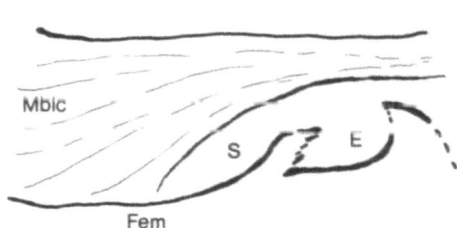
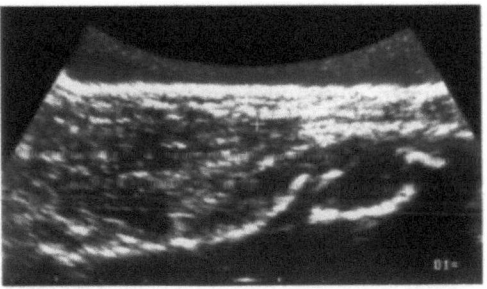

Abb. 8.29. 48jähriger Patient, destruierende Gonarthrose bei rheumatoider Arthritis. Dorsaler Längsschnitt über dem lateralen Kondylus (Normalbefund s. Abb. 8.18). Der laterale Kondylus ist durch eine große Erosion fast vollständig zerstört. Die periartikulären Weichteile sind durch echoarme Formationen von der Knochenkontur abgehoben (Synovialitis). (*Fem* Femur, *M bic* M. biceps, *E* Erosion, *S* Synovialitis)

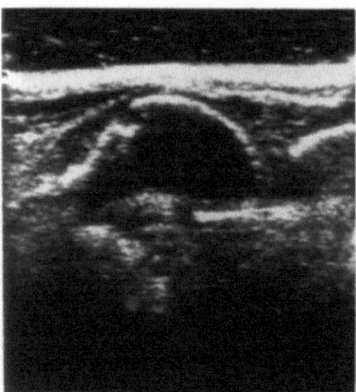
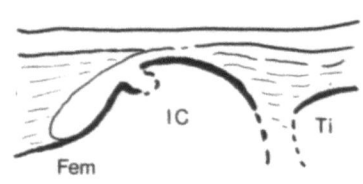

Abb. 8.30. 28jähriger Patient, rheumatoide Arthritis, Synovektomie vor 5 Jahren. Dorsaler Längsschnitt über dem lateralen Kondylus (Normalbefund s. Abb. 8.18). Die Kontur des lateralen Kondylus ist kurzstreckig unterbrochen, mit Basisreflexion unter dem erwarteten Knochenniveau. Dem Kondylus sind echoarme Formationen aufgelagert, die zur Abdrängung der Weichteilstrukturen im oberen hinteren Recessus führen (Synovialitis). (*Fem* Femur, *l C* lateraler Kondylus, *Ti* Tibia)

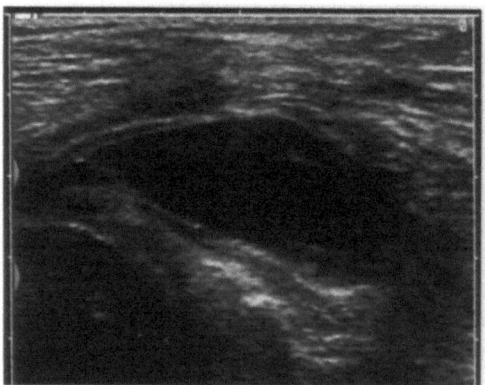
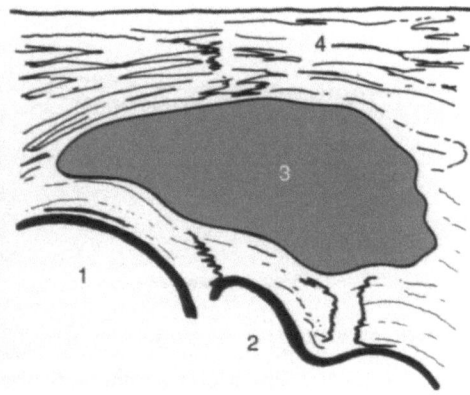

Abb. 8.31. Bursitis unter dem M. gastrocnemius (medialer Kopf). 30jährige Patientin mit einer rheumatoiden Arthritis. (*1* Kondylus medialis, *2* Tibiakante, *3* Bursitis, *4* M. gastrocnemius, Caput medialis)

Die exsudativen Veränderungen werden besonders leicht und gut suprapatellar im oberen Recessus erkannt. Danach folgt der Nachweis perikondylär durch Auflagerungen an den beiden Kondylen und dorsal durch Erweiterung und Verdickung des inferioren dorsalen Recessus. Im Querschnittsbild erscheint die Synovialmembran als echoarme Formation, die die Fossa intercondylaris und die Kondylen überzieht.

Besonders wichtig ist die Darstellung eines synovialen Entzündungsprozesses infrapatellar zwischen hyalinem Knorpel und Hoffa-Fettkörper. Diese Verdickung der Gelenkkapsel erscheint fast pathognomonisch für die rheumatoide Arthritis (s. Abb. 8.25).

Zusammengefaßt sind als sonographische Zeichen der Arthritis am Kniegelenk zu nennen:

- Ausfüllung der Gelenkräume durch entzündliches Substrat (Exsudation bzw. Proliferation der Synovialmembran), besonders

- im oberen suprapatellaren Recessus,
- perikondylär an beiden Kondylen,
- im Gelenkspalt selber,
- am dorsalen inferioren Recessus.
* Verbesserte Schalleitung im gesamten Gelenkbereich.
* Betonung der Gelenkkonturen durch Intensivierung der Knochenoberflächenreflexion.
* Erosionen durch destruierendes Granulationsgewebe.
* Echogenitätszunahme der Muskulatur, schlechtere Abgrenzbarkeit und Verschmälerung.
* Nachweis von synovialen Zysten.
* Nachweis von Bursitiden.

8.6.3 Gonarthrose

Bei Arthrose können immer wiederkehrende Perioden lokalisierter Entzündungsreaktionen vorkommen. Diese Entzündungsreaktionen führen zur vermehrten Exsudation, die als Ergußbildung oder Zystenbildung sonographisch erfaßt wird.

Der Erfassung von Entzündungsprozessen im Rahmen einer Arthrose kommt eine besondere klinische Bedeutung zu. Sie sind für die Symptomatik bei Arthrose mit verantwortlich und führen zu weiteren Destruktionen des Knorpels. Die Phase der aktivierten Arthrose wird der stummen Arthrose gegenübergestellt, in der keine Entzündungsreaktionen ablaufen.

Auch Bursitiden gehören zu den Zeichen der aktivierten Arthrose. Besonders häufig sind die Bursa suprapatellaris und die Bursa des medialen Gastroknemiuskopfes betroffen. Neben der Darstellung entzündlicher Veränderungen lassen sich bei Gonarthrose auch knöcherne Veränderungen nachweisen. Es kommt je nach Ausbildungsgrad osteophytärer Veränderungen zur „Stufenbildung" (Abb. 8.32), „Kantenbildung" (Abb. 8.33) oder vereinzelten osteophytären Protuberationen, so daß das Bild einer „Sprungschanze" entsteht. Die Veränderungen finden sich in erster Linie an den Knorpel-Knochen-Grenzen der Kondylen.

Durch die beschriebenen osteophytären Veränderungen kommt es im dorsalen Querschnitt zur Verschmälerung der Interkondylarregion (Abb. 8.34). Ein Seitenvergleich ermöglicht es, auch diskrete Veränderungen zu erkennen.

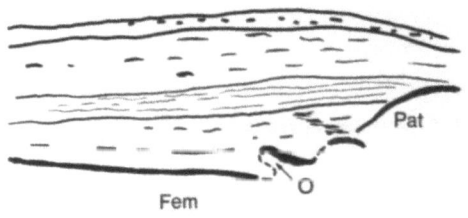
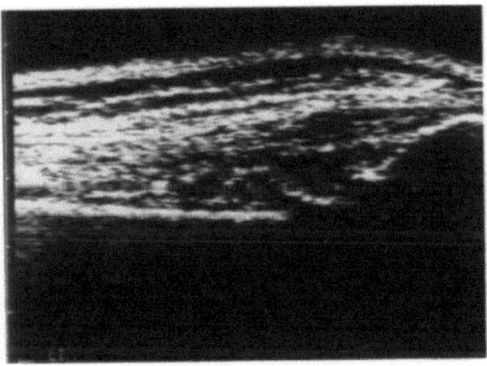

Abb. 8.32. 72jähriger Patient, Gonarthrose. Suprapatellarer Längsschnitt (Normalbefund s. Abb. 8.4). Am Übergang vom femoralen Gleitlager zum Femurschaft ist die Knochenkontur stufenförmig unterbrochen (Osteophyt). (*Pat* Patella, *Fem* Femur, *O* Osteophyt)

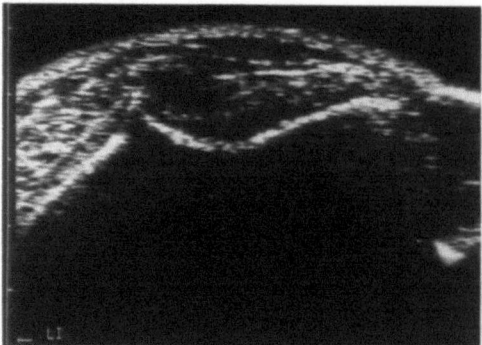 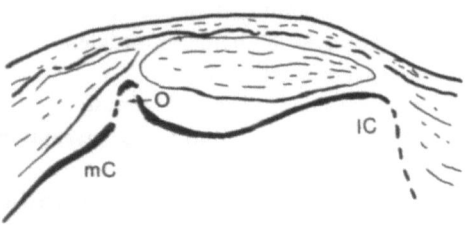

Abb. 8.33. 69jähriger Patient, Gonarthrose. Suprapatellarer Querschnitt bei Beugung (Normalbefund s. Abb. 8.7). Die Kontur des medialen Kondylus ist am Übergang vom femoralen Gleitlager zum Epikondylus durch eine Kantenbildung unterbrochen. Die laterale Begrenzung des Gleitlagers ist spitzzipflig ausgezogen (Osteophyt). (*m C* medialer Kondylus, *l C* lateraler Kondylus, *O* Osteophyt)

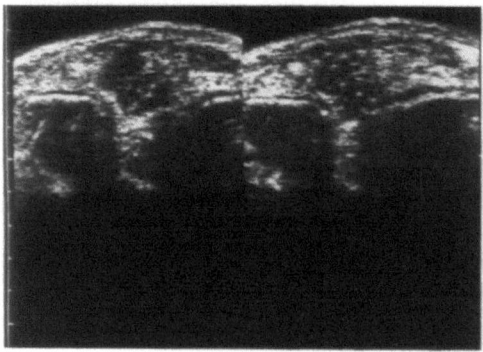 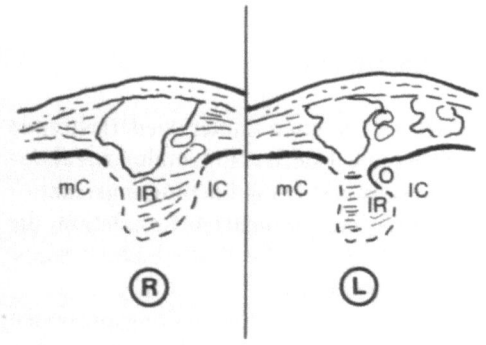

Abb. 8.34. 73jähriger Patient, Gonarthrose. Dorsaler transkondylärer Querschnitt (Normalbefund s. Abb. 8.21). Die Interkondylarregion ist auf der erkrankten linken Seite durch Osteophyten im Vergleich zur nichterkrankten Seite deutlich eingeengt. (*l C* lateraler Kondylus, *m C* medialer Kondylus, *IR* Interkondylarregion, *O* Osteophyt)

Die sonographischen Veränderungen bei Gonarthrose sind:

- *Knöcherne Veränderungen*
  - Kantenbildung (Sprungschanzenbildung),
  - Stufenbildung,
  - Verkleinerung der Fläche der Interkondylarregion,
  - Abflachung der Kondylenrolle.
- *Entzündliche Veränderungen*
  - Erguß (suprapatellar, parapatellar, dorsaler inferiorer Recessus, lateraler und medialer Gelenkspalt),
  - popliteale Zystenbildung,
  - Bursitis

8.6.4 Knochennekrosen

Von den aseptischen Knochennekrosen des Kniegelenkes sind die Osteonekrose des medialen Femurkondylus und der Tibiaapophyse sonographisch gut darstellbar. Die Osteonekrose des medialen Femurkondylus ist eine der häufigsten aseptischen Knochennekrosen. Sie stellt sich in einem parapatellaren Querschnitt bei Beugung und in einem

8.6.4 Knochennekrosen

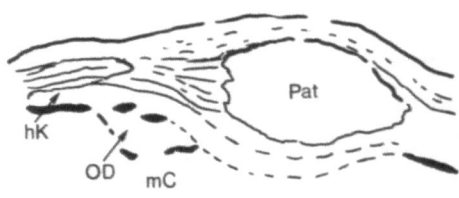
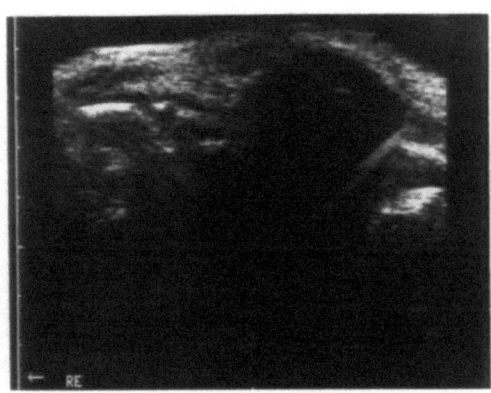

Abb. 8.35. 14jähriger Patient, rezidivierende Kniegelenksschmerzen (Osteochondrosis dissecans des medialen Kondylus). Transpatellarer Querschnitt bei Beugung (Normalbefund s. Abb. 8.9). Der glatte Kortikalisreflex des medialen Kondylus ist in der Belastungszone unterbrochen. Etwa 1 cm unter dem erwarteten Niveau liegen Basisreflexe. Der echoarme Saum des hyalinen Knorpels ist über der veränderten Region darstellbar und nicht von echoreichen Linien durchbrochen. (*Pat* Patella, *m C* medialer Kondylus, *O D* osteochondrales Dissekat, *h K* hyaliner Knorpel)

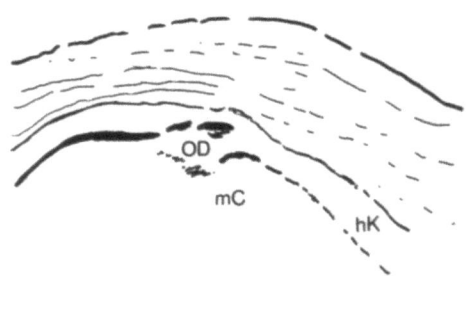
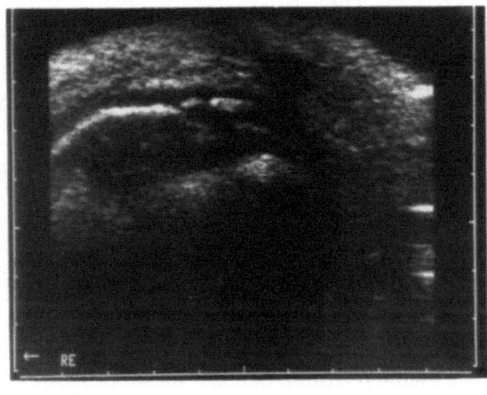

Abb. 8.36. Patient von Abb. 8.35. Parapatellarer medialer Längsschnitt. Der glatte Kortikalisreflex ist über eine Strecke von 1 cm unterbrochen. 2 größere echodichte Formationen sind dem ursprünglichen Verlauf der Kortikalis vorgelagert, der echoarme Saum über der Kortikalis ist in diesem Bereich angehoben und durchgehend echofrei. (*m C* medialer Kondylus, *O D* osteochondrales Dissekat, *h K* hyaliner Knorpel)

medialen parapatellaren Längsschnitt dar (Abb. 8.35 und 8.36).

Die Beurteilung der Kortikalisstruktur des Dissekates bereitet in der Regel keine Schwierigkeiten. Schwieriger ist die Beurteilung des Knorpels über dem Dissekat, da echoreiche Linien im echofreien Knorpelsaum sowohl durch strukturelle Veränderungen als auch durch Artefakte (bes. Bogenartefakte) bedingt sein können.

Bei weiterer Lösung des Dissekates kann die Kortikalisstruktur fast vollständig aufgelöst sein, so daß das Mausbett einsehbar wird. Die über dem Dissekat liegende Knorpelschicht wirkt in diesen Fällen etwas angehoben und wird von echodichten Linien durchsetzt. Nach vollständiger Ablösung des Dissekates ist das Mausbett leer, und es entsteht ein usurähnlicher Defekt im Kondylus, der von echodichtem Bindegewebe ausgefüllt ist.

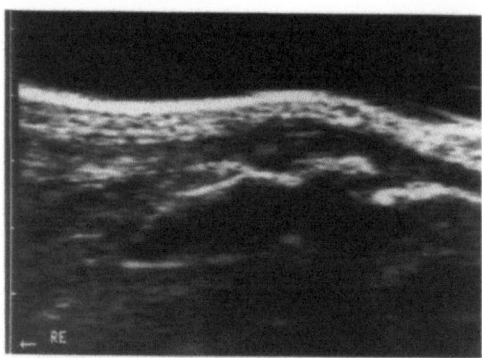 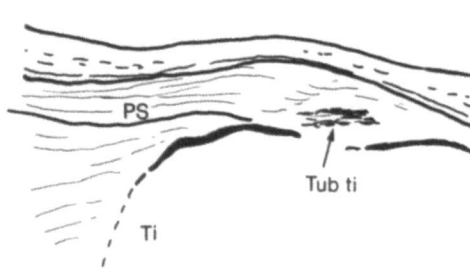

Abb. 8.37. 11jähriger Patient, rezidivierende Kniegelenksschmerzen nach Belastung (Morbus Osgood-Schlatter). Infrapatellarer Längsschnitt (Normalbefund s. Abb. 8.6). Die Kortikalis der Tibia gibt einen kräftigen schmalen Reflex. Der Reflex an der Tuberositas tibiae ist verbreitert und weniger kräftig. Die Patellarsehne ist in ihrem Ansatzbereich verbreitert und echoarm. (*Ti* Tibia, *Tub ti* Tuberositias tibiae, *PS* Patellarsehne)

Die bei der Osgood-Schlatter-Erkrankung auftretenden Veränderungen lassen sich auch sonographisch nachweisen. Die glatt begrenzte Reflexionsfront der Apophyse, wie sie normalerweise bei Kindern über dem 10. Lebensjahr gefunden wird, geht zunächst verloren. Statt dessen erscheint die Tuberositas tibae verbreitert, unscharf begrenzt und gelegentlich fragmentiert (Abb. 8.37). Die echoarme Ansatzregion der Patellarsehne ist verdickt und verbreitert. Eine evtl. vorhandene Bursitis infrapatellaris kann ebenso wie kleine retroligamentäre Verkalkungen erkannt werden.

8.6.5 Freie Gelenkkörper

Freie Gelenkkörper liegen meist im oberen Recessus und werden an ihrer Schallschattenbildung erkannt (Abb. 8.38). Findet man mehrere freie Gelenkkörper, so spricht das für eine Chondromatose. In diesen Fällen ist meist eine synoviale Hypertrophie im suprapatellaren Recessus zu erkennen.

In den dorsalen Schnitten kann die Fabella (Sesambein des lateralen Gastroknemiuskopfes) mit einem freien Gelenkkörper verwechselt werden.

8.6.6 Bandverletzungen

Frische Verletzungen des Bandapparates sind von Hämatomen begleitet, die als echoarme Formationen den Kapsel-Band-Strukturen angelagert sind.

An den Seitenbändern lassen sich diese Veränderungen in den medialen und lateralen Längsschnitten problemlos darstellen (Abb. 8.39 und 8.40). Rückschlüsse auf die Funktion des Bandapparates sind aus den sonomorphologischen Veränderungen nicht möglich.

Röhr (1987) beschrieb als erster die sonographische Darstellung von Einblutungen und Strukturveränderungen bei frischen Kreuzbandrupturen. Das vordere Kreuzband wird im dorsalen transkondylären Querschnitt mit seinem proximalen Ursprung dargestellt. Bei frischen Verletzungen kommt es zu echoarmen Einlagerungen über dem lateralen Kondylus und zu einer Verbreiterung des Bandansatzes (Abb. 8.41). Die Veränderungen sind bei frischen Verletzungen im Seitenvergleich gut zu erkennen, bei älteren Verletzungen weniger deutlich.

Das hintere Kreuzband liegt in einem dorsalen Längsschnitt als schmaler, spitz auslaufender Streifen der dorsalen Tibiakontur

8.6.6 Bandverletzungen

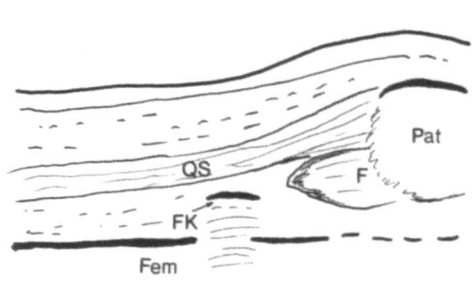
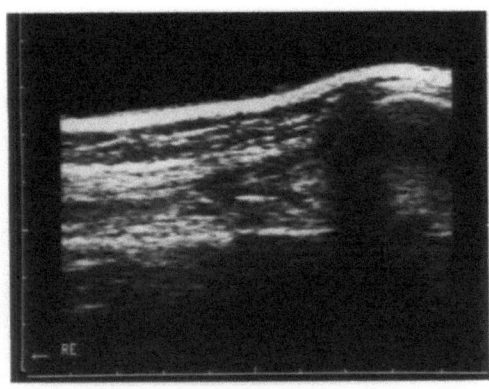

Abb. 8.38. 36jähriger Patient, gelegentliche Blockierungen des Kniegelenkes bei bekanntem freien Gelenkkörper. Suprapatellarer Längsschnitt (Normalbefund s. Abb. 8.4). Die Femurkortikalis ist unterbrochen durch Schallschattenbildung unterhalb einer echodichten Struktur (freier Gelenkkörper im oberen Recessus). Die Quadrizepssehne stellt sich unauffällig dar, kein Erguß im oberen Recessus. (*Fem* Femur, *Pat* Patella, *QS* Quadrizepssehne, *F K* freier Gelenkkörper, *F* parapatellarer Fettkörper)

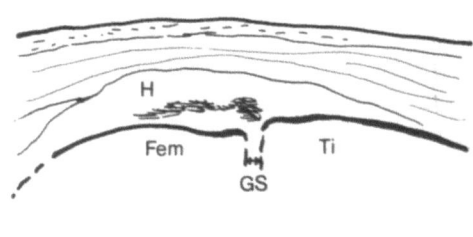
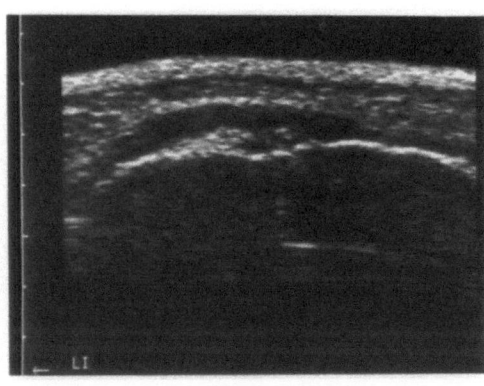

Abb. 8.39. 53jähriger Patient, Valgustrauma des linken Kniegelenkes (Ruptur des medialen Kollateralbandes). Medialer Längsschnitt (Normalbefund s. Abb. 8.12). Die echodichten periartikulären Strukturen sind durch echoarme Formationen von der Femur- und Tibiakortikalis abgehoben (Hämatom). (*Fem* Femur, *Ti* Tibia, *GS* Gelenkspalt, *H* Hämatom)

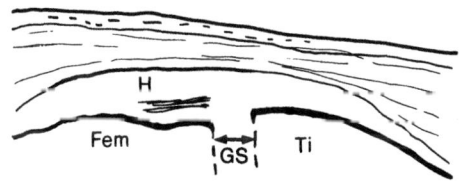
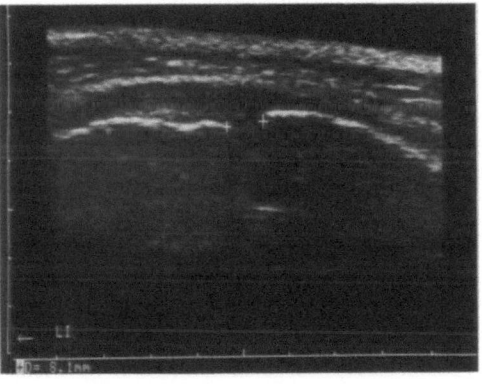

Abb. 8.40. Patient von Abb. 8.38). Medialer Längsschnitt (Normalbefund s. Abb. 8.12). Bei Valgusstreß weichen die Gelenkenden des Femurs und der Tibia um ca. 8 mm auseinander. An der gesunden Gegenseite besteht eine mediale Aufklappbarkeit von etwa 3 mm. (*Fem* Femur, *Ti* Tibia, *GS* Gelenkspalt, *H* Hämatom)

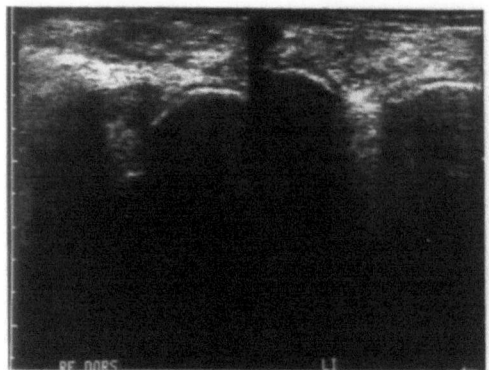 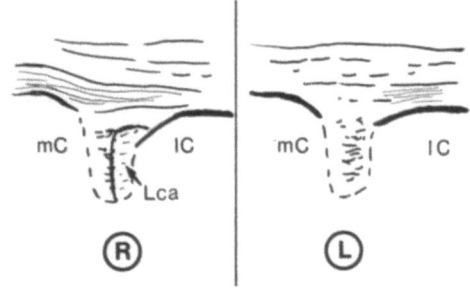

Abb. 8.41. 21jähriger Patient, Kniebinnentrauma (frische vordere Kreuzbandruptur). Dorsaler transkondylärer Querschnitt (Normalbefund s. Abb. 8.21). Die echodichten Kapsel-Band-Strukturen sind am verletzten linken Knie von der zur Interkondylarregion gelegenen Kortikalisoberfläche des lateralen Kondylus abgehoben. (*l C* lateraler Kondylus, *m C* medialer Kondylus, *L c a* echoarm veränderte Region des Lig. cruciatum anterius)

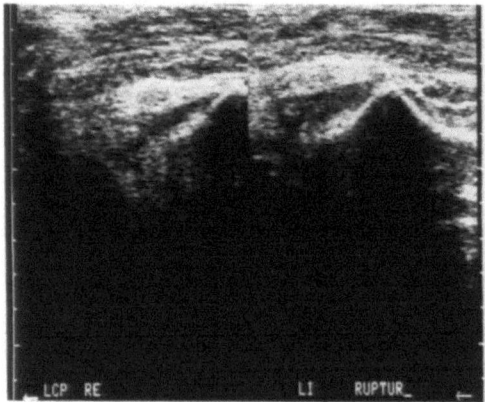 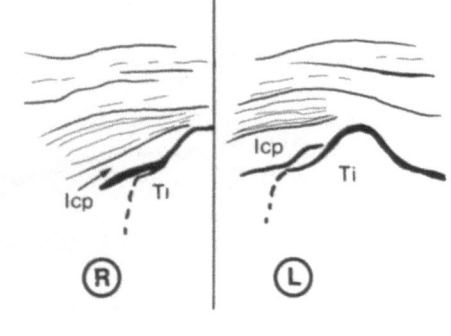

Abb. 8.42. Läsion des dorsalen Kreuzbandes. Dorsaler Längsschnitt im Verlauf des hinteren Kreuzbandes (Normalbefund s. Abb. 8.19). Am verletzten Knie ist die echoarme Struktur des hinteren Kreuzbandes ca. doppelt so breit wie auf der gesunden Seite.

(*Ti* Tibia, *L c p* Ligamentum cruciatus posterius) (Die Abbildung verdanken wir Herrn Dr. J. Müller, Brüderkrankenhaus Trier, Orthop. Abteilung, Nordallee 1, 5500 Trier)

auf. Bei den seltenen Verletzungen des hinteren Kreuzbandes kommt es zu einer Verdickung der Bandstruktur und zur Einlagerung echoarmer Formationen (Abb. 8.42). Die strukturellen Veränderungen lassen keine Rückschlüsse auf die Bandfunktion zu.

Hien et al. (1985) führten eine weitere sonographische Methode der Banddiagnostik ein. Die Bedeutung des Bandes wird nicht in seiner morphologischen Struktur gesehen, sondern in seiner Funktion. Maßgebend für die Banddiagnostik ist daher die klinische Untersuchung und Stabilitätskontrolle. Die Sonographie wird eingesetzt als bildgebendes Verfahren, das die Stabilität reproduzierbar dokumentieren kann.

Die Dokumentation des Lachmann-Zeichens erfolgt in einem medialen parapatellaren Längsschnitt bei ca. 20° Kniebeugung (Abb. 8.2). Die ventralen Konturen des me-

8.6.6 Bandverletzungen

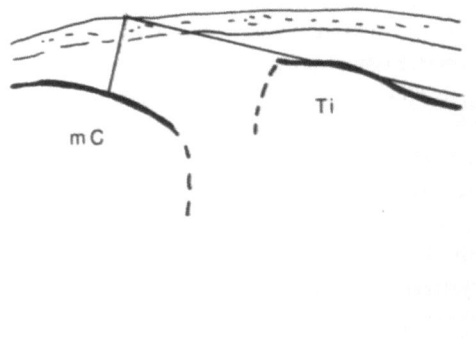

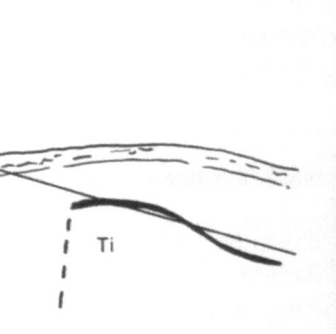

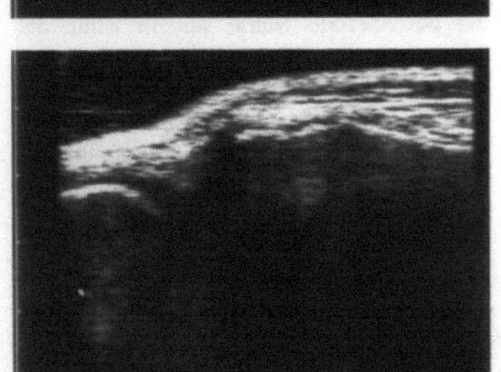

Abb. 8.43a, b. 26jähriger Patient, instabiles Kniegelenk (vordere Schublade) nach alter vorderer Kreuzbandverletzung. Längsschnitt an der medialen Tibiavorderkante, **a** ohne, **b** mit Belastung. Die Verlängerungslinie der Tibia liegt ca. 1,5 cm vor dem med. Kondylus. Bei Belastung im Sinne einer vorderen Schublade liegt die Linie ca. 3 cm vor dem medialen Kondylus. (*m C* medialer Kondylus, *Ti* Tibia)

dialen Femurkondylus und der Tibia werden im Ultraschallbild eingestellt. Es wird ein Bild in Ruhestellung angefertigt und ein Bild bei Durchführung der vorderen Schublade im Sinne des Lachmann-Tests (Abb. 8.43). Die maximale Dislokation der ventralen Tibiakontur kann im Ultraschallbild beobachtet und festgehalten werden. An die ventrale Tibiakontur wird eine Hilfslinie gelegt und der Abstand dieser Linie vom medialen Kondylus bei belastetem und unbelastetem Kniegelenk ausgemessen. Als Referenzwerte wurde von Hien et al. (1985) für die vordere Schublade beim Lachmann-Test angegeben:

- intakte Kniebandverhältnisse: 2,5 mm ± 0,6 mm,
- Ruptur des vorderen Kreuzbandes: 6,3 mm ± 1,2 mm,
- Insuffizienz von vorderem Kreuzband und medialem Seitenband: 8,8 mm ± 1,9 mm.

Die Stabilität des medialen und lateralen Seitenbandes wird entsprechend in Längsschnitten im Verlauf dieser Bänder überprüft. Das Knie wird dabei in Beugestellung von ca. 20° gehalten und entsprechender Valgus- bzw. Varusstreß ausgeübt (s. Abb. 8.39 und 8.40). Das Auseinanderweichen von Femurkondylus und Tibiaplateau wird dabei im Sonogramm verfolgt und die maximale Distanz in einem Bild dokumentiert. Der Abstand zwischen Femur und Tibia kann dann mit dem unbelasteten Zustand verglichen werden.

Für alle Stabilitätsprüfungen gilt, daß erhebliche interindividuelle Unterschiede vorkommen, so daß der Seitenvergleich unerläßlich ist.

8.6.7 Sehnenverletzungen, Tendopathien

Frische Sehnenverletzungen gehen in der Regel mit Hämatom- oder Ergußbildung einher. Der Erguß weitet das Peritendineum über der betreffenden Sehne aus. In Höhe der Ruptur ist die Sehnenfaserstruktur unterbrochen, das Peritendineum kann bei weit klaffender Ruptur sanduhrförmig eingezogen sein. Bei der dynamischen Untersuchung kann durch Bewegen des durch die Sehne überbrückten Gelenkes ein Auseinanderweichen der rupturierten Enden beobachtet werden (Abb. 8.44).

Degenerative Veränderungen des Streckapparates kommen besonders in der Patellarsehne vor. Im klinischen Sprachgebrauch werden sie als „Patellaspitzensyndrom" oder „jumper's knee" bezeichnet. Sie liegen meist am patellaren Ansatz der Sehne. Man findet eine Abnahme der Echogenität und eine Sehnenverbreiterung (Abb. 8.45 und 8.46). Diese Veränderung kann zunächst auf den unmittelbaren Ansatzbereich beschränkt sein, bei Fortschreiten der degenerativen Veränderungen jedoch auch weiter distal liegende Teile der Sehne erfassen. Innerhalb dieser Veränderungen können echodichte Areale mit Schallschattenbildung vorkommen. Die bei Achillessehnen beschriebenen Veränderungen, die im Rahmen von Stoffwechselerkrankungen auftreten (Hyperlipidämie), treten auch an der Patellar- und Quadrizepssehne auf.

8.6.8 Bursitiden

Bursitiden stellen sich als echoarme Raumforderung an typischer Lokalisation dar. Form und Inhalt der Bursen können sehr unterschiedlich sein. Am Kniegelenk lassen sich folgende Bursitiden darstellen:

- Bursitis des M. gastrocnemicus, häufig in Verbindung mit einer poplitealen Zyste (Abb. 8.47 – 8.49).
- Bursitis des M. semimembranosus unterhalb des M. semimembranosus.
- Bursitis des M. biceps femoris unterhalb des M. biceps femoris (Abb. 8.50).

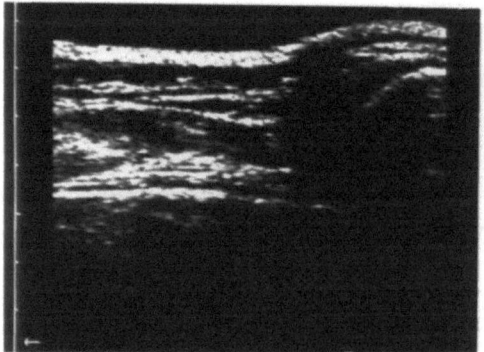
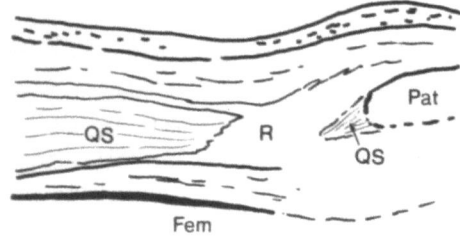

Abb. 8.44. 28jähriger Patient, Quadrizepssehnenruptur. Suprapatellarer Längsschnitt (Normalbefund s. Abb. 8.4). Die Kontur des Femurs ist unauffällig. Die Quadrizepssehne ist nicht durchgängig dargestellt, das peritendinöse Gewebe ist etwa 2 cm proximal der Patella sanduhrförmig eingezogen. Bei Kniebeugung bleibt der proximale Sehnenstumpf liegen, während die Patella nach distal wandert und sich die peritendinösen Weichteile dem Femur auflegen. (*Fem* Femur, *Pat* Patella, *QS* Quadrizepssehne, *R* Ruptur)

8.6.8 Bursitiden

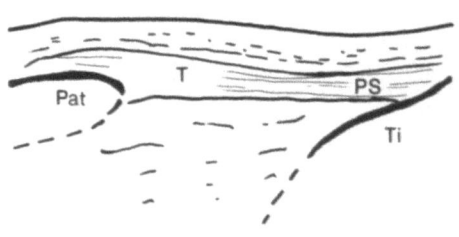
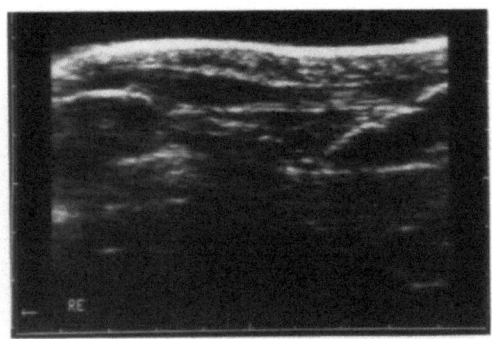

Abb. 8.45. 36jähriger Fußballspieler mit infrapatellaren, belastungsabhängigen Schmerzen. Infrapatellarer Längsschnitt (Normalbefund s. Abb. 8.6). Die Konturen der Patella und der proximalen Tibia sind unauffällig. Die Struktur der Patellarsehne ist an ihrem patellaren Ansatz kolbenförmig aufgetrieben und echoarm (Tendinose der Patellarsehne). (*Pat* Patella, *Ti* Tibia, *PS* Patellarsehne, *T* Tendinose)

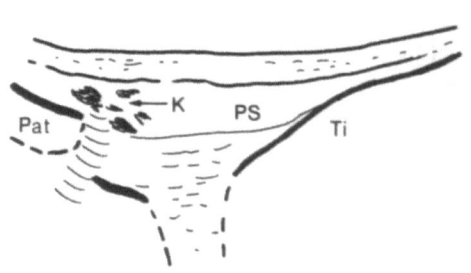
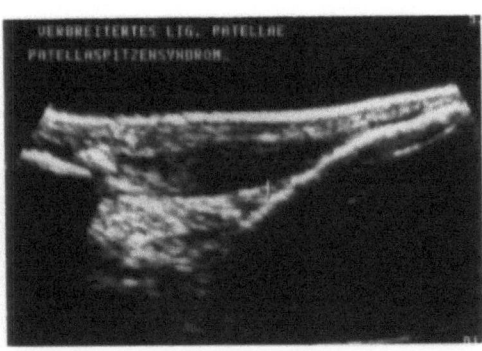

Abb. 8.46. 43jähriger Patient, Schmerzen unterhalb der Patella nach sportlicher Belastung. Infrapatellarer Längsschnitt (Normalbefund s. Abb. 8.6). Vor der distalen Begrenzung der Patella liegt eine echodichte Struktur mit Schallschattenbildung. Die Tibiakortikalis stellt sich unauffällig dar. Das Lig. patellae ist insgesamt verbreitert und echoarm. (*Pat* Patella, *Ti* Tibia, *PS* Patellarsehne, *K* Verkalkungen)

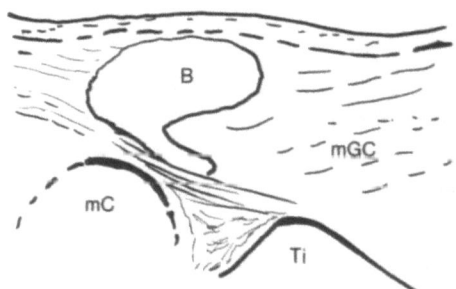
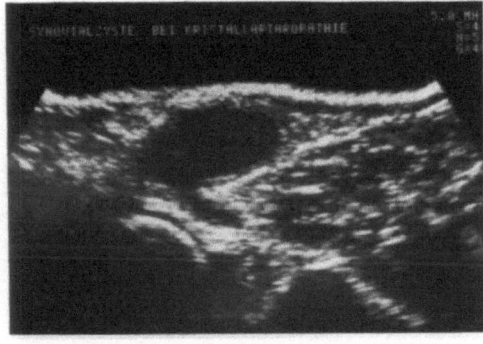

Abb. 8.47. 42jähriger Patient, Schwellung in der Kniekehle bei Kristallarthropathie. Dorsaler Längsschnitt über dem medialen Kondylus (Normalbefund s. Abb. 8.14). Dem Femurkondylus ist eine rundliche echofreie Formation aufgelagert. Eine rundliche Aussackung reicht zum Kniegelenkspalt. Die Knochenkontur des Kondylus und der proximalen Tibia ist unauffällig. (*m C* medialer Kondylus, *Ti* Tibia, *m GC* medialer Gastroknemiuskopf, *B* Baker-Zyste)

8 Knie

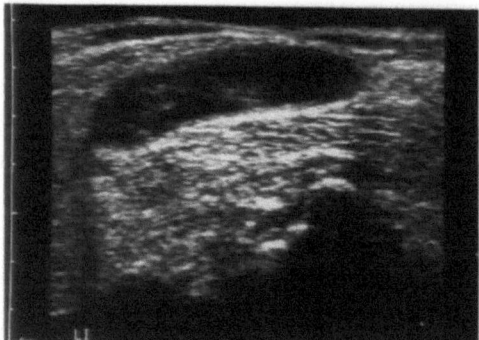 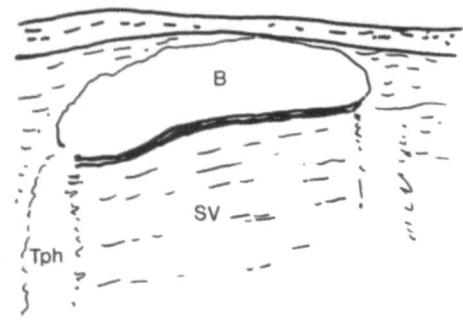

Abb. 8.48. 56jähriger Patient, Schwellung in der Kniekehle bei O-Bein-Gonarthrose. Dorsaler Längsschnitt über dem medialen Kondylus (Normalbefund s. Abb. 8.14). Den Knochenstrukturen ist eine rundliche echofreie Formation vorgelagert, die zur Schallverstärkung führt. An den Rändern kommt es zu Schallauslöschung infolge des Tangentialphänomens, unter der Baker-Zyste kommt es zur Schallverstärkung. (*B* Baker-Zyste, *Tph* Tangentialphänomen, *SV* Schallverstärkung)

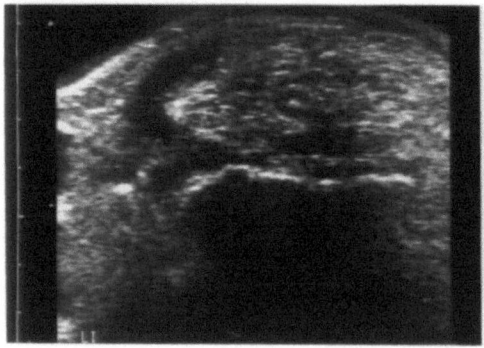 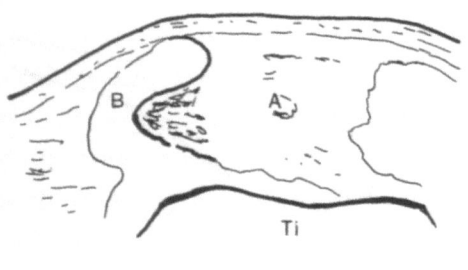

Abb. 8.49. Patient von Abb. 8.48. Dorsaler transtibialer Querschnitt. Der Schnitt liegt parallel zum transkondylären Schnitt knapp distal des Gelenkspaltes. Medial der A. poplitea liegt eine echoarme Formation, die kommaförmig vom Gelenk bis an die subkutane Schicht reicht. (*Ti* Tibia, *A* A. poplitea, *B* Baker-Zyste)

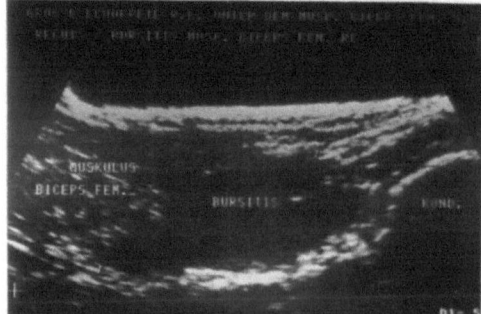 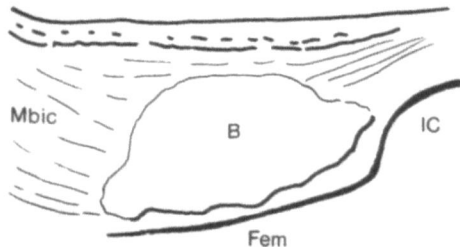

Abb. 8.50. 47jähriger Patient, Kniegelenkbefall bei rheumatoider Arthritis. Dorsaler Längsschnitt über dem lateralen Kondylus (Normalbefund s. Abb. 8.18). Der Kortikalis des distalen Femurs sind echoarme Formationen vorgelagert, die zur Verdrängung der Muskelstrukturen führen (Bursitis). (*Fem* Femur, *l C* lateraler Kondylus, *M bic* M. biceps femoris, *B* Bursitis)

8.6.9 Zystenbildungen

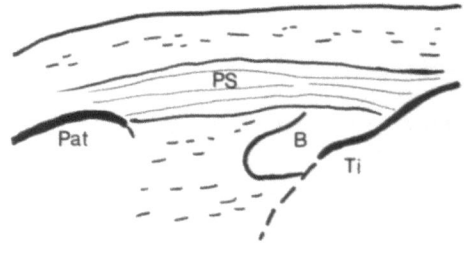
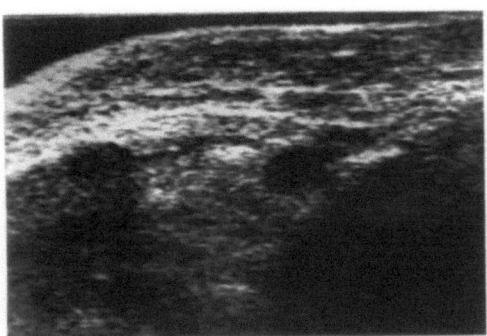

Abb. 8.51. 52jähriger Patient, Kniegelenksbefall bei rheumatoider Arthritis. Infrapatellarer Längsschnitt (Normalbefund s. Abb. 8.6). Unterhalb der Patellarsehne liegt an ihrem distalen Ansatz eine rundliche echoarme Formation. (*Pat* Patella, *Ti* Tibia, *PS* Patellarsehne, *B* Bursitis infrapatellaris profunda)

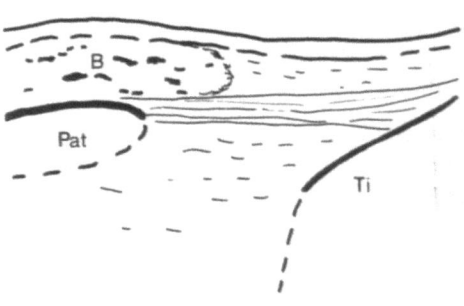
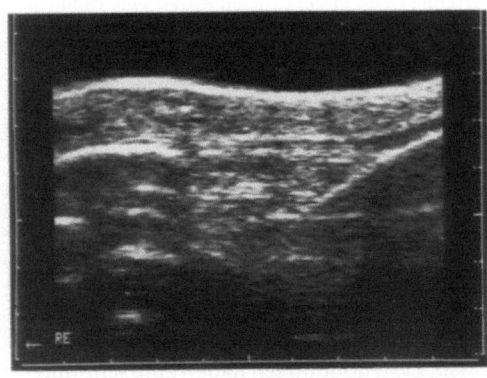

Abb. 8.52. 39jähriger Patient, Rötung und Überwärmung im Bereich der Kniescheibe (Bursitis praepatellaris), Hyperurikämie bekannt. Infrapatellarer Längsschnitt (Normalbefund s. Abb. 8.6). Der Abstand zwischen Patellaoberfläche und Hautoberfläche ist vergrößert durch grobfleckige inhomogen-echodichte Veränderungen. Vereinzelt kommt es zur Schallschattenbildung. Das Lig. patellae ist normal breit und in seiner Echogenität nicht verändert. (*Pat* Patella, *Ti* Tibia, *PS* Patellarsehne, *B* Bursitis prepatellaris)

- Bursitis suprapatellaris, die fast immer mit dem Recessus suprapatellaris kommuniziert.
- Die Bursa infrapatellaris profunda zwischen dem Lig. patellae und der Tibiavorderkante (Abb. 8.51).
- Die Bursa subcutanea praepatellaris (Abb. 8.52).
- Die Bursa infrapatellaris subcutanea zwischen Haut und Lig. patellae (Abb. 8.53).

Eine Verbindung zwischen einer Bursitis gastrocnemica und einer poplitealen Zyste ist nahezu regelmäßig darstellbar. Bursitiden führen in aller Regel zu einer Schallverstärkung, an den Rändern großer Zysten entstehen Beugeschatten.

8.6.9 Zystenbildungen

Zysten in der Fossa poplitea sind die häufigsten Zufallsbefunde, die im Rahmen sonographischer Gelenksuntersuchungen gemacht werden (s. Abb. 8.47–8.49). Sie treten auf bei Arthrose und bei Arthritis und sind für keine Erkrankung spezifisch. Man findet eine Viel-

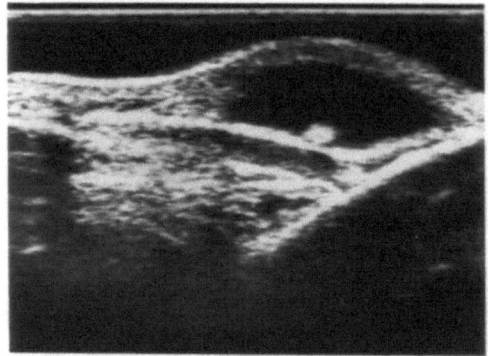 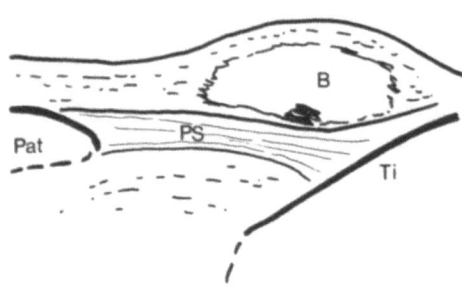

Abb. 8.53. 38jähriger Patient, Schwellung an der Tibiavorderkante, ohne erinnerliches Trauma, keine Stoffwechselerkrankungen bekannt. Infrapatellarer Längsschnitt (Normalbefund s. Abb. 8.6). Der Patellarsehne ist an ihrem distalen Ansatz eine rundliche, glatt begrenzte echoarme Formation vorgelagert. Innerhalb des echoarmen Areales finden sich einzelne echodichte Strukturveränderungen. Die Patellarsehne selbst ist normal breit und von normaler Echogenität. Unterhalb der Patellarsehne liegt an ihrem distalen Ansatz eine weitere kleine, glatt begrenzte echoarme Formation. Die Struktur der Patella und die Tibiavorderkante sind unauffällig. (*Pat* Patella, *Ti* Tibia, *PS* Patellarsehne, *B* Bursitis infrapatellaris subcutanea)

zahl von Formen. Sie können im Längsschnitt oval, keulenförmig, sanduhrförmig, eiförmig oder tubulär erscheinen, sie sind im Querschnitt meistens rund. Wenn eine Verbindung zur Bursa des M. gastrocnemicus besteht, erscheint eine charakteristische Kommaform. Zystenbildungen haben eine sehr unterschiedliche Echogenität, die echofrei, echoarm bis intensiv-echoreich mit vielen Mischbildern sein kann. Sonderformen zeigen Schattenbildung, die auf Verkalkung oder Ossifikationen zurückzuführen sind. Sonographische Kriterien für Zystenbildung sind

- typische Lokalisation,
- geometrische Form,
- verstärkte Eintritts- und Austrittsreflexion,
- Beugeschattenphänomene an den Zystenrändern,
- „Schallverstärkung".

Zur Differentialdiagnose empfiehlt sich eine ultraschallgeführte Punktion.

Der Nachweis von Kristallen (Uratkristalle oder Pyrophosphatkristalle) erlaubt eine Differenzierung bei Kristallarthropathie.

Der sonographische Ausschluß einer Baker-Zyste ist nur bei gleichzeitig vorliegendem Kniegelenkserguß (suprapatellarer Längs- und Querschnitt) möglich, da die Zyste sonst wegen mangelnder Füllung nicht darstellbar ist.

8.6.10 Gefäßalterationen

In einem Schnitt im Längsverlauf der Gefäße stellt sich am liegenden Patienten im Normalfall nur die Arterie dar (s. Abb. 8.16). Die spontane Darstellung der V. poplitea im Liegen ist verdächtig auf eine Oberschenkelvenenthrombose. Arteriosklerotische Plaques entsprechen echodichten Formationen, die zur Lumeneinengung führen und Schallschatten haben können (Abb. 8.54). Zur weiterführenden Diagnostik ist eine Dopplersonographie, DSA oder Angiographie nötig.

Aneurysmen führen zu einer Vergrößerung des Gefäßquerschnittes. Sie können einseitig oder doppelseitig in Form einer sog. Sandwichformation auftreten.

Meist kann der thrombosierte Inhalt der aneurysmatischen Aussackung vom eigentlichen Lumen differenziert werden. Auch an den Venen werden Veränderungen wie Varix-

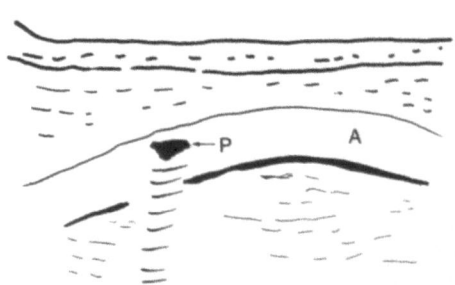 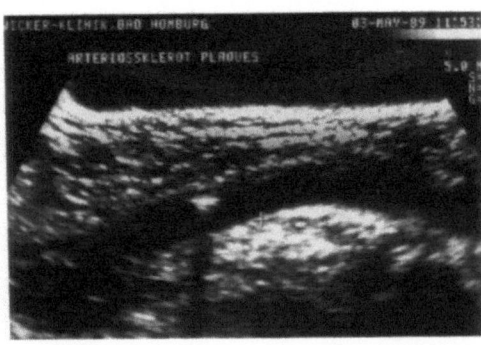

Abb. 8.54. 63jähriger Patient, bekannte arterielle Verschlußkrankheit. Dorsaler Längsschnitt über der A. poplitea (Normalbefund s. Abb. 8.16). Im echofreien Band der A. poplitea liegen echodichte Strukturveränderungen, die zur Schallschattenbildung führen (arteriosklerotische Plaques). (*A* A. poplitea, *P* arteriosklerotischer Plaque)

knotenbildungen der oberflächlichen oder Phlebothrombosen der tiefen Venen mit erfaßt. Wichtigster Hinweis für eine Phlebothrombose der tiefen Venen ist die spontane Darstellung der Vene im Liegen und die mangelhafte Kompressibilität des Gefäßes. Ein fehlender Nachweis der eigentlichen Thromben schließt eine Phlebothrombose niemals aus.

8.7 Stellenwert

Bei der Untersuchung der periartikulären Weichteile ist die Sonographie eines der wichtigsten bildgebenden Verfahren. Bezüglich der Kniebinnenstrukturen, des Knorpels und der knöchernen Strukturen hat die Sonographie den Wert einer zusätzlichen Untersuchungsmethode.

Die nachgenannten Zahlen und das Diagramm sind der bundesweiten Umfrage an 387 Kliniken aus dem Jahre 1994 entnommen (Abb. 8.55). Das Kniegelenk war die am vierthäufigsten untersuchte Region. Trotz der wissenschaftlichen Diskussionen über die Wertigkeit der Meniskusdiagnostik steht diese an zweiter Stelle nach den Erkrankungen des rheumatischen Formenkreises. Unter der Rubrik „andere" wurden am häufigsten die Baker-Zyste und andere Zysten genannt.

8.8 Dokumentation

Sowohl der Umfang der Untersuchung als auch die Dokumentation richten sich am Kniegelenk besonders nach der Verdachtsdiagnose, die es zu bestätigen oder auszuschließen gilt. Von der Vielzahl der angegebenen Schnittführungen wird in der Regel nur eine begrenzte Auswahl in Frage kommen:

- suprapatellarer Längsschnitt (Abb. 8.56 und 8.57);
- infrapatellarer Längsschnitt (Abb. 8.58–8.60);
- dorsal längs (Abb. 8.61–63).

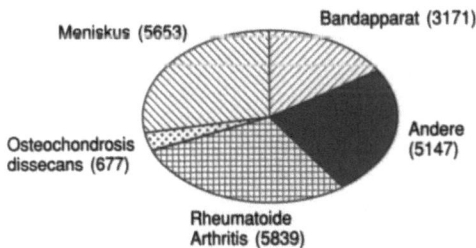

Abb. 8.55. Sonographische Untersuchung am Knie (20 487 Untersuchungen/Jahr)

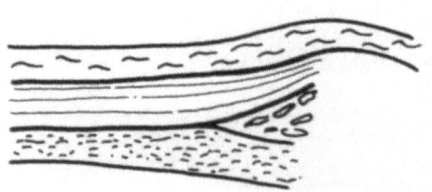

Abb. 8.56. Normalbefund. Die knöchernen Konturen sind glatt. Die Gelenkhöhle ist nicht darstellbar (kein Erguß). Form und Struktur der Patellarsehne sind unauffällig

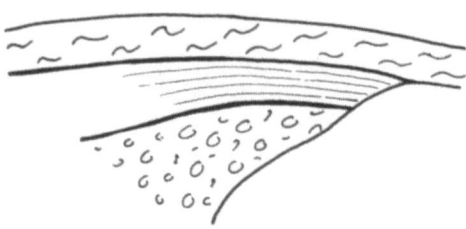

Abb. 8.59. Patellarsehnentendinose. Die Knochenkonturen stellen sich unauffällig dar. Die Bursen sind nicht dargestellt. Die Patellarsehne ist an ihrem patellaren Ansatz verbreitert, sie stellt sich echoärmer dar

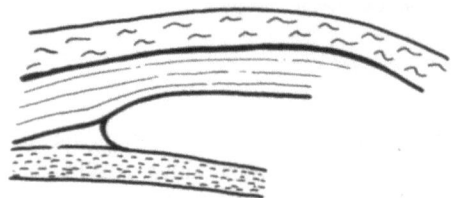

Abb. 8.57. Kniegelenkerguß. Die Kontur des Knochens ist glatt. Der obere Recessus ist aufgefüllt durch echoarme Formationen. Die Patellarsehne wird vorgewölbt und ist in ihrer Form und Struktur unauffällig

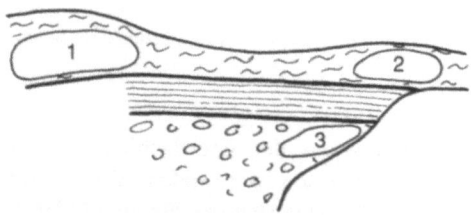

Abb. 8.60. Bursitis präpatellaris-infrapatellaris superficialis-infrapatellaris profunda. Die Knochenstrukturen stellen sich unauffällig dar. Die Bursa präpatellaris (*1*)/infrapatellares superficialis (*2*)/infrapatellares profunda (*3*) ist durch echoarme Formationen angefüllt. Die Patellarsehne ist in Form und Struktur unauffällig

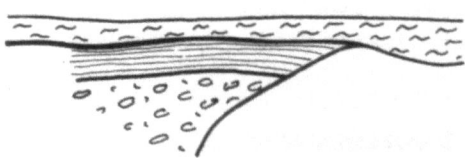

Abb. 8.58. Normalbefund. Die Knochenkontur ist glatt. Die Bursen stellen sich nicht dar. Die Patellarsehne ist echoreich dargestellt und normal weit

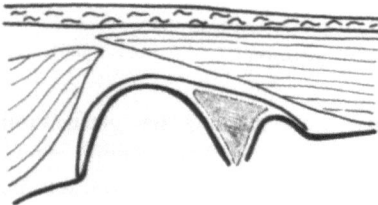

Abb. 8.61. Normalbefund. Die Knochenkonturen stellen sich unauffällig dar. Die Gelenkhöhle ist unauffällig, es besteht keine Bursitis. Die Weichteilstrukturen sind unauffällig

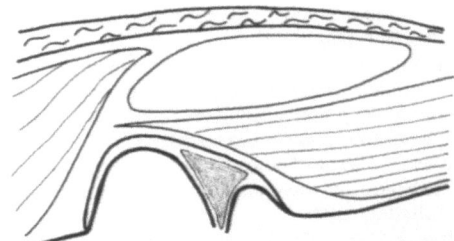

Abb. 8.62. Baker-Zyste. Die Knochenkontur ist unauffällig. Zwischen medialem Gastrocnemius und subcutanem Fettgewebe liegt eine echofreie, rundlich begrenzte Struktur mit Tangentialschattenbildung

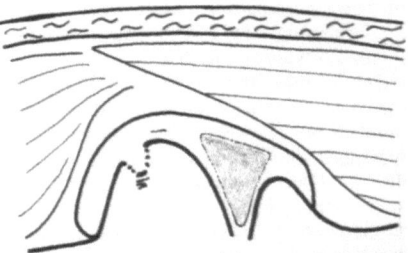

Abb. 8.63. Erosion, Synovialitis. Die Kontur der Femurrolle ist unterbrochen mit Basisreflektion. Die Gelenkkapsel ist durch echoarme Formationen von der Knochenkontur abgehoben. Die Weichteile stellen sich unauffällig dar

Literatur

Adams R (1840) Chronic rheumatoid arthritis of the kneejoint. Dublin J Med Sci 17:520

Ambanelli U, Manganelli P, Nervetti A, Urgolotti U (1976) Demonstration of articular effusions and popliteal cysts with ultrasound. J Rheumatol 3:134

Baker WM (1885) The formation of abnormal synovial cysts in connection with the joints. St Bartholomew's Hosp Rep 21:177–190

Baker WM (1877) Formation of synovial cysts in the leg in connection with disease of knee joint. St Bartholomew's Hosp Rep 13:245–261

Baumann D, Kremer H (1977) Arthrographie und Sonographie in der Diagnostik von Bakercysten. ROFO 127/5:463–466

Carpenter JR, Hattery RR, Hunder GG (1976) Ultrasound evaluation of popl. space: comparison with arthrography and physical examination. Mayo Clin Proc 51:498

Childress HM (1970) Popliteal cysts associated with undiagnosed posterior lesions of the medial meniscus. J Bone Joint Surg [Am] 52-A:1487–1492

Cooperberg PL, Tsang IT, Truelove L (1978) Gray scale ultrasound in the evaluation of rheumatoid arthritis of the knee. Radiology 126:759

Derks WH, de Hooge P, van Linge B (1986) Ultrasonographic detection of the patellar plica in the knee. JCU 14/5:355–360

Dragonat P, Claussen C (1980) Sonographische Meniskusdarstellung. ROFO 2:133

Ernst J, Albrecht HJ (1984) Sonographische Darstellbarkeit des Entzündungssubstrats bei rheumatoider Arthritis. Z Rheumatol 43:205

Gagnier F et al. (1986) Three cases of pigment villonodular synovialitis of the knee. Ultrasound and computed tomography findings. ROFO 145/2: 227–228

Gebel M, Poor M, Feisel J, Wittenborg (1977) Sonografie: Erste diagnostische Maßnahmen bei gelenkerkrankten Patienten mit den klinischen Zeichen der akuten Unterschenkelthrombose. In: Kratochwil A, Reinold E (Hrsg) Ultraschalldiagnostik. Thieme, Stuttgart S 262–265

Gompels SM, Darlington LG (1979) Grey scale ultrasonography and arthrography in evaluation of popliteal cysts. Clin Radiol 30:539

Gordon GV et al. (1980) Ultrasonic evaluation of popliteal cysts. Arch Intern Med 140:1453–1455

Hammer M et al. (1986) Sonography and NMR imaging rheumatoid gonarthritis. Scand J Rheumatol 15/2:157–164

Helzel MV, Schindler G, Gay B (1987) Sonographische Messung der Gelenkknorpeldicke über den tragenden Femurcondylenanteilen. In: Stuhler T, Feige A (Hrsg) Ultraschalldiagnostik des Bewegungsapparates. Springer, Berlin Heidelberg New York Tokyo, S 276–281

Herman G et al. (1981) Diagnosis of popliteal cysts: double-contrast arthrography and sonography. AJR 137:369-372

Hien NM, Sedlmeier P, Schricker T (1985) Sonographische Diagnostik bei Kapselbandverletzung des Knie- und Sprunggelenkes. In: Otto R, Schnaars P (Hrsg) Ultraschalldiagnostik. Thieme, Stuttgart, S 658-659

Kaufmann RA, Towbin RB, Babcock DS, Grawford AH (1982) Arthrosonography in the diagnosis of pigmented villonodulas synovialitis. AJR 139/2: 396-398

Kremer H et al. (1977) Sonographische Diagnostik von Kniegelenkscysten. MMW 119:1183-1186

Marhoffer W, Sattler H (1985) Zur Wertigkeit der Arthrosonographie vor und nach Synovektomie: Möglichkeiten der sonographischen Synovialitisdiagnostik. In: Otto R, Schnaars P (Hrsg) Ultraschalldiagnostik 85. Thieme, Stuttgart, S 644-645

McDonald DG, Leopold GR (1972) Ultrasound B. scanning in the differentiation of Baker's cyst and thrombophlebitis. Br J Radiol 45:729

Meire HB, Lindsay DJ, Swinson DR, Hamilton EBD (1974) Comparison of ultrasound and positive contrast arthrography in the diagnosis of popliteal calf swelling. Ann Rheum Dis 33:221

Moore CP, Sarti D, Lovie JS (1975) Ultrasonographic demonstration of popliteal cysts in rheumatoid arthritis. Arthritis Rheum 18:577-580

Müller-Brodmann W, Goebel KM (1982) Ultraschalldiagnostik entzündlicher Kniegelenkserkrankungen. Dtsch Med Wochenschr 197:1400

Rabenseifner L, Gohlke F, Stuhler T (1987) Vergleichende Untersuchungstechniken bei Pat. mit rheumatoider Arthritis. In: Stuhler T, Feige A (Hrsg) Ultraschalldiagnostik des Bewegungsapparates. Springer, Berlin Heidelberg New York Tokyo, S 303-310

Ramach W, Kratochwil A (1977) Die Ultraschalldiagnostik in der Orthopädie. In: Kratochwil A, Reinold E (Hrsg) Ultraschalldiagnostik. Thieme, Stuttgart, S 252-255

Rautschning W (1979) Popliteal cyst and the relation to the gastrocnemiosemimembranosusbursa. Studies on the surgical and functional anatomy. Acta Orthop Scand [Suppl]

Röhr E (1984) Sonographie des Kniegelenkes. Orthop Praxis 11:934

Röhr E (1985) Sonographische Darstellung des hinteren Kreuzbandes. Röntgenblätter 38:377

Röhr E (1987) Sonographische Darstellung des vorderen Kreuzbandes. Ultraschall Med 8:37

Sattler H (1986a) Die Arthrosonographie des Kniegelenkes bei rheumatoider Arthritis. Ultraschall Klin Prax 2:99

Sattler H (1986b) Die sonographische Erfassung eines Riesenzelltumors im Kniegelenk. Ultraschall Klin Prax 1:43

Sattler H, Gerhold H (1983) Die systematische Untersuchung des Knies mittels Ultraschall. In: Lutz H (Hrsg) Ultraschalldiagnostik 83. Thieme, Stuttgart, S 527-529

Sattler H, Gerhold H (1984) Die Arthrosonographie – ein neues zusätzliches bildgebendes Verfahren in der Erfassung von Erkrankungen des Kniegelenkes. Z Rheumatol 43:160

Schricker T, Hien NM, Wirth CJ (1987) Klinische Ergebnisse sonographischer Funktionsuntersuchungen bei Kapselbandläsionen am Knie- und Sprunggelenk. Ultraschall Med 8:27

Schuler P (1984) Sonographie in der Orthopädie. Prakt Orthop 16:237-251

Seltzer SE, Finberg HJ, Weissmann BN (1978) Arthrosonography: technique, sonographic anatomy and pathology. Invest Radiol 126:759

Sohn C, Gerngroß H, Meyer P, Sohn G (1987) Meniskussonographie – Aussagekraft und Treffsicherheit im Vergleich zur Arthrographie und Arthroskopie oder Operation. Fortschr Med 105:81-85

Stocker K (1982) Sonographische Diagnostik der Kniekehle. In: Kremer H (Hrsg) Sonographische Diagnostik innerer Erkrankungen. Urban & Schwarzenberg, München, S 121-126

Sundermeyer R, Stolle E, Sattler H (1986) Sonographische Kniegelenksdiagnostik im Vergleich mit anderen bildgebenden Verfahren. In: Otto R, Schnaars P (Hrsg) Ultraschalldiagnostik 1985. Thieme, Stuttgart, S 556-557

Wiesen R, Rossak K (1986) Ultrasonographie in der Orthopädie bei Weichteilerkrankungen und Weichteilverletzungen. Med Orthop Tech 106: 42-47

9 Meniskus

H.-R. Casser und M. Füsting

9.1 Indikation zur Untersuchung

Die klinische Untersuchung erlaubt nicht immer eine klare Zuordnung der Kniebeschwerden. Weiterführende diagnostische Möglichkeiten wie die Arthrographie und Arthroskopie sind invasiv oder wie die Kernspintomographie sehr aufwendig. Demgegenüber gewinnt die sonographische Diagnostik von Meniskusläsionen in den letzten Jahren zunehmend an Bedeutung.

Die Meniskussonographie ist indiziert bei unklaren Kniebeschwerden zum Ausschluß bzw. zur Bestätigung einer Meniskusläsion (Ruptur, Ganglion).

9.2 Untersuchungstechnik

9.2.1 Gerätetechnik

Die sonographische Untersuchung des Meniskus sollte mit einem 7,5-MHz-Sektorschallkopf vorgenommen werden, da so eine ausreichende axiale und laterale Auflösung zur Rißdiagnostik gewährleistet ist und echogene Artefakte innerhalb des Gelenkspaltes aufgrund des divergierenden Strahlengangs weitgehend vermieden werden. Der Schallkopf sollte eine Fokussierung von ca. 20 mm besitzen, um die Darstellung des von der Schallquelle weiter entfernt gelegenen Hinterhorns zu gewährleisten. Die näher, zum Teil unmittelbar unter der Haut gelegenen Anteile des Meniskus, das Vorderhorn und die Pars intermedia, sollten mit einer Vorlaufstrecke untersucht werden, um die ungünstigen Schallbedingungen im Nahfeld auszuschalten.

Sendeintensität, Tiefenausgleich und Kontrastierung sollten so eingestellt werden, daß sich einerseits das Meniskusdreieck homogen graufarben und echoarm gegenüber den hellen, d.h. echoreichen Konturen von Femurrolle und Tibiakantenkontur abgrenzen läßt, andererseits der Raum hinter den abgebildeten Knochenkonturen ebenso wie der darüberliegende Knorpel der Femur- und Tibiagelenkfläche auf dem Monitorbild nahezu echofrei, d.h. schwarz, erscheinen.

Die TGC-Einstellung wird im Nahbereich auf ein Minimum zurückgenommen, im Fernbereich so weit verstärkt, daß möglichst auch die Meniskusspitze zur Darstellung kommt.

9.2.2 Technik der dynamischen Ultraschalluntersuchung

Die dynamische Untersuchungstechnik nutzt zur Darstellung der Menisken den Bewegungsumfang des Kniegelenkes, das neben Flexion und Extension um eine annähernd horizontale Achse auch Rotationsbewegungen um die Unterschenkellängsachse erlaubt. Bei Außenrotation des Unterschenkels wird hierdurch der Außenmeniskus auf dem Tibiaplateau nach ventral verschoben und gezogen, während der Innenmeniskus gegensinnig nach dorsal und zentralwärts verlagert wird. Bei Innenrotation des Unterschenkels bewegt sich umgekehrt der Innenmeniskus nach ventral, während der Außenmeniskus nach dorsal verlagert wird.

Das Vorgehen ist beim Innen- und Außenmeniskus prinzipiell gleich: Der Meniskus wird ausschließlich im Längsschnitt beurteilt,

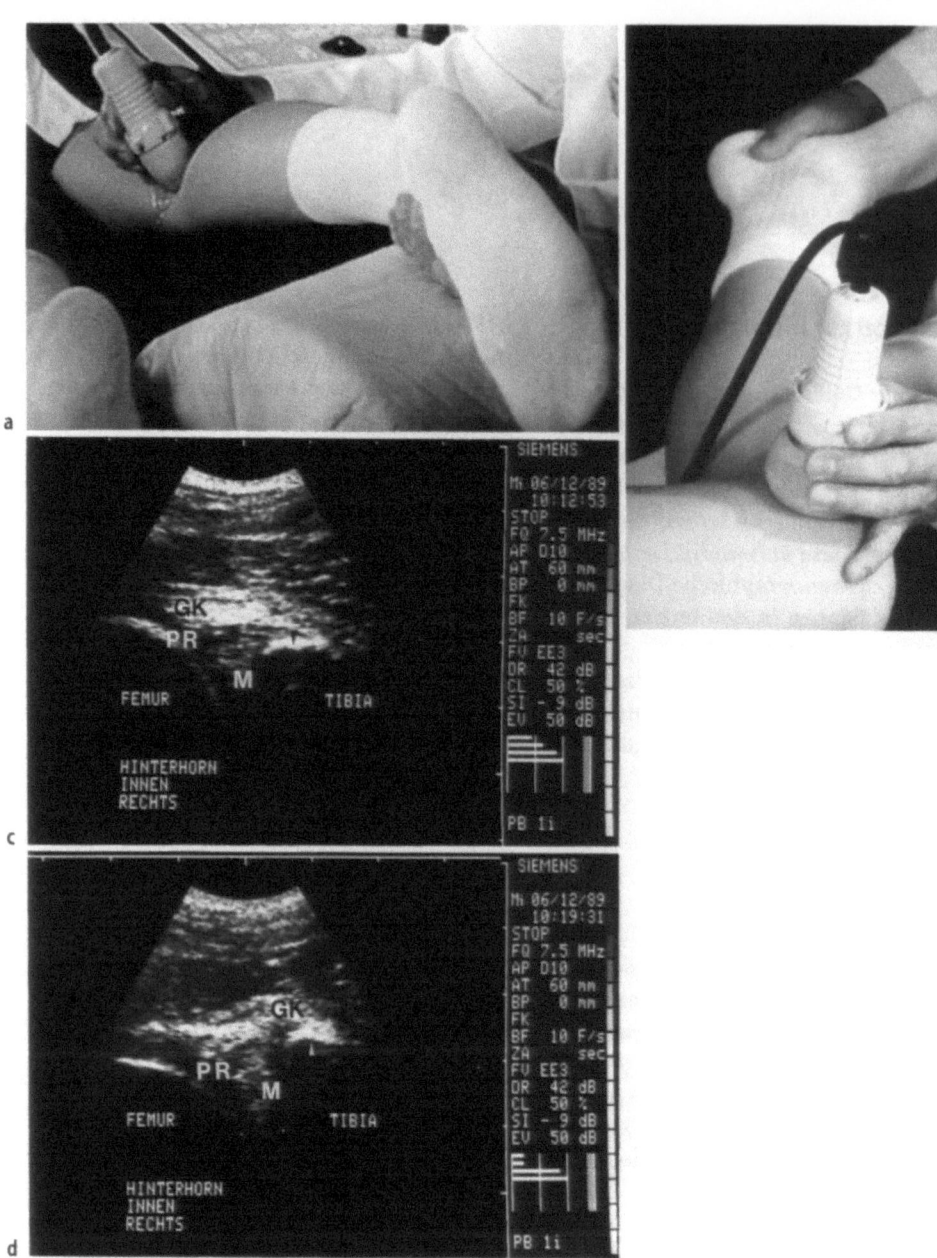

Abb. 9.1 a–d. Ablauf der sonographischen Meniskusuntersuchung. Der Schallkopf wird so über dem Kniegelenkspalt plaziert, daß der Meniskus im Längsschnitt zur Darstellung kommt (Standardebene). **a** Dynamische Untersuchung des Meniskushinterhorns. Der Schallkopf wird in der Kniekehle fest positioniert, während der Unterschenkel langsam nach innen und außen rotiert wird. **b** Zur Darstellung des Meniskusvorderhorns und der Intermediärportion wird der Schallkopf mit einer Vorlaufstrecke versehen. Der Patient liegt auf der Seite, wobei das zu untersuchende Kniekompartiment bei ca. 90° Kniebeugung oben aufliegt. Für die dynamische Untersuchung wird der Unterschenkel langsam nach innen und außen rotiert. **c, d** Sonographische Darstellung der anatomischen Lagebeziehungen des Meniskus im medialen Kniekehlenbereich bei verschiedenen Funktionsstellungen des Unterschenkels.
(**Fortsetzung** s. S. 197)

wobei zur Beurteilung der gesamten Meniskuszirkumferenz verschiedene Schallkopfpositionen über dem Gelenkspalt unter Beachtung der Standardebene (s. Abschn. 9.4) eingenommen werden.

Zur Untersuchung des Meniskushinterhorns liegt der Patient in Bauchlage auf der Untersuchungsliege. Das betreffende Bein wird mit entspannter Kniekehle in ca. 20–30° Beugung gelagert, der Fuß hierzu auf einer weichen, zusätzlichen Unterlage (z. B. Schaumstoffhalbrolle) abgelegt (s. Abb. 9.1a). Der Untersucher sitzt so neben dem Patienten, daß er einerseits mit der den Schallkopf führenden Hand bequem über der Kniekehle arbeitet, andererseits mit der fußnahen Hand bequem die Knöchelgabel desselben Beines von ventral umfassen kann. Nach Auftragen von ausreichend Kontaktgel wird nun der Schallkopf im medialen bzw. lateralen Kniekehlenabschnitt aufgesetzt. Im Gegensatz zur mehr statisch betonten „Durchmusterung", wobei das Bein während der Untersuchung nicht bewegt und nur die Schallquelle nach medial bzw. lateral verschoben und leicht abgesenkt wird, verbleibt der Schallkopf bei der dynamischen Untersuchungstechnik unverändert in seiner eingenommenen Position, während der Unterschenkel gegen den Oberschenkel in leichter Beugestellung langsam nach außen und innen rotiert wird. Auf seinem Weg an der fest positionierten Schallquelle vorbei wird so das Meniskushinterhorn mit seinen verschiedenen Abschnitten kontinuierlich erfaßt, wobei das Meniskusdreieck gegen die benachbarten anatomischen Strukturen wie Kapselbandapparat, Femur- und Tibiagelenkfläche und Popliteusschlitz und -sehne abzugrenzen ist.

Zur Untersuchung von Intermediärportion und Vorderhorn liegt der Patient auf der Seite. Die zu untersuchende Kniehälfte liegt in ca. 90° Beugung oben auf. Während die eine Hand des Untersuchers den Schallkopf mit Vorlaufstrecke sicher auf den seitlichen Gelenkspalt plaziert, wird mit der anderen Hand vom Fußgelenk aus der Unterschenkel bei ca. 90° gebeugtem Kniegelenk wiederum langsam nach innen und außen rotiert (Abb. 9.1b). Zur Darstellung des Meniskusvorderhorns wird medial in zunehmender Außenrotation, lateral in zunehmender Innenrotation des Unterschenkels untersucht. Bei vermehrt ventraler Positionierung wird gleichzeitig darauf geachtet, daß der Schallkopf eine zunehmende sagittale Richtung einnimmt.

Ein zusätzlicher Varus- oder Valgusstreß ergab bei Anwendung der dynamischen Untersuchungstechnik keine wesentlichen Vorteile für die Beurteilung der Intermediärportion. Dagegen erleichtert ein Kniegelenkserguß die Abgrenzung des Meniskusdreiecks von den benachbarten Strukturen erheblich.

9.2.3 Dokumentation

Zur Befunddokumentation empfiehlt sich eine Multiformatkamera (4-Feld-Aufteilung) oder ein Thermoprinter, wobei für jeden Meniskusabschnitt (Hinterhorn, Intermediärportion, Vorderhorn) mindestens ein repräsentatives Bild in der Standardebene (s. Abschn. 9.4), bei pathologischen Befunden in der Regel mehrere Schnittbilder angefertigt werden. Optimal ist eine lückenlose Aufzeichnung der Untersuchung über eine integrierte Videorekorderanlage.

◀ Abb. 9.1 (Fortsetzung). Bei Außenrotation des Unterschenkels (c) wandert die hintere Tibiakantenkontur nach ventral (*Pfeil*) vom Schallkopf weg, so daß der Meniskus (*M*) nach dorsal verlagert wird. Bei Innenrotation des Unterschenkels (d) wandert die Tibiakantenkontur nach dorsal (*Pfeil*) dem Schallkopf entgegen, während der Femurkondylus den Meniskus (*M*) mitsamt parameniskaler Randzone (*PR*) und Gelenkkapsel (*GK*) nach ventral vorschiebt

9.3 Normale Sonoanatomie

Im exakten Längsschnitt über dem Kniegelenksspalt (s. Abschn. 9.4) lassen sich die einzelnen anatomischen Strukturen sonographisch wie folgt differenzieren (Abb. 9.2): Haut und Muskelfaszie stellen sich echoreich dar, während Muskelgewebe echoarm erscheint. Die Gelenkkapsel imponiert deutlich echoreich und hebt sich besonders im Innenmeniskus-Hinterhornbereich durch die echoarme parameniskale Randzone vom Meniskus deutlich ab. Die dem Schallkopf zugewandten Knochenoberflächen sind infolge des Kontrastes zu der echofrei imponierenden Knorpelauflage gut darstellbar, wobei Konturschärfe und Echogenität bei senkrechtem Schalleinfall ein Optimum erreichen.

Die entsprechend der Untersuchungsebene angefertigten anatomischen Schnittpräparate (Abb. 9.3) lassen die unterschiedlichen Größen- und Lageverhältnisse der einzelnen Meniskusabschnitte deutlich erkennen.

Im Hinterhornbereich hat der Innenmeniskus eine Breite von ca. 15–17 mm und eine Höhe von ca. 14 mm. Er ist von einer mindestens 20 mm dicken Gewebsschicht bedeckt. Die Pars intermedia und das Vorderhorn weisen eine Breite von ca. 8–10 mm, eine Höhe zwischen 6 und 8 mm und eine dünne Gewebeauflage von ca. 5–10 mm auf. Dagegen betragen der Durchmesser und die Höhe des Außenmeniskus in allen Bereichen durchschnittlich 11–13 mm. Die Knochengeometrie der Pars intermedia präsentiert sich als Gelenkspalt mit steil abfallenden Knorpelflächen im Gegensatz zu den gerundeten Konturen von Femur und Tibia im Hinter- und Vorderhornbereich.

In der dynamischen Untersuchung können darüber hinaus die anatomischen Verhältnisse im Kniekehlenbereich bei verschiedenen Funktionsstellungen des Unterschenkels sonographisch sichtbar gemacht werden (s. Abb. 9.1 c, d). Bei Darstellung des Innenmeniskushinterhorns wandert in Innenrotation die hintere Tibiakantenkontur nach dorsal dem

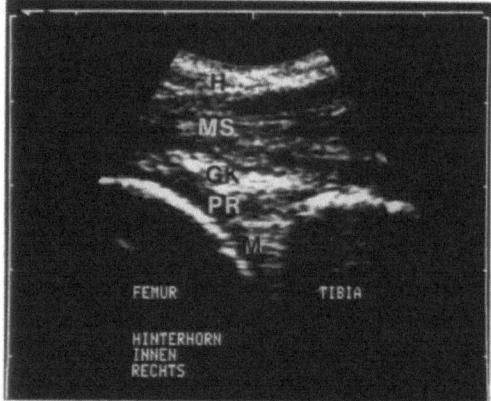
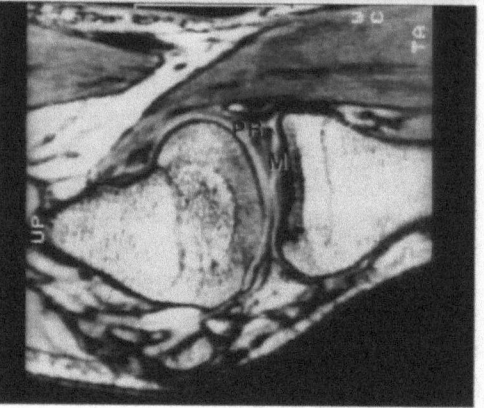

Abb. 9.2. a Sonogramm eines normalen Innenmeniskushinterhorns. Die einzelnen Gewebeabschnitte sind gekennzeichnet: Haut mit Subcutis (*H*), Muskel- und Sehnengewebe (*MS*), Gelenkkapsel (*GK*), parameniskale Randzone (*PR*), Meniskus (*M*). **b** Entsprechende Darstellung des Meniskushinterhorns im NMR

Schallkopf entgegen, während der Femurkondylus den Meniskus nach ventral vorschiebt. Bei Außenrotation des Unterschenkels wandert dagegen die Tibiakantenkontur nach ventral vom Schallkopf weg, so daß der Innenmeniskus vom Femurkondylus nach dorsal verlagert wird. Im Bereich der lateralen Kniekehle läßt sich der Recessus subpopliteus in enger Nachbarschaft zur Außenmeniskusbasis als echoarmes Band darstellen, worin sich unter dynamischer Untersuchung die echoreichere, oval bis runde Popliteussehnenstruktur zeigt (Abb. 9.4).

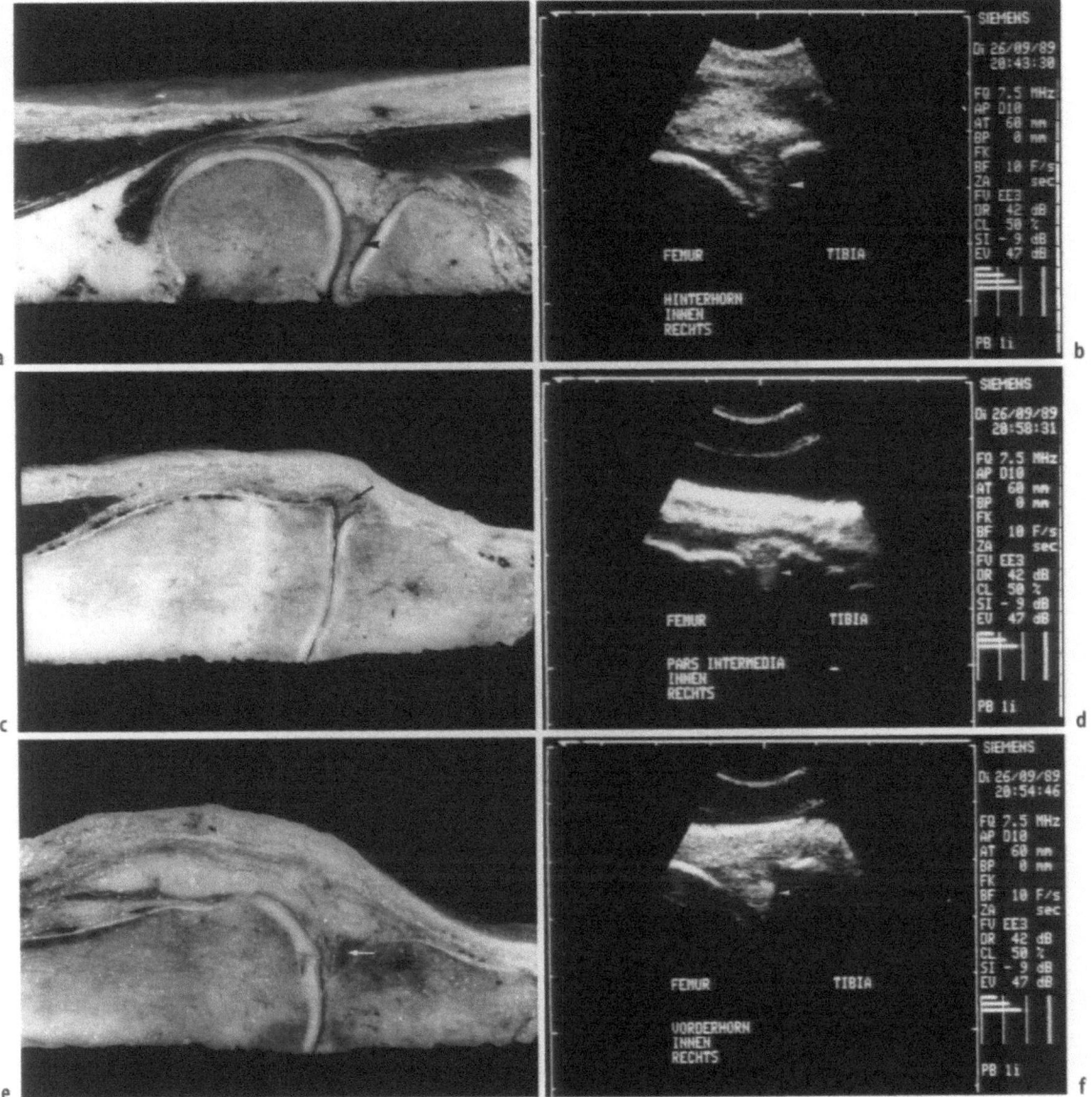

Abb. 9.3 a–f. Hinterhorn (**a, b**) Intermediärportion (**c, d**) und Vorderhorn (**e, f**) eines gesunden Innenmeniskus (*M*) im anatomischen Schnittpräparat mit entsprechenden Sonogrammen. Die unterschiedlichen anatomischen Größenverhältnisse und topographischen Beziehungen in den verschiedenen Abschnitten des Meniskus werden deutlich sichtbar (s. Text). Die sonographische Untersuchung des Vorder- und Seitenhorns erfolgt mit der Wasservorlaufstrecke

200　9 Meniskus

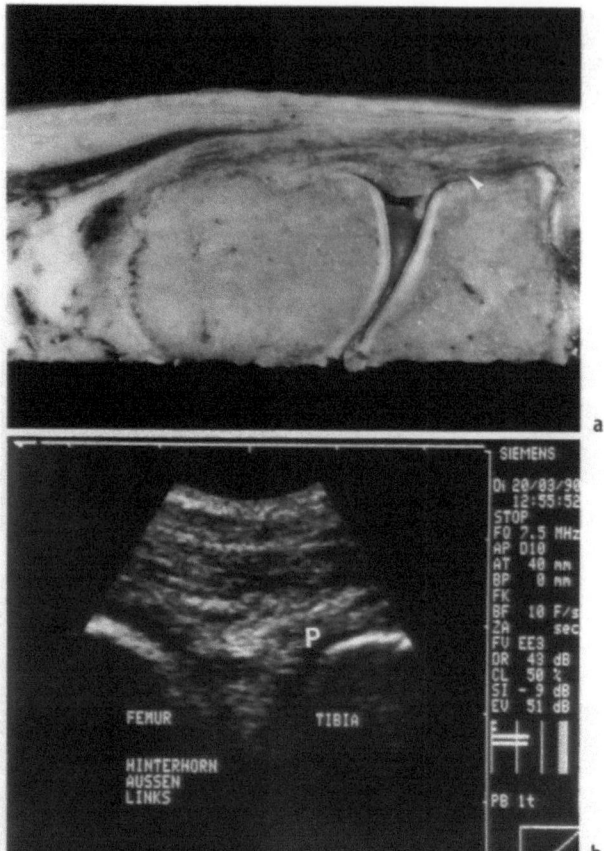

Abb. 9.4a, b. Anatomische und sonographische Darstellung der topographischen Verhältnisse des Recessus subpopliteus mit Popliteussehne und Hinterhorn des Außenmeniskus. **a** Anatomische Schnittfläche nach Knielängsschnitt durch das Außenmeniskushinterhorn am Übergang zur Pars intermedia. In diesem Schnitt wird die Sehne des M. popliteus (*P*) längs angeschnitten und liegt im Recessus subpopliteus zwischen Meniskushinterhorn und Gelenkkapsel. **b** Der entsprechende sonographische Schnitt weist eine echoarme, deutlich abgegrenzte, ovale Struktur in der Basis des Außenmeniskushinterhorns auf mit Ausziehung nach tibial (Popliteusschlitz). Die Sehne selbst (*P*) wird in dieser Untersuchungsebene tangential erfaßt und tritt als echoreiche Struktur in Erscheinung

Bei der dynamischen Untersuchung des Intermediär- und Vorderhornabschnittes, d. h. unter Innen- und Außenrotation des Unterschenkels, läßt sich deren Relativbewegung gegenüber der artikulierenden femoralen bzw. tibialen Gelenkfläche nachvollziehen, wobei das Meniskusdreieck im Vergleich zum Hinterhorn eine deutlich unschärfere Kontur aufweist. Eine optimale Darstellung und Abgrenzung des Meniskusvorderhorns zu den benachbarten Strukturen, insbesondere zum infrapatellaren Fettkörper, kann dabei nur selten, vornehmlich bei gleichzeitig vorhandenem Kniegelenkserguß, erzielt werden (Abb. 9.5)

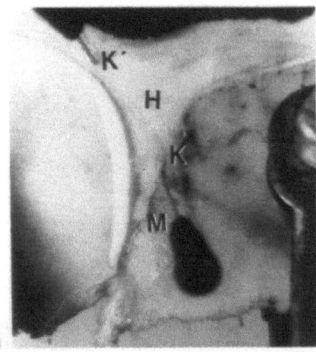 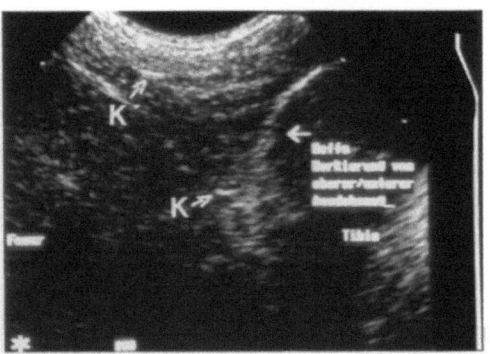

Abb. 9.5 a, b. Sonographische Darstellung eines anatomischen Schnittpräparates (a) nach ventralem paramedianem Sagittalschnitt. Die obere Kanüle (K') markiert die ventrale Begrenzung des Hoffa-Fettkörpers, die untere Kanüle (K) den Übergang vom Hoffa-Fettkörper (H) zum Meniskus (M). Im Sonogramm (b) sind die Kanülen als strichförmige Echostrukturen zu erkennen. Hoffa-Fettkörper und Meniskus zeigen eine vergleichbare Echotextur und sind in dieser Schnittebene nicht zu differenzieren

9.4 Beurteilungskriterien

Um eine repräsentative und reproduzierbare Beurteilung der sonographischen Meniskusuntersuchung zu gewährleisten, ist das Festhalten der einzelnen Meniskusabschnitte in der Standardebene erforderlich. Als Standardebene eignet sich nur der Längsschnitt, da sich Meniskusquerschnitte nur schwer anatomisch zuordnen lassen.

Ein verwertbarer Längsschnitt liegt nur dann vor, wenn im Monitorbild die rundliche Femurkontur vereinbarungsgemäß links, die eckig erscheinende Tibiakantenkontur rechts sowie das Meniskusdreieck exakt mittig dargestellt ist. Der normale Meniskus muß als relativ echoarmes, homogenes Dreieck (s. Abschn. 9.2.1) von der Basis bis zur Spitze unter Sichtbarwerden der Meniskusbinnenstruktur dargestellt werden.

9.5 Krankheitsbilder

9.5.1 Meniskusriß

Als sonographisches Kriterium für einen Meniskusriß gilt das Auftreten eines hellen, d.h. echoreichen strichförmigen Reflexmusters innerhalb des dargestellten Meniskusdreiecks, wobei die Intensität des Reflexes mit derjenigen der Knochenkonturen vergleichbar ist und sich über mehrere Schnittebenen reproduzierbar verfolgen läßt (Sohn u. Casser 1988). Je nach Abstand und Ausrichtung der Rißränder zueinander können charakteristische Doppelechos auftreten (Abb. 9.6).

Unscharf begrenzte, mehr „wolkige" echoreiche Meniskusareale werden als sog. „Degenerationsherde" beschrieben, finden jedoch bei der Auswertung der sonographischen Befunde keine wesentliche Berücksichtigung, da letztlich nur zwischen Vorhandensein oder Nicht-Vorhandensein eines Meniskusrisses unterschieden wird.

Die Vorteile der dynamischen Untersuchungstechnik zeigen sich besonders bei der eigentlichen Rißdiagnostik (Abb. 9.7–9.12).

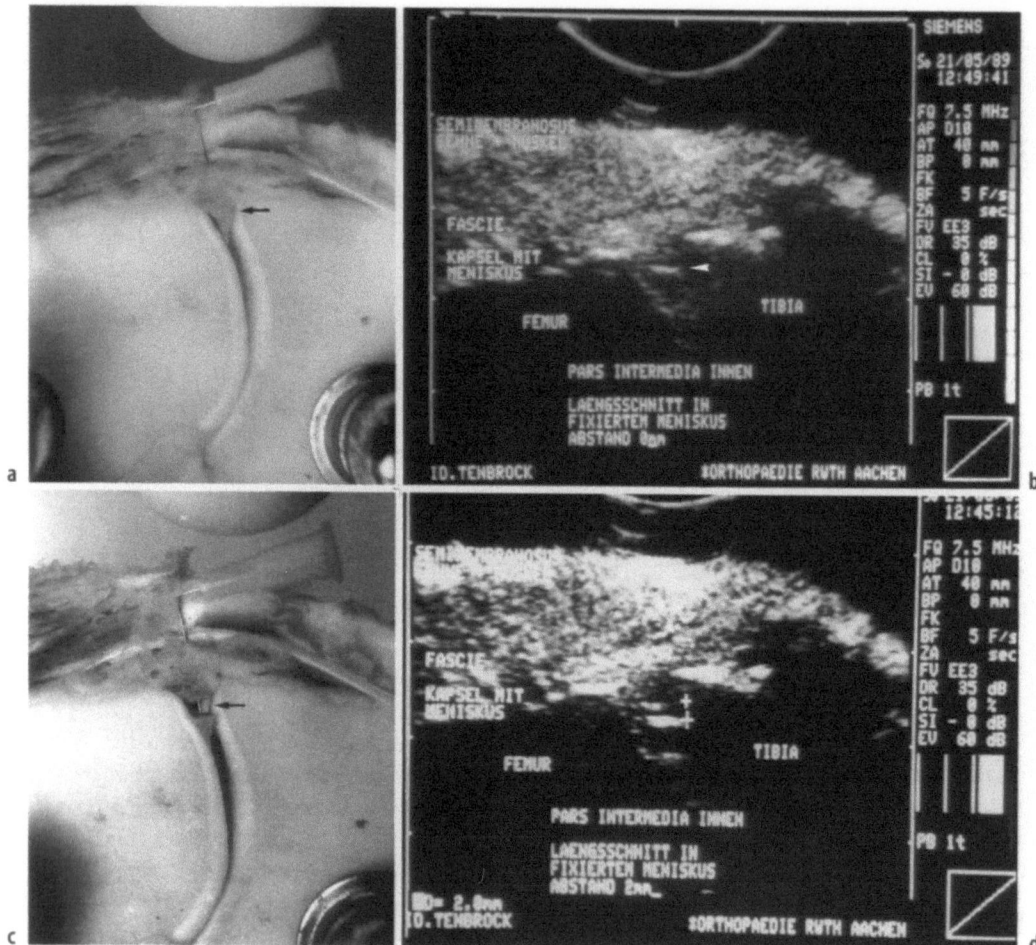

Abb. 9.6 a–d. Experimentelle Darstellung eines Längsrisses in der Pars intermedia des Meniskus mit unterschiedlichem Abstand der Rißränder. **a, b** Andeutungsweise erkennbarer, artifiziell gesetzter Längsriß ohne Dehiszenz der Rißränder (**a**). Im Sonogramm zeigt sich ein einfacher Rißreflex (**b**). **c, d** 2 mm breite Rißspalte im anatomischen Schnittpräparat (**c**). Das Sonogramm (**d**) stellt die Läsion als Doppelecho dar

Während bei statischer Untersuchungstechnik eine schräg zur Schallausbreitungsrichtung liegende Rißfläche in der Standardebene in der Regel nicht darstellbar ist, läßt sich eine derartige Rißfläche mit Hilfe der dynamischen Untersuchungstechnik annähernd senkrecht dem Schallkopf „entgegendrehen", so daß ein Rißnachweis möglich wird. Gelingt es darüber hinaus, unter dynamischer Untersuchung zwei eng beieinander liegende Rißflächen voneinander zu trennen und damit ein einfaches Rißecho in ein „Doppelecho" zu überführen, kann ein Meniskusriß als bewiesen angesehen werden. Dies ist bei der morphologischen Vielfalt der Risse jedoch nicht immer möglich, so daß ein allein hierauf gestütztes Rißkriterium häufig versagen muß.

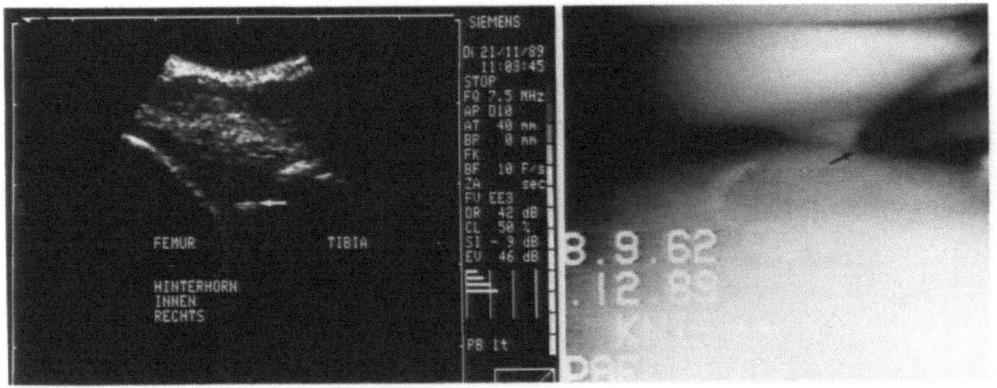

Abb. 9.7 a, b. Innenmeniskushinterhornlängsriß. Das Sonogramm (a) zeigt ein Reflexband, das arthroskopisch (b) einem mit Tasthäkchen markierten basisnahen Meniskusriß enspricht

Abb. 9.8 a–c. Innenmeniskuslappenriß. a Sonographisch zunächst Nachweis eines kräftigen Reflexechos in der Pars intermedia. b Unter dynamischer Untersuchung zunehmende Entfernung der beiden eng aneinander liegenden Rißflächen und Auftritt eines Doppelreflexmusters. c Arthroskopisches Bild des ausgedehnten Lappenrisses

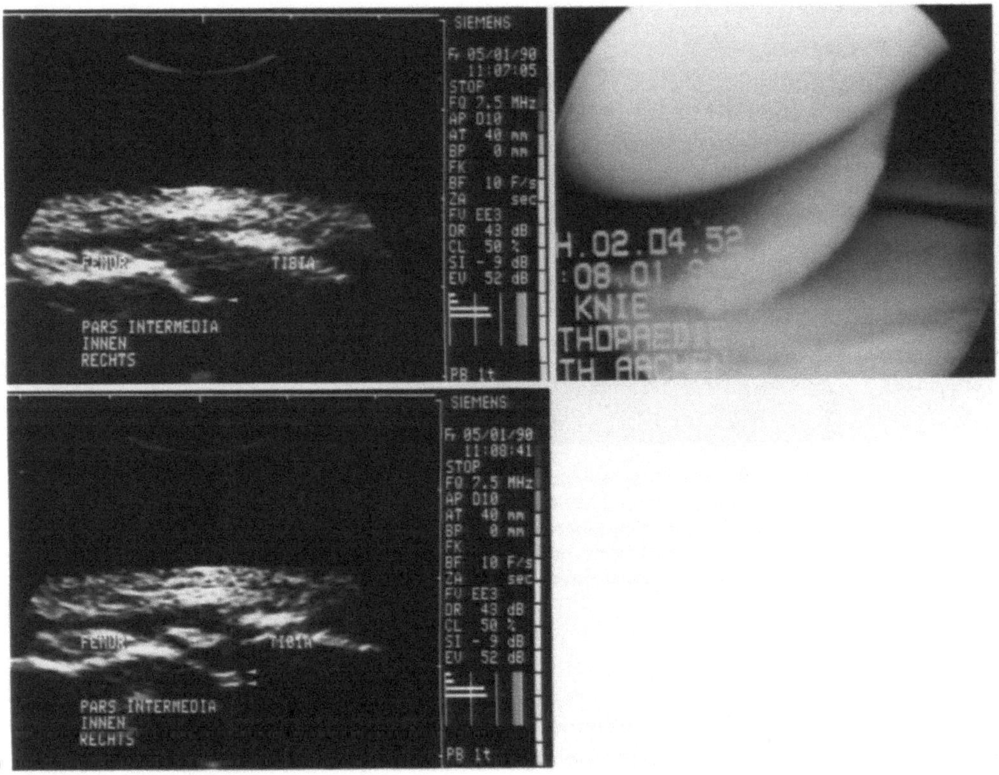

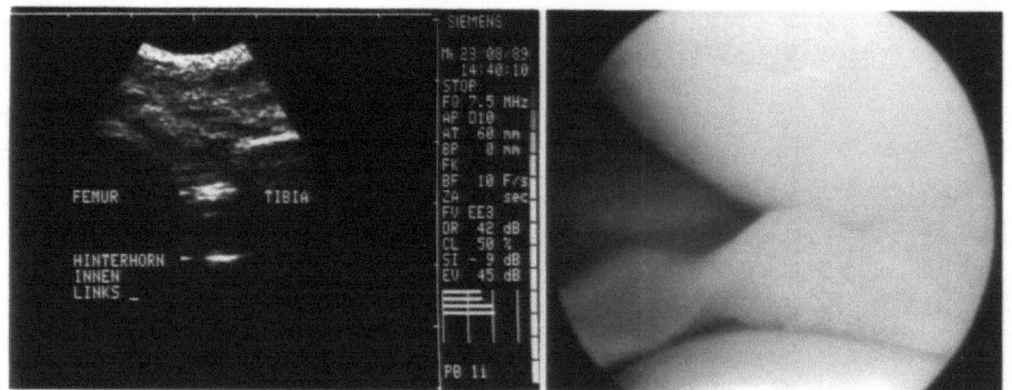

Abb. 9.9 a, b. Innenmeniskuskorbhenkelriß. **a** Sonographisch deutlicher Nachweis eines breiten Rißechos und eines ebenso kräftigen, parallel dazu verlaufenden Reflexbandes in der Tiefe des Gelenkspaltes. **b** Arthroskopisch zeigt sich ein in die Fossa intercondylaris luxierter, vom Hinterhorn bis in die Pars intermedia reichender Korbhenkelriß

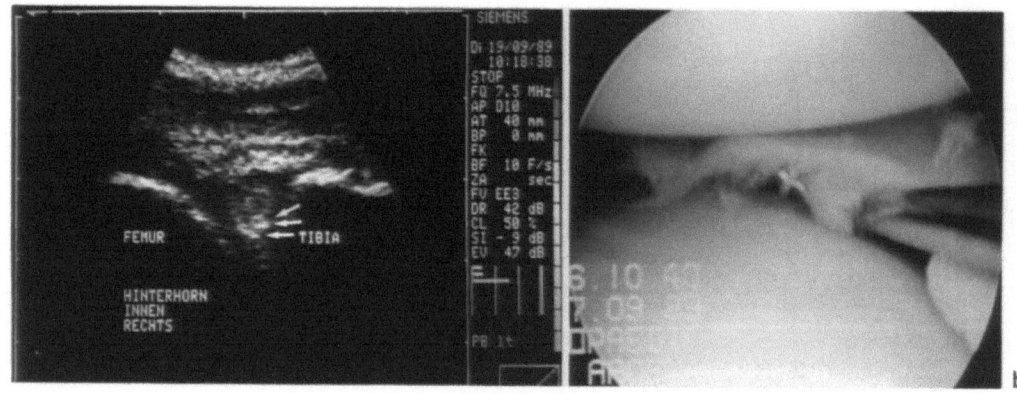

Abb. 9.10 a, b. Horizontalriß am Übergang Hinterhorn/Pars intermedia eines Innenmeniskus. **a** Sonographisch zeigen sich im zentralen Meniskusanteil mehrere eng beieinander liegende, deutlich echoreiche Reflexe, die mit ihrem herdförmigen Erscheinungsbild Ausdruck einer degenerativen Rißform sind. **b** Arthroskopisch kommt ein typischer, auf degenerativer Basis entstandener, aufgefaserter Meniskushorizontalriß zur Darstellung

Die Verwendung anderer Rißkriterien, z. B. die Suche nach echoarmen Meniskusarealen („Meniskusabbrüche") als alleiniges Zeichen für eine Meniskusläsion, erscheint dagegen problematisch, da auch der normale Meniskus je nach Schallausbreitungsrichtung echoarm zur Darstellung kommen kann und hierdurch eine deutlich erhöhte Fehlerquote in der Meniskusrißdiagnostik resultieren muß.

Eine exakte Aussage zur Riß*form* und seiner Ausdehnung ist mit Hilfe der dynamischen Untersuchungstechnik ebenso unsicher wie mit der bisherigen, mehr statisch ausgerichteten Methode zur Durchmusterung.

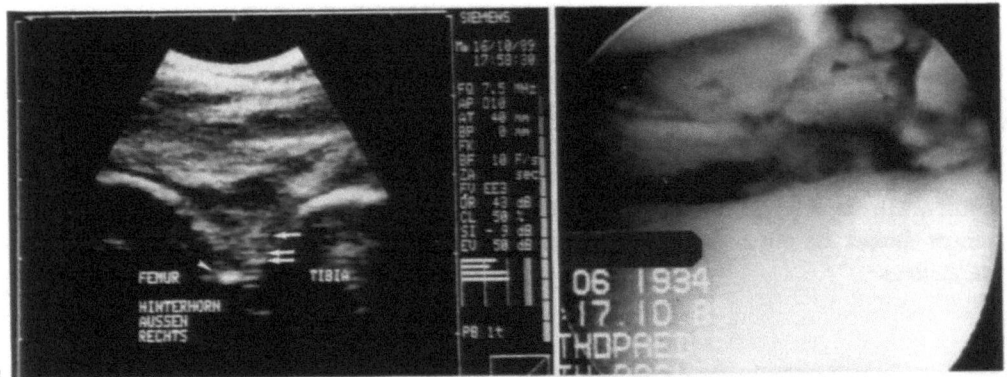

Abb. 9.11 a, b. Komplexe Ruptur eines Scheibenmeniskus. Im Sonogramm (**a**) lassen sich zur Fossa intercondylaris hin mehrere parallel zueinander verlaufende Rißreflexe nachweisen. Schräg oder in Schallausbreitungsrichtung liegende Rupturränder, wie im arthroskopischen Bild (**b**) zu erkennen, werden sonographisch nicht erfaßt. Zusätzlich kräftiges Reflexecho an der lateralen Femurkondyle (*Pfeil*) als Hinweis für eine arthroskopisch bestätigte traumatisch bedingte Knorpelfissur

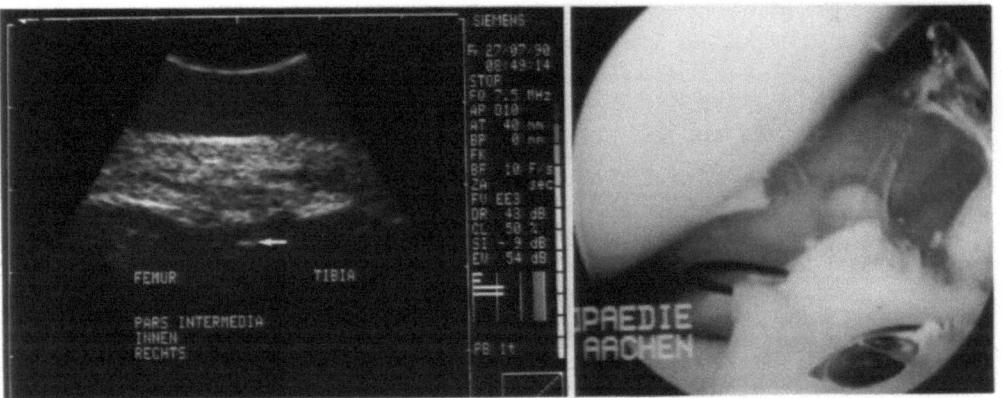

Abb. 9.12 a, b. Innenmeniskuslängsriß in der Pars intermedia. Sonographischer Nachweis einer frischen Innenmeniskusverletzung (**a**), die unverzüglich einer transarthroskopischen Meniskusnaht (Outside-in-Technik) zugeführt werden konnte (**b**)

9.5.2 Meniskusganglion

Konstant nachweisbare, zystoide echoarme Areale innerhalb des Meniskusdreiecks mit möglicher Ausdehnung zur Gelenkkapsel sind charakteristisch für Meniskusganglien (Abb. 9.13). Sie sind in der Regel mit dem Linear- besser als mit dem Sektorschallkopf darstellbar.

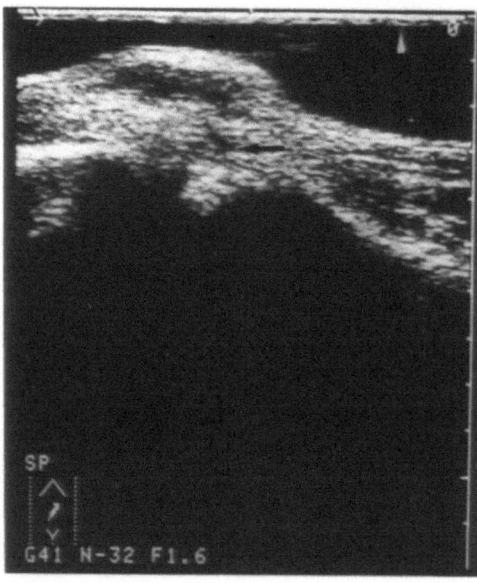

Abb. 9.13. Außenmeniskusganglion. Sonographischer Nachweis einer echoarmen extrakapsulären Vorwölbung mit angedeutetem Verbindungsgang zur Meniskusbasis unter Verwendung eines Linearschallkopfes mit Vorlaufstrecke

9.6 Abschließende Bewertung

Die sonographische Diagnostik des Kniegelenkes zwingt zu einer detaillierten Vergegenwärtigung der anatomischen Beziehungen zwischen den einzelnen Kniegelenkbestandteilen. Bedingt durch die Enge des Kniegelenkspaltes setzt insbesondere die sonographische Untersuchung intraartikulärer Strukturen genaue Kenntnisse über den Zusammenhang zwischen Impulsverlauf und Bildentstehung voraus, um Fehlinterpretationen durch Artefakte zu vermeiden.

Eine Erklärung für die relativ hohe Fehlerquote der sonographischen Meniskusdiagnostik im Vorderhornbereich bietet die unmittelbare Nähe zum Hoffa-Fettkörper, der aufgrund seiner im Längsschnitt dreieckigen Form und seines der Fettstruktur entsprechenden echoarmen Erscheinungsbildes mit vereinzelten echogenen Reflexen Meniskusrisse vortäuschen kann (s. Abb. 9.5a, b). Eine paramediane Schnittführung sollte deshalb vermieden werden und das Meniskusvorderhorn mit Hilfe der dynamischen Untersuchungstechnik soweit wie möglich aus der nachbarschaftlichen Beziehung zum Hoffa-Fettkörper „herausgedreht" werden, um eine bestmögliche Beurteilung des Meniskusvorderhorns zu erreichen. Dabei ist zu berücksichtigen, daß abhängig von der Größe des Hoffa-Fettkörpers der mediale Anteil des Vorderhorns sonographisch zumeist nicht isoliert darstellbar ist.

Dagegen läßt sich die Popliteussehne aufgrund ihrer typischen Lage und ihres sonographisch gut verfolgbaren Verlaufs bei entsprechender Erfahrung des Untersuchers leicht identifizieren (s. Abb. 9.4) und eine Verwechslungsgefahr mit einem basisnahen Meniskusabriß im Übergang zwischen Hinterhorn und Pars intermedia des Außenmeniskus weitgehend vermeiden.

Neben den hier dargestellten, am häufigsten beobachteten sonoanatomischen Fehlerquellen konnten arthroskopisch Plicabildungen, rupturierte vordere Kreuzbänder,

Chondrokalzinosen und Chondromatosen des Kniegelenkes, freie Gelenkkörper, Synovialzotten, Veränderungen der Knorpeloberfläche und „gewellte" Meniskusoberflächen als Ursache für falsch-positive Befunde ermittelt werden.

Hauptfehlerquelle ist das Verkennen älterer Risse, insbesondere der auf degenerativer Basis entstandenen Innenmeniskushinterhorn-Horizontalrisse, die aufgrund ihres weniger deutlichen Erscheinungsbildes häufig keine sichere Diagnose ermöglichen (Abb. 9.10). Umgekehrt kann ein lokaler echoreicher Bezirk als Riß fehlgedeutet werden.

Unter den Korbhenkelrissen (Abb. 9.9) bereiten die in die Fossa intercondylaris luxierten Risse diagnostische Probleme, die wahrscheinlich in der Rißform selbst begründet sind, da einerseits ein „Meniskusabbruch" allein nur ein unsicheres Rißkriterium darstellt und andererseits mit zunehmender Untersuchungstiefe die Rißdiagnostik infolge Verwechslungsmöglichkeiten mit Reflexen anderer anatomischer Strukturen (z. B. Kreuzbandhöcker) erschwert wird.

Als „ideale" Rißformen können frische, mit möglichst scharfen Rupturrändern versehene Meniskuslängsrisse (z. B. Lappen-, nichtluxierte Korbhenkelrisse) angesehen werden, da sie infolge ihrer senkrechten Ausrichtung zur Untersuchungsebene die günstigsten Voraussetzungen für eine sonographische Darstellung besitzen. Demgegenüber ist bei luxierten Korbhenkelrissen, Querrissen, Horizontalrissen sowie komplexen degenerativen Rupturformen mit Auffaserung und Zerlappung des Meniskus mit einer erhöhten Fehlerquote zu rechnen.

Nicht senkrecht zur Schallausbreitungsrichtung verlaufende Rißflächen können mit Hilfe der dynamischen Untersuchung besser erkannt werden, während die exakte Rißausbreitung und -form hiermit ebensowenig vorausgesagt werden können wie mit der mehr statisch ausgerichteten Methode der Durchmusterung.

Aufgrund ihrer hohen Spezifität ist die Sonographie insbesondere bei frischen Kniegelenksverletzungen zum Ausschluß einer Meniskusläsion geeignet. Bei negativem sonographischem Befund kann hierdurch die Indikation zur diagnostischen Arthroskopie strenger gestellt und ein zunächst abwartendes konservatives Vorgehen eingeschlagen werden. Wird andererseits eine Meniskusläsion sonographisch gesichert, ist ohne weiteren Zeitverlust und zur Vermeidung von Folgeschäden ein operatives Vorgehen indiziert, gegebenenfalls wird hierdurch erst die Durchführung meniskuserhaltender Maßnahmen (Meniskusnaht, Refixation) möglich (s. Abb. 9.12).

Literatur

Bauer G, Rübenacker S (1988) Sonographische Meniskusdarstellung: Welcher Schallkopf ist geeignet? Ultraschall 9:48–51

Bauer G, Burri C, Swobodnik W, Rübenacker S (1987) Meniskussonographie. Dtsch Z Sportmed 38: 74–80

Bauer G, Heuchemer TH, Haas S (1989) Sonographisches Bild der Meniskusläsionen. Ultraschall 10: 198–201

Boos N, Bugyi J (1989) Zur Wertigkeit der Meniskussonographie des Kniegelenkes. Unfallchirurg 92:435–439

Casser HR, Sohn CH, Kiekenbeck A (1990a) Current evaluation of sonography of the meniscus. Results of a comparative study of sonographic and arthroscopic findings. Arch Orthop Trauma Surg 109: 150–154

Casser HR, Prescher A, Füsting M, Tenbrock F (1990b) Analyse möglicher Fehlinterpretationen in der Meniskussonographie anhand sonoanatomischer Untersuchungen. Orthop Praxis 12:813–818

Casser HR, Füsting M, Tenbrock F (1991) Experimentelle Untersuchungen zur Meniskussonographie. Z Orthop 129:94–103

Dragonat P, Claussen C (1980) Sonographische Meniskusdarstellungen. ROFO 133:185–187

Füsting M, Casser HR (1991) Dynamische Untersuchungstechnik in der Meniskussonographie. Sportverl Sportschad 5:27–36

Malzer U, Kienapfel H, Schuler P (1988) Möglichkeiten und Grenzen der sonographischen Darstellung des Meniskus und angrenzender Strukturen im Kniegelenk. Ultraschall Klin Prax 3:141–145

Malzer U, Feltes E, Schuler P, Griss P (1989) Ultraschallartefakte in der Meniskussonographie. Ultraschall Klin Prax 4:171-176

Röhr E (1989) Sonographische Untersuchungen zur Innenmeniskus-Hinterhornläsion. Orthop Praxis 11:728-733

Selby B, Richardson ML, Montaria MA, Teitz CC, Larson R, Mack LA (1986) High resolution sonography of the menisci of the knee. Invest Radiol 21:332-335

Selby B, Richardson ML, Nelson BD, Graney DO, Mack LA (1987) Sonography in the detection of meniscal injuries of the knee: Evaluation in Cadavers. AJR 149:549-553

Sohn C, Casser HR (1988) Meniskussonographie. Springer, Berlin Heidelberg New York

Sohn C, Gerngroß G, Griesbeck F (1987a) Wertigkeit, Technik und klinische Anwendung der Meniskussonographie. Unfallchirurg 90:173-179

Sohn C, Gerngroß G, Meyer P, Sohn G (1987b) Meniskussonographie. Aussagekraft und Treffsicherheit im Vergleich zur Arthrographie und Arthroskopie oder Operation. Fortschritte Med 105:81-85

Taubert K, Reimer P, Lobenhoffer P (1989) Ultraschalluntersuchungen in der Diagnostik von Meniskusläsionen. Röntgenpraxis 42:369-373

10 Sprunggelenk und Fuß

10.1 Indikation zur Untersuchung

Entzündlich rheumatische Erkrankungen, Verletzungen und Erkrankungen der Achillessehne, Bandverletzungen, Verletzungen der Syndesmose.

10.2 Lagerung und Untersuchungsgang

Achillessehne und dorsale Sprunggelenksanteile werden in Bauchlage der Patienten untersucht. Die Beine liegen nur bis etwa Unterschenkelmitte auf, so daß der Fuß im oberen Sprunggelenk frei bewegt werden kann.

Die ventralen Sprunggelenksanteile und die Zehengrundgelenke werden in Rückenlage untersucht.

In Rückenlage kann die laterale Aufklappbarkeit, in Rückenlage mit aufgesetztem Fuß die Schublade überprüft werden.

10.3 Normale Sonoanatomie

10.3.1 Dorsaler Längsschnitt über der Achillessehne

Proximal liegt in der Tiefe die Tibiahinterkante, an die sich distal der Talus anschließt (Abb. 10.1, s. auch Abb. 1.3 und 1.4). Bei Bewegungen kann das obere Sprunggelenk erkannt werden. Der Übergang vom Talus zum Kalkaneus im hinteren unteren Sprunggelenk kommt nicht so gut zur Darstellung. Vom Kalkaneus ist bei der Untersuchung mit Linearschallköpfen meist nur die Hinterkante einsehbar.

Der Tibiahinterkante liegt der M. flexor hallucis longus als breiter echoarmer Streifen auf. Zwischen den Muskeln und der Achillessehne liegt das homogen-echodichte Kager-Dreieck. In der oberflächlichen Schicht liegt die Achillessehne, die bei ihrer Insertion an der Talushinterkante einen schmalen, dem Knochen aufliegenden echoarmen Saum hat.

10.3.2 Lateraler Längsschnitt

Der Schnitt liegt über der distalen Fibula, Fibulaspitze und dem Kalkaneus (Abb. 10.2 und 10.4).

Am Kalkaneus wird das Tuberculum innominatum mit abgebildet.

10.3.3 Ventraler Längsschnitt

Die Schnitte liegen im Verlauf der Strecksehnen und erfassen die distale Tibia und den Talus (Abb. 10.3). Durch Bewegung im oberen Sprunggelenk kann der Gelenkspalt aufgesucht werden. Kapsel und Sehnen liegen als reflexreiche Strukturen dem Knochen unmittelbar auf.

Durch Verschiebung des Schallkopfes in die Längsachse des Talus (gestrichelte Linie in Abb. 10.3) werden das obere Sprunggelenk, der Talus und das Talonavikulargelenk übersichtlich abgebildet (Abb. 10.5 und 10.6). In dieser Schallkopfeinstellung wird auch die Stabilität des Ligamentum fibulotalare anterius (vordere Schublade) geprüft.

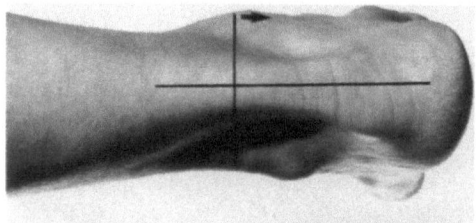

Abb. 10.1. Schnittführungen zur Untersuchung der Achillessehne. Die Sehne wird zunächst in Längsschnitten, danach in Querschnitten untersucht

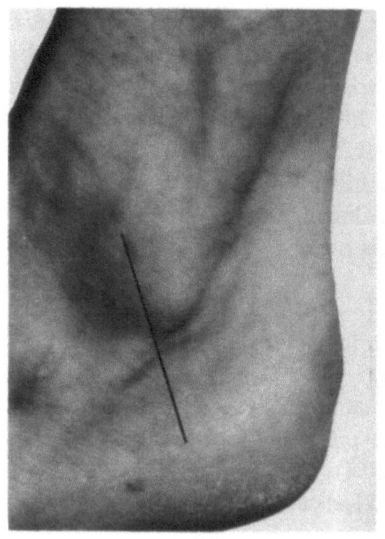

Abb. 10.2. Schnittführung zur Prüfung des fibularen Bandapparates (laterale Aufklappbarkeit)

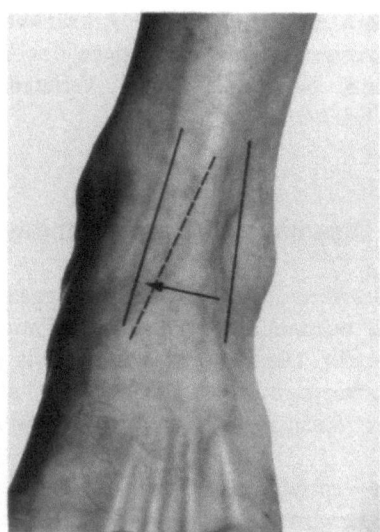

Abb. 10.3. Ventrale Schnittführungen zur Untersuchung des Sprunggelenkes und zur Prüfung des fibularen Bandapparates (Schublade) (gestrichelte Linie)

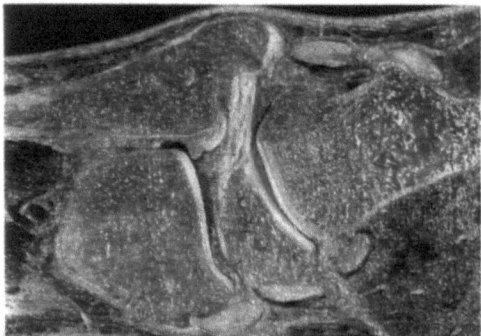

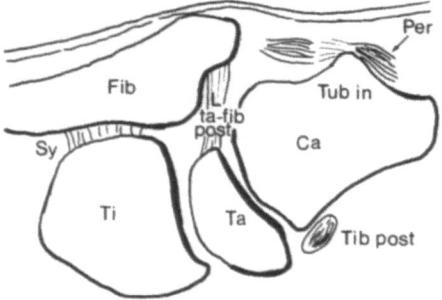

Abb. 10.4. Anatomischer Frontalschnitt durch das obere und untere Sprunggelenk. Der Schnitt liegt auf der Außenseite über der Fibulaspitze und dem Tuberculum innominatum. (*Ti* Tibia, *Fib* Fibula, *Ta* Talus, *Ca* Kalkaneus, *Tub in* Tuberculum innominatum, *Per* Peronealsehne, *Sy* Syndesmose, *Tib post* Sehne des M. tibialis posterior, *L ta-fib post* Lig. talofibulare posterius)

10.3.3 Ventraler Längsschnitt

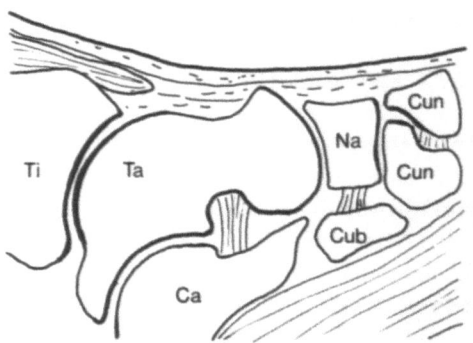
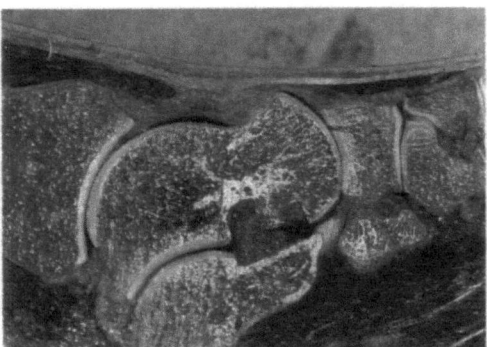

Abb. 10.5. Anatomischer Sagittalschnitt durch das Sprunggelenk und die Fußwurzel. Der Schnitt geht vom oberen Sprunggelenk über die Längsachse des Talus nach medial. (*Ti* Tibia, *Ta* Talus, *Ca* Kalkaneus, *Na* Os naviculare, *Cun* Os cuneiforme, *Cub* Kuboid)

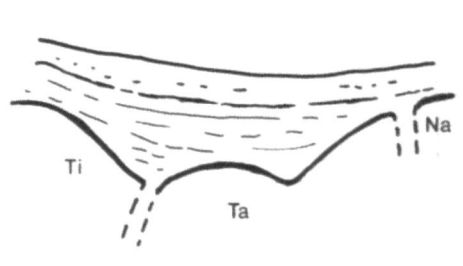
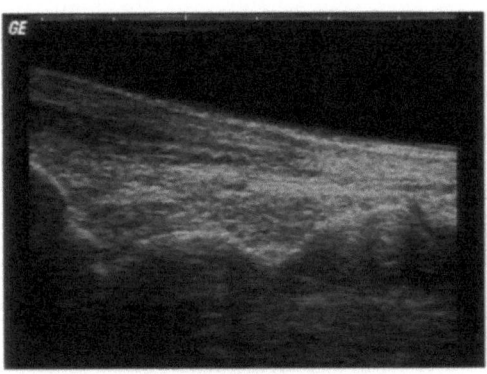

Abb. 10.6. Ventraler Längsschnitt (Schallkopfposition s. Abb. 10.3, Anatomie s. Abb. 10.5). Der Schnitt liegt über dem oberen Sprunggelenk im Verlauf der Taluslängsachse. (*Ti* Tibia, *Ta* Talus, *Na* Os naviculare)

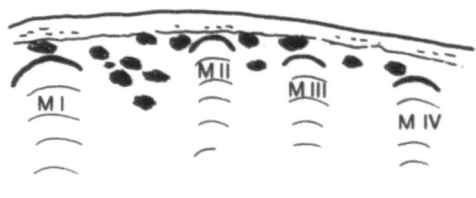
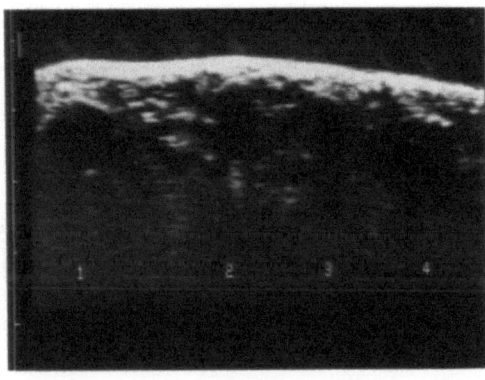

Abb. 10.7. Querschnitt über den Zehengrundgelenken. Die Metatarsalia sind als rundliche echodichte Strukturen abgebildet. Bei dynamischer Untersuchung können teilweise die Sehnen identifiziert werden. (*M I–IV* Metatarsalia 1–4)

10.3.4 Querschnitt über den Zehengrundgelenken

Der Schnitt liegt dorsal quer über den Zehengrundgelenken. Die Metatarsalköpfchen liegen als echodichte halbrunde Strukturen nebeneinander (Abb. 10.7). Einzelne Sehnen und Muskeln können nur schlecht abgegrenzt werden.

10.4 Beurteilungskriterien

Im dorsalen Schnitt wird die Achillessehne auf Veränderungen der Form und Echogenität überprüft. Entzündliche rheumatische Erkrankungen können das Sehnengleitlager oder die Bursen verändern. Ventral wird die Gelenkkapsel durch Ergüsse von der Kortikalis abgehoben.

Die Stabilität der fibularen Bänder wird in 2 Schnitten überprüft, die Stabilität der Syndesmose in einem ventralen Querschnitt bei gleichzeitiger Supinations- und Pronationsbewegung.

10.5 Krankheitsbilder

10.5.1 Sprunggelenkarthritis

Am Sprunggelenk ist die eigentliche Kapselstruktur nur in sehr begrenzten Bereichen dem Ultraschall zugänglich. Kapselgewebe ist ventral zwischen den Malleolen und dorsal auf dem Talus unter der Achillessehne darstellbar. Wie bei anderen Gelenken führt die Arthritis zu echoarmen Anschwellungen der synovialen Kapselstrukturen. Ventralseitig findet man zwischen Tibia, Talus und Os naviculare ein schmales, homogen-echoarmes Band, das die Gelenkkonturen ausfüllt (Abb. 10.8). Die darüberziehenden Sehnen der Extensoren sind in der Regel gut differenzierbar. Bei fortgeschrittener destruierender Sprunggelenkarthritis kommt es zu ossären Läsionen, die Erosionen mit Knochenoberflächendefekten und Basisreflexionen entsprechen.

Dorsal zeigt sich die Sprunggelenkarthritis vor dem Talus. Die Synovialis kann nach dorsal monströs anschwellen. Diese echoarme Raumforderung kann im Einzelfall von dem ebenfalls echoarmen M. flexor hallucis longus und M. flexor digitorum longus schwer abgegrenzt werden (Abb. 10.9). Durch Bewegung der Zehen gelingt eine bessere Abgrenzung.

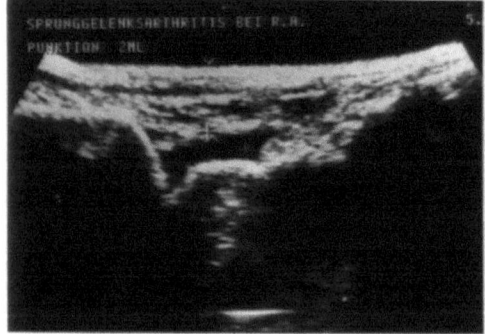
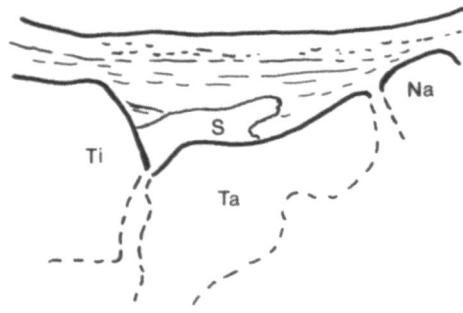

Abb. 10.8. 54jähriger Patient, Sprunggelenkarthritis bei rheumatoider Arthritis. Ventraler Längsschnitt (Normalbefund s. Abb. 10.6). Die echodichten Bindegewebsstrukturen sind durch eine echoarme Formation vom Talus abgehoben. Die *Pfeile* markieren die Dicke der vorgelagerten Bindegewebsanteile (Sprunggelenksarthritis) (*Ti* Tibia, *Ta* Talus, *Na* Os naviculare, *S* Synovialitis)

10.5.1 Sprunggelenkarthritis

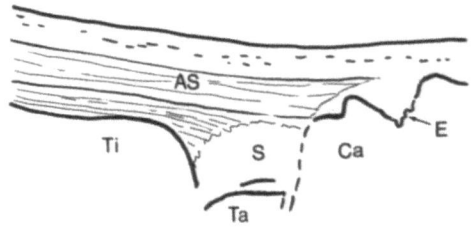
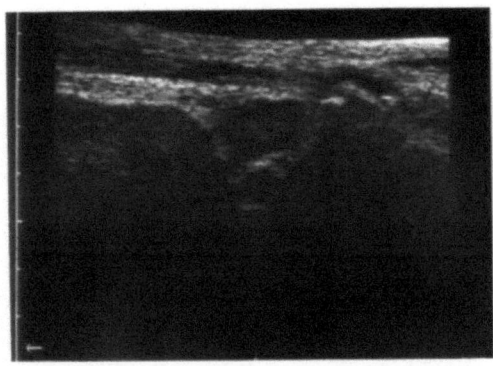

Abb. 10.9. 63jähriger Patient, Sprunggelenksarthritis bei rheumatoider Arthritis. Dorsaler Längsschnitt über der Achillessehne (Normalbefund s. Abb. 1.4). Die echoarme Ansatzregion der Achillessehne ist über der Kalkaneushinterkante verbreitert. Die Knochenkontur des Kalkaneus ist im Ansatzbereich der Achillessehne unterbrochen (Erosion). Der Kontur des Talus und des Kalkaneus sind dorsal echoarme Formationen aufgelagert, die zur Verdrängung des Flexor hallucis longus und des Kager-Dreiecks geführt haben (Synovialitis). (*Ti* Tibia, *Ta* Talus, *Ca* Kalkaneus, *AS* Achillessehne, *E* Erosion, *S* Synovialitis)

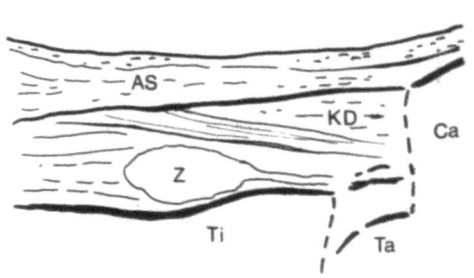
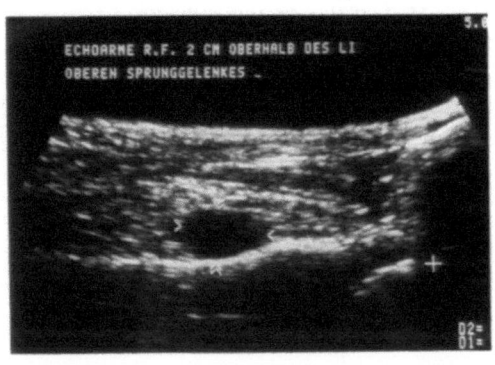

Abb. 10.10. 48jähriger Patient, Sprunggelenksarthritis bei rheumatoider Arthritis. Dorsaler Längsschnitt über der Achillessehne (Normalbefund s. Abb. 1.4). An der Tibiahinterfläche liegt etwa 2 cm proximal des oberen Sprunggelenkes eine rundliche echoarme Formation. Die Knochenkonturen und die Achillessehne stellen sich unauffällig dar. (*Ti* Tibia, *Ta* Talus, *Ca* Kalkaneus, *AS* Achillessehne, *KD* Kager-Dreieck, *Z* Zyste)

Kommt es zu ossären Läsionen, so zeigen sich die Erosionen am Talus, an der Tibia und evtl. auch am Kalkaneus in Form von Oberflächenunterbrechungen mit Basisreflexionen (s. Abb. 2.6). Sprunggelenksarthritiden können zu Zystenbildungen führen. Diese synovialen Zysten liegen oberhalb des Sprunggelenkes an der Dorsalseite der Tibia und zeigen in den meisten Fällen einen zarten Verbindungskanal zum eigentlichen Gelenkraum (Abb. 10.10).

Im Rahmen entzündlicher Sprunggelenksveränderungen kann es auch zur Bursitis subachillea kommen. Es findet sich dann eine echoarme Raumforderung zwischen der Achillessehne und dem Os calcaneus. Sie läßt sich gut von der Schleimbeutelschwellung oberhalb der Achillessehne abgrenzen, die zwischen dem subkutanen Fettgewebe und der Achillessehne liegt und in aller Regel Folge mechanischer Irritationen an der Ferse ist.

10.5.2 Vorfußarthritis

Die frühzeitige Erkennung einer Vorfußarthritis ist eine wichtige Aufgabe im Rahmen der rheumatologischen Untersuchung. Wie bei dem diabetischen Vorfuß gelten auch für den rheumatischen Fuß, daß die rechtzeitige Diagnose und Therapie für die Prognose von großer Bedeutung sind.

Sonographische Untersuchung der Zehengelenke von dorsal und platar in Längs- und Querschnitten ermöglichen die frühzeitige Erfassung arthritischer Veränderungen. Es sollten hochfrequente, schmale Applikatoren mit einer Breite von 4–6 cm verwendet werden. Die Synovialitis am MTP-Gelenk beginnt mit einer tropfenförmigen, echoarmen Erweiterung im Recessus und überzieht im weiteren Verlauf das Metatarsale-Köpfchen und füllt den Gelenkspalt aus. Die umsäumende echoarme, verbreiterte Synovialitis kann zu pannöser Destruktion führen, die als Erosionen der Knochenoberfläche erfaßt wird (Abb. 10.11 und 10.12).

Bereits an dem jeweiligen Befallsmuster ergeben sich differentialdiagnostische Hinweise. So sind bei der rheumatoiden Arthritis bevorzugt die Köpfchen von MTP 2–5 befallen und bei der Arthritis urica, als Podagra bekannt, das MTP 1. Die Suche nach schattengebenden, echoreichen Binnenstrukturen innerhalb der Entzündung sind wichtige Hinweise für eine Kristallarthropatie. Kristalle können jedoch bei fehlender Schattenbildung nicht immer ausgeschlossen werden. Aktivierte Großzehengrundgelenksarthrosen kommen sehr häufig vor, auch in Kombination mit Arthritis, so daß differentialdiagnostische Schwierigkeiten bestehen können. Im Einzelfall gelingt der Nachweis ossärer Appositionen an den Gelenkrändern durch deren scharfe Schattenbildung. Der Befall der Vorfußgelenke kann asymmetrisch sein und sich nur einseitig auf plantare oder dorsale Bereiche beziehen. Eine genaue Exploration der MTP-Gelenke und PIP- und DIP-Gelenke ist erforderlich.

Bei der Großzehengrundgelenksarthrose dürfen die Sesambeine nicht mit ossären Appositionen verwechselt werden.

Ossäre Destruktionen, die im Rahmen der Vorfußarthritis auftreten, sind, wenn sie im Schallstrahl gut darstellbar sind, ebenfalls zu erfassen und müssen in 2 Ebenen bestätigt werden. Der Nachweis einer pannösen Destruktion macht die Diagnose einer rheumatoiden Arthritis sehr wahrscheinlich. Tritt sie bilateral symmetrisch auf, ist dies nahezu

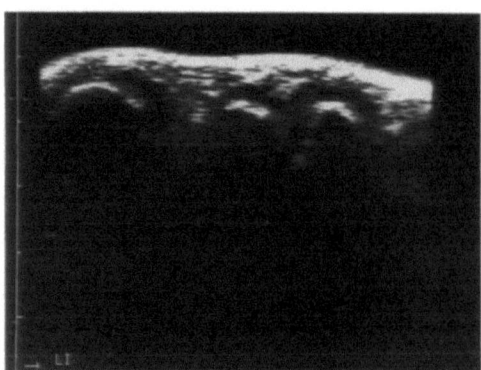 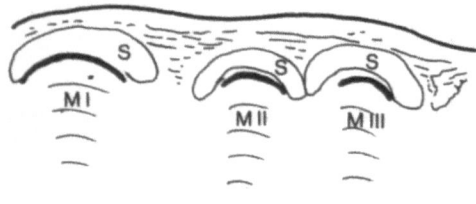

Abb. 10.11. 28jähriger Patient, Vorfußarthritis bei rheumatoider Arthritis. Querschnitt über den Zehengrundgelenken (Normalbefund s. Abb. 10.7). Den Metatarsalia 1–3 liegen in Höhe der Grundgelenke haubenförmig echoarme Formationen auf (Arthritis der Zehengrundgelenke). (*M I–III* Metatarsalia 1–3, *S* Synovialitis)

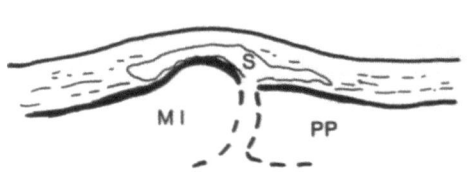
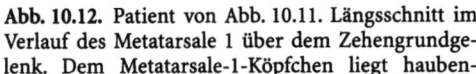
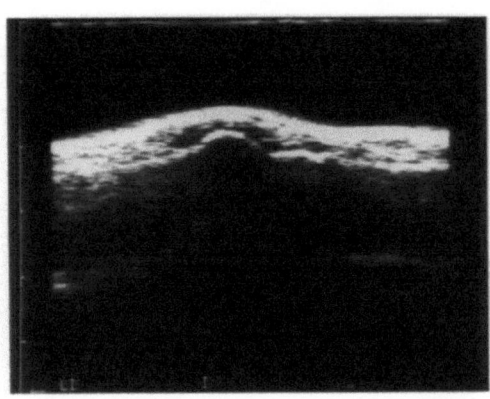

Abb. 10.12. Patient von Abb. 10.11. Längsschnitt im Verlauf des Metatarsale 1 über dem Zehengrundgelenk. Dem Metatarsale-1-Köpfchen liegt haubenförmig eine echoarme Formation auf (Synovialitis). (*M I* Metatarsale 1, *PP* proximale Phalanx, *S* Synovialitis)

ein sicherer Hinweis auf eine rheumatoide Arthritis. Bei einer Psoriasisarthropathie fällt die Asymmetrie, der Strahlbefall und das Nebeneinander von destruierenden und proliferierenden ossären Prozessen auf.

10.5.3 Diabetischer Vorfuß

Die Erfassung eines diabetischen Vorfußes hat einen wichtigen klinischen Stellenwert. Die diabetische Polyneuropathie führt zu einer Diskrepanz zwischen Beschwerden des Patienten und klinischen Veränderungen. Die gezielte Untersuchung auf gangrinöse Veränderungen, die als echoarme, wenig scharf begrenzte, irreguläre Formationen darstellbar sind, ist daher besonders wichtig.

10.5.4 Fibromatosis nodularis plantaris (Morbus Ledderhose)

Ledderhose, nachdem die Krankheit benannt ist, hat sie 1897 beschrieben. Medizin-historisch ist es aber nicht richtig, ihn als Erstbeschreiber zu nennen, denn 1832 hat bereits Dupuytren erwähnt, daß seine an der Hand beschriebenen Veränderungen auch am Fuß aufträten.

Die knotige oder tubuläre Veränderung der Fascia plantaris arthrosonographisch zu erfassen, ist ein wertvolles Verfahren. Bevorzugte Lage dieser Veränderung ist das mediale Drittel zwischen der Ferse und dem Vorfuß. Selten kommt es zu Kontrakturen. Die Veränderungen treten in vielfältigen Formen auf und können rund, ovalär, eiförmig, kommaförmig oder sandwichartig sein.

Differentialdiagnostisch muß eine Fibrositis nodularis bzw. ein Fibrosarkom berücksichtigt werden.

Die knotigen Veränderungen treten sowohl unilateral auf, selten aber auch bilateral und zeigen nur gelegentlich eine palpatorische Druckdolenz. Da Kontrakturen ausgesprochen selten auftreten, ist die operative Intervention in der Regel nicht erforderlich.

10.5.5 Bandverletzungen

Verletzungen des fibularen Bandapparates sind meist von Hämatomen begleitet, die sonographisch darstellbar sind. Eine direkte Darstellung des Bandapparates und Aussagen über die Ausdehnung von Rupturen sind zur Zeit nicht möglich. Hien et al. (1986) und Schricker et al. (1987) führten zur funktionellen Überprüfung 2 Schnittführungen ein. In

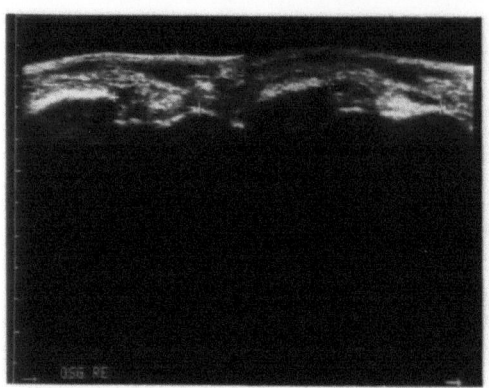
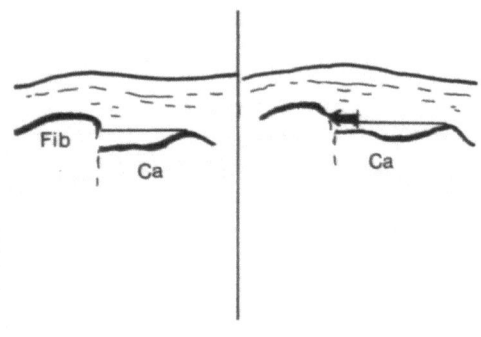

Abb. 10.13. 22jähriger Patient, Distorsion des oberen Sprunggelenkes mit lateraler Aufklappbarkeit. Lateraler Längsschnitt (Schallkopfposition s. Abb. 10.2). In der linken Bildhälfte ist das Sprunggelenk in Normalstellung, in der rechten Bildhälfte bei Valgusstreß dargestellt. Die *Kreuze* markieren die Distanz zwischen Fibulaspitze und Tuberculum innominatum des Kalkaneus. Durch Valgusstreß vergrößert sich die Distanz um 8 mm. (*Fib* Fibula, *Ca* Kalkaneus)

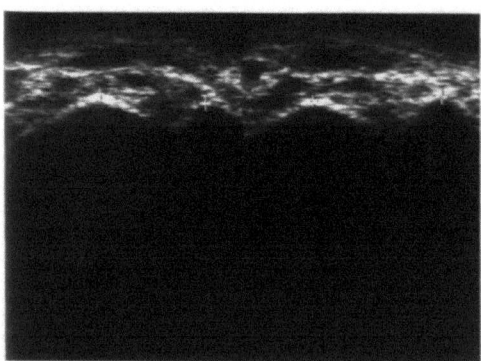
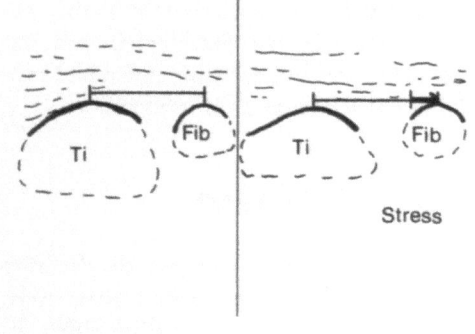

Abb. 10.14. Weber-C-Fraktur mit Syndesmosensprengung. Ventraler Querschnitt etwas proximal des oberen Sprunggelenkes. Die Fibulavorderkante ist rechts im Bild, die Tibiavorderkante links im Bild. Durch Supination des Fußes vergrößert sich der Abstand der Knochenvorderkanten. (*Ti* Tibia, *Fib* Fibula)

einem lateralen Längsschnitt wird die laterale Aufklappbarkeit (Abb. 10.13) und in einem ventralen Längsschnitt die Schublade überprüft. Als Normalwert für die laterale Aufklappbarkeit gibt Hien 3 mm und als Normwert für die Schublade 0,8 mm an.

Die Stabilität der Syndesmose wird von ventral in einem Querschnitt knapp oberhalb des Sprunggelenkes untersucht. Der Abstand zwischen ventraler Tibia- und Fibulakontur bleibt bei Supinations- und Pronationsbewegungen konstant, wenn die Syndesmose intakt ist. Bei Verletzungen vergrößert sich der Abstand um einige Millimeter (Seitenvergleich) (Abb. 10.14).

10.6 Stellenwert

Für die Untersuchungen der Achillessehne ist die Sonographie das erste bildgebende Verfahren. Arthritiden des Rückfußes lassen sich sonographisch ebenfalls sehr gut erfassen, die knöchernen Gelenkanteile sind im Gegensatz zur Kernspintomographie nicht beurteilbar.

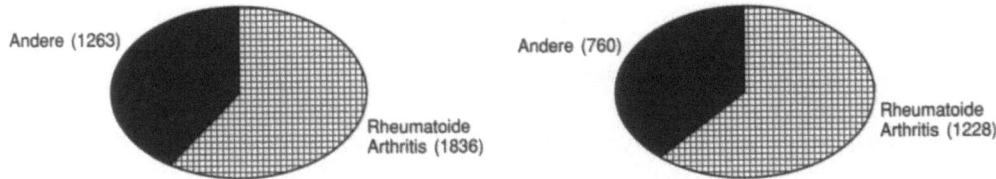

Abb. 10.15. Sonographische Untersuchungen am Sprunggelenk (*links*: 3099 Untersuchungen/Jahr) und am Fuß (*rechts*: 1988 Untersuchungen/Jahr)

Für die Arthritidien des Vorfußes kann die sonographische Untersuchung die klinische Diagnostik unterstützen.

Die Beurteilung des Bandapparates ist sonographisch sehr gut möglich, eine wesentliche klinische Bedeutung hat die Sonographie jedoch bisher nicht erlangt.

Die nachgenannten Zahlen und das Diagramm sind der bundesweiten Umfrage an 387 Kliniken aus dem Jahre 1994 entnommen (Abb. 10.15).

Sprunggelenke und Fuß wurden am häufigsten bei Erkrankungen des rheumatischen Formenkreises untersucht.

Literatur

Hien NN, Sedlmeier P, Schricker T (1986) Sonographische Diagnostik bei Kapselbandverletzungen des Knie- und Sprunggelenkes. In: Otto R, Schnaars P (Hrsg) Ultraschalldiagnostik 1985. Thieme, Stuttgart, S 558–559

Sattler H, Harland U (1987) Arthrosonographie. Springer, Berlin Heidelberg New York Tokyo

Sattler H, Spielmann, Scharf T (1986) Die Arthrosonographie des oberen und unteren Sprunggelenkes. Grenzen und Möglichkeiten. In: Otto R, Schnaars P (Hrsg) Ultraschalldiagnostik 1985. Thieme, Stuttgart, S 650–651

Schricker T, Hien NM, Wirth CJ (1987) Klinische Ergebnisse sonographischer Funktionsuntersuchungen bei Kapselbandläsionen am Knie- und Sprunggelenk. Ultraschall 8:27–31

11 Technische Weiterentwicklung

11.1 Farbkodierte Duplexsonographie

Die technische Weiterentwicklung macht durch die Nutzung des Ultraschalldopplereffektes neue zusätzliche Anwendungen möglich, so daß vaskuläre Strukturen in allen Bereichen des Körpers mitabgebildet werden können. Die Dopplersonographie ist eine inzwischen etablierte, bewährte Methode zur Darstellung und Quantifizierung des intravaskulären Blutflusses. Die bewegungsabhängige Frequenzverschiebung, die nach seinem Erstbeschreiber Christian Doppler benannt ist, liegt dem Verfahren zugrunde.

Am Bewegungsapparat ergeben sich drei Hauptindikationen für die Untersuchung.

Die Diagnose von *Gefäßerkrankungen* stellt eine wichtige und wertvolle Ergänzung der arthrosonographischen Gelenkdiagnostik dar. Sie erfordert geeignete Technik und entsprechende Kenntnisse.

Bei hochauflösenden Geräten mit farbkodierter Duplexsonographie lassen sich kleine und kleinste Nebenäste der großen Gefäße miterfassen. Dies ermöglicht eine bessere anatomische Zuordnung und *verfeinert die Sonoanatomie.* So lassen sich z.B. die Muskeln der Schulter besser abgrenzen. Die A. thoracoacromialis markiert an der Schulter den Oberrand des M. pectoralis minor, die A. thoracica lateralis den seitlichen Rand des M. pectoralis minor und die A. circumflexa anterio humeri verläuft am Unterrand des M. coracobrachialis. Die A. ulnaris liegt außerhalb des Karpaltunnels und begrenzt das Retinaculum flexorum volarseitig. Über die Möglichkeit der *Gefäßversorgung in entzündlichem Gewebe* (im Pannus) gibt es nur wenige Einzelerfahrungen (Abb. 11.1). Nach bisherigen Kenntnissen lassen sich proliferative und exsudative Anteile des Pannus mit Hilfe der darstellbaren Vaskularisation differenzieren. Inwieweit die Gefäßdarstellung im Pannus

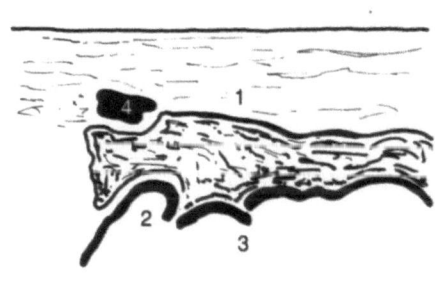
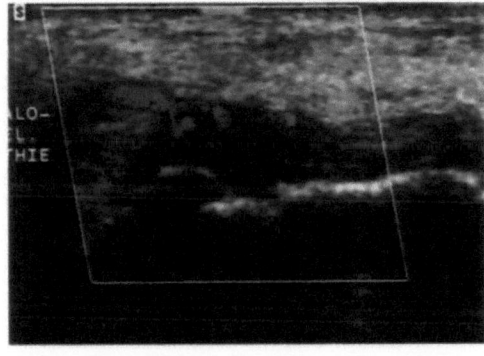

Abb. 11.1. Arthritis im Talonavikulargelenk bei Psoriasisarthropathie. 59jähriger Patient mit Psoriasisarthropathie, Therapie mit MTX. (*1* Pannus, *2* Os talus, *3* Os naviculare, *4* Gefäße im Pannus)

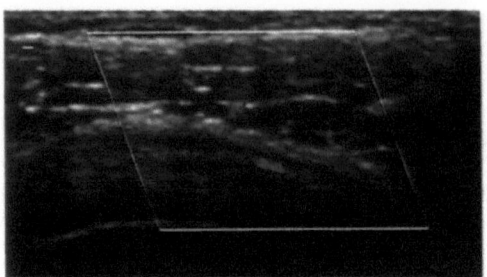 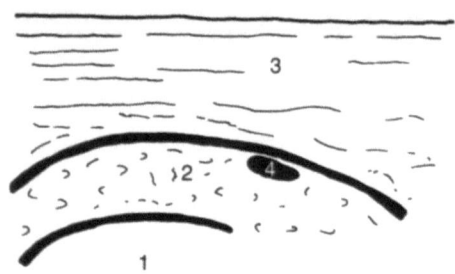

Abb. 11.2. Gefäßdarstellung im Peritendineum externum der Rotatorenmanschette – Supraspinatusanteil. (*1* Humeruskopf, *2* Rotatorenmanschette, *3* M. deltoideus, *4* Gefäß im Peritendineum externum der Rotatorenmanschette – Supraspinatusanteil)

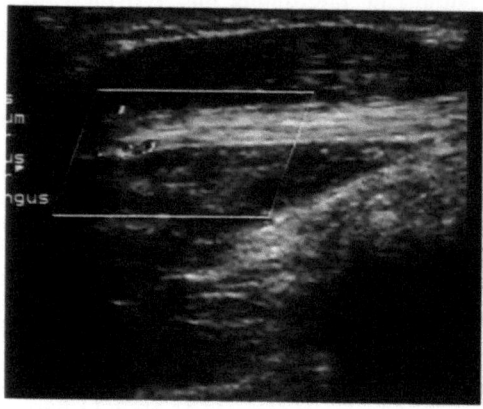 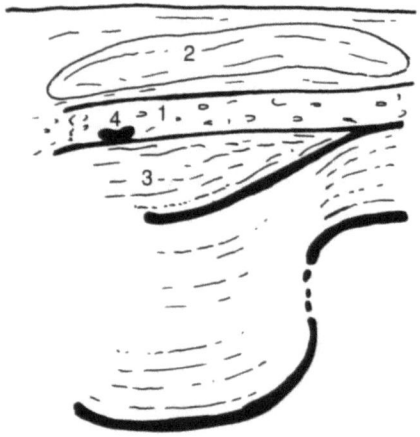

Abb. 11.3. Farbkodierte Sonographie mit Darstellung des Gefäßes im Peritendineum der Sehne des M. flexor pollicis longus. (*1* Sehne des M. flexor pollicis longus, *2* oberflächliche Thenarmuskulatur (Mm. abductor pollicis und flexor pollicis brevis), *3* tiefe Thenarmuskulatur (Mm. adductor pollicis und M. opponens pollicis), *4* Gefäße im Peritendineum der Sehne)

auch Rückschlüsse über den Charakter und die Aggressivität dieses Gewebes erlaubt, ist noch Spekulation.

Von Interesse ist weiterhin die Darstellung der Vaskularisation des braditrophen Gewebes. Die Pathologie wird nicht selten durch ischämische Prozesse mitbestimmt. So können periphere Gefäße in der Rotatorenmanschette (Abb. 11.2) in der Sehne des M. flexor pollicus longus (Abb. 11.3) und der Palmar- und Plantaraponeurose dargestellt werden.

Um Irrtumsmöglichkeiten durch Artefakte zu vermeiden, empfiehlt es sich, jedes vaskuläre Signal entweder durch Videoaufnahmen zu dokumentieren oder eine Spektralanalyse des Dopplersignals vorzunehmen.

11.2 Panoramabilder

Weitere technische Entwicklungen („Sie Scape") erlauben heute mehrere B-mod-Bilder kontinuierlich aneinanderzuführen (Panoramabild). „Sie Scape" ist eine neue Abbildungsmethode zur Darstellung eines großen Bildfeldes, die eine spezielle Com-

11.2 Panoramabilder

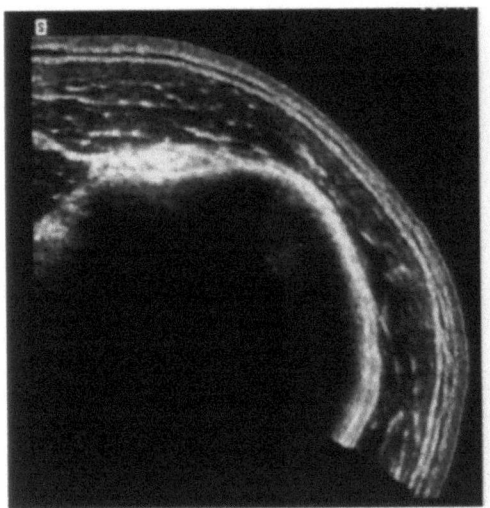
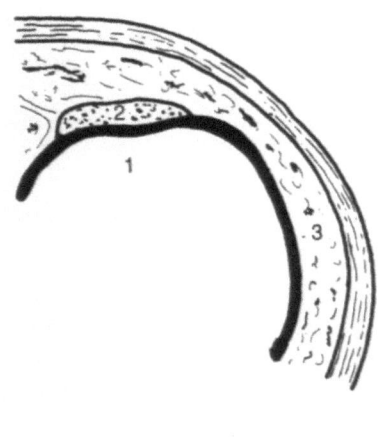

Abb. 11.4. Panoramabild („SieScape") der Schulter. Aneinandergesetzte B-Mode-Bilder mit kompletter Umsäumung des Humeruskopfes. (*1* Caput humeri, *2* lange Bizepssehne, *3* M. deltoideus)

puterverarbeitung nutzt, um mit konventionellen Freihand-Echzeit-Applikatoren zusammengesetzte Bilder zu erzeugen. Ohne mechanische Positionssensoren erzeugt diese neue Technik Ultraschallbilder über große Bereiche (Abb. 11.4). Panoramabilder werden in einem rechenintensiven Rekonstruktionsprozeß ermittelt.

Inwieweit dieses Verfahren grundlegende Vorteile für die Diagnostik oder nur eine adjuvante Verbesserung ist, ist weiteren Untersuchungen vorbehalten. Übersichtliche Darstellungen größerer Gelenkbereiche oder kompletter Extremitäten mit Erfassung des gesamten Verlaufs der Beinarterien und -venen sind damit möglich.

Anhang

1 Schnittführungen und Indikationen

Die angegebenen Schnittführungen entsprechen Empfehlungen des Arbeitskreises „Stütz- und Bewegungsorgane" der DEGUM und des Arbeitskreises „Sonographie" der DGOT.

Schulter

Indikationen
Rupturen der Sehnen und Muskeln, degenerative Veränderungen der Sehnen, Schulterluxation, Erkrankungen des entzündlich-rheumatischen Formenkreises, Traumen, Schulterinstabilitäten.

Schnittführungen
- Dorsales Kompartiment (2 senkrecht aufeinander stehende Schnitte),
- laterales Kompartiment (2 senkrecht aufeinander stehende Schnitte),
- ventrales Kompartiment (2 senkrecht aufeinander stehende Schnitte),
- AC-Gelenk,
- Pectoralisrandschnitt,
- Stabilitätsprüfung in ventraler, dorsaler und distaler Richtung,
- Retrotorsionswinkelbestimmung.

Befunde
- Ruptur der Supraspinatussehne, des M. infraspinatus, der langen Bizepssehne, des M. subscapularis;
- Echogenitätsänderung der Supraspinatussehne, der Infraspinatussehne, der langen Bizepssehne;
- Hill-Sachs-Dellen, Erosionen, Konturunterbrechung der Humeruskortikalis bei Frakturen, die die dorsale, laterale oder ventrale Zirkumferenz des proximalen Humerus betreffen,
- Gelenkergüsse, Bursitiden,
- AC-Gelenkveränderungen
- Veränderungen des ventralen Pfannenrandes,
- Schulterinstabilitäten,
- Veränderungen des Retrotorsionswinkels.

Ellenbogen

Indikationen
- Erkrankungen des entzündlich-rheumatischen Formenkreises,
- Radiusköpfchenluxation,
- freie Gelenkkörper.

Schnittführungen
Ventral und dorsal senkrecht aufeinander stehende Schnitte.

Befunde
- Gelenkerguß/Synovialitis, Erosionen,
- Osteochondrosis dissecans,
- freie Gelenkkörper,
- Radiusköpfchenluxation.

Hand

Indikationen
Erkrankungen des entzündlich-rheumatischen Formenkreises,
Ganglien.

Schnittführungen
Palmare und dorsale Längs- und Querschnitte.

Befunde
- Karpalarthritis, Tendovaginitis,
- Caput-ulnae-Syndrom,
- Ganglien.

Säuglingshüfte

Indikationen
Hüftdysplasie, Hüftgelenkinstabilitäten, Hüftluxation.

Schnittführungen
Standarduntersuchung nach Graf.

Befunde
Verschiedene Schweregrade der Hüftdysplasie, Hüftinstabilitäten, Hüftluxationen.

Hüfte

Indikationen
- Coxitis, Erkrankungen des entzündlich-rheumatischen Formenkreises,
- Epiphysenlösungen, Störungen des epiphysären Wachstums,
- Hüftgelenksschmerzen unklarer Genese zum Ausschluß von Ergüssen, Verlaufskontrollen nach Prothesenimplantationen,
- Drehfehler des Oberschenkels.

Schnittführungen
Ventral und dorsal im Längsverlauf des Schenkelhalses und senkrecht dazu.

Befunde
- Intraartikuläre Volumenzunahme,
- Abflachungen der Epiphyse,
- Stufenbildung in Höhe der Epiphysenfuge,
- Unterbrechungen der Kortikalisstruktur der Epiphyse,
- Erosionen, Osteophyten,
- Veränderungen des Antetorsionswinkels, (Kapselabhebungen vom Totalendoprothesenprofil)

Knie

Indikationen
- Erkrankungen des entzündlich-rheumatischen Formenkreises,
- Kniegelenkergüsse,
- Verletzungen des Kapsel-Band-Apparates (direkte Banddarstellung, Funktionsdiagnostik),
- Verletzungen des Kniestreckapparates,
- degenerative Erkrankungen des Streckapparates,
- Bursitiden, Zystenbildungen,
- Osteonekrosen,
- Gefäßveränderungen,
- (Meniskussonographie).

Schnittführungen
- Ventrale Schnittführungen (suprapatellar, transpatellar, infrapatellar in Längs- und Querschnitten bei Kniebeugung und -streckung),
- seitliche Schnittführungen (Längs- und Querschnitt im Verlauf der Kollateralbänder),
- dorsale Schnittführungen (Längsschnitte über medialem und lateralem Kondylus und im Verlauf der Arteria poplitea, quere Schnittführungen),
- Stabilitätsprüfung (medial, lateral, vordere Schublade),
- Meniskussonographie.

Befunde

- Gelenkergüsse, Zystenbildungen,
- Bursitiden,
- Quadrizepssehnenrupturen,
- Patellarsehnenrupturen,
- degenerative Veränderungen der Sehnen,
- Erosionen, Kortikalisunterbrechungen an den Epiphysen,
- freie Gelenkkörper (*cave* Fabella),
- synoviale Auflagerungen,
- Meniskusganglien,
- Bandrupturen, Bandinstabilitäten, Veränderungen des Meniskus.

Sprunggelenk

Indikationen

- Erkrankungen des entzündlich-rheumatischen Formenkreises,
- Verletzungen und Erkrankungen der Achillessehne,
- Verletzungen des fibularen Bandapparates.

Schnittführungen

- Ventrale und dorsale Längs- und Querschnitte,
- laterale Längsschnitte,
- Stabilitätsprüfungen der Bänder.

Befunde

- Intraartikuläre Volumenzunahmen,
- Achillessehnenrupturen, Achillodynie, fibulare Bandinstabilitäten.

Weichteile

Indikationen

- Verletzungen, degenerative Veränderungen, Tumoren,
- Erkrankungen des entzündlich-rheumatischen Formenkreises,
- Entzündungen, Fremdkörperverletzungen.

Schnittführungen

- Muskuläre Strukturen in Quer- und Längsschnitten,
- Sehnenstrukturen in Längs- und Querschnitten.

Befunde

- Muskelrisse, Myositis ossificans, Myopathien,
- Sehnenrisse, degenerative Sehnenveränderungen, Weichteilausdehnungen von Tumoren, Einlagerungen von körpereigenem Material (Rheumaknoten, Gichtophi), Fremdkörperverletzung.

2 Dokumentationsbögen

Siehe S. 226–229.

226   Anhang

| AOK | LKK | BKK | IKK | VdAK | AEV | Knap. | UV*) |

Name des Versicherten

Ehegatte / Kind

Mitgl.-Nr.

Wohnung des Patienten

Sonographiebefund
Schultergelenk

Rechts ☐   Links ☐

Untersuchungsdatum:

Dorsaler Transversalschnitt ☐ Normal-Befund

Knöcherne Veränderg: _____
Bursa / Gelenkhöhle: _____
Muskel / Sehnenveränd.: _____

Dorsaler Longitudinalschnitt ☐ Normal-Befund

Knöcherne Veränderg: _____
Bursa / Gelenkhöhle: _____
Muskel / Sehnenveränd.: _____

Lat.-superiorer Longitudinalschnitt ☐ Normal-Befund

Knöcherne Veränderg: _____
Bursa / Gelenkhöhle: _____
Sehnenveränd.: _____

Laterial-superior Transversalschnitt ☐ Normal-Befund

Knöcherne Veränderg: _____
Bursa / Gelenkhöhle: _____
Sehnenveränd.: _____

Ventraler Transversalschnitt ☐ Normal-Befund

Knöcherne Veränderg: _____
Bursa / Gelenkhöhle: _____
Muskel / Sehnenveränd.: _____

Ventraler Longitudinalschnitt ☐ Normal-Befund

Knöcherne Veränderg: _____
Bursa / Gelenkhöhle: _____
Bizepssehne: _____

DIAGNOSE:

BEMERKUNGEN:

© :Berthold/Harland 1998   **Unterschrift :**

AOK	LKK	BKK	IKK	VdAK	AEV	Knap.	UV*)

Name des Versicherten

Ehegatte / Kind

Mitgl.-Nr.

Wohnung des Patienten

Sonographiebefund
Ellenbogen / Hand

Rechts ☐   Links ☐

Untersuchungsdatum:

Ventral humeroradial longitudinal

☐ Normal-Befund

Knöcherne
Veränderg:
Bursa /
Gelenkhöhle:
Muskel /
Sehnenveränd.:

Ventral humeroulnar longitudinal

☐ Normal-Befund

Knöcherne
Veränderg:
Bursa /
Gelenkhöhle:
Muskel /
Sehnenveränd.:

Ventraler Transversalschnitt

☐ Normal-Befund

Knöcherne
Veränderg:
Bursa /
Gelenkhöhle:
Muskel /
Sehnenveränd.:

Dorsaler Longitudinalschnitt

☐ Normal-Befund

Knöcherne
Veränderg:
Bursa /
Gelenkhöhle:
Muskel /
Sehnenveränd.:

Dorsaler Transversalschnitt

☐ Normal-Befund

Knöcherne
Veränderg:
Bursa /
Gelenkhöhle:
Muskel /
Sehnenveränd.:

Handgelenk / Hand

☐ Normal-Befund

Knöcherne
Veränderg:
Bursa /
Gelenkhöhle:
Muskel /
Sehnenveränd.:

DIAGNOSE:

BEMERKUNGEN:

© :Berthold / Harland 1998   **Unterschrift :**

228 Anhang

| AOK | LKK | BKK | IKK | VdAK | AEV | Knap. | UV*) |

Name des Versicherten

Ehegatte / Kind

Mitgl.-Nr.

Wohnung des Patienten

Sonographiebefund

Hüftgelenk ☐
Achilless. / Ob. Sprunggel. ☐
Rechts ☐   Links ☐

Untersuchungsdatum:

Hüftgelenk

Ventraler Longitudinalschnitt ☐ Normal-Befund

Ventraler Transversalschnitt ☐ Normal-Befund

Knöcherne Veränderg: _____
Bursa / Gelenkhöhle: _____
Muskel / Sehnenveränd.: _____

Knöcherne Veränderg: _____
Bursa / Gelenkhöhle: _____
Muskel / Sehnenveränd.: _____

Achillessehne   Sprunggelenk

Dorsaler Longitudinalschnitt ☐ Normal-Befund

Ventraler Longitudinalschnitt ☐ Normal-Befund

Knöcherne Veränderg: _____
Bursa / Gelenkhöhle: _____
Muskel / Sehnenveränd.: _____

Knöcherne Veränderg: _____
Bursa / Gelenkhöhle: _____
Muskel / Sehnenveränd.: _____

DIAGNOSE:

BEMERKUNGEN:

© :Berthold / Harland/Gruber 1998   Unterschrift :

AOK	LKK	BKK	IKK	VdAK	AEV	Knap.	UV*
Name des Versicherten							
Ehegatte / Kind							
Mitgl.-Nr.							
Wohnung des Patienten							

Sonographiebefund
Kniegelenk

Rechts ☐   Links ☐

Untersuchungsdatum:

Ventral suprapatellar longitudinal   ☐ Normal-Befund

Knorpelver.: _____
Knochenver.: _____
Bursa: _____
Gelenkhöhle: _____
Muskelver.: _____
Quadr.Sehne: _____

Ventral suprapatellar transversal   ☐ Normal-Befund

Knorpelver.: _____
Knochenver.: _____
Bursa: _____
Gelenkhöhle: _____
Muskelver.: _____
Quadr.Sehne: _____

Ventral infrapatellar longitudinal   ☐ Normal-Befund

Knorpelver.: _____
Knochenver.: _____
Bursa: _____
Gelenkhöhle: _____
Muskelver.: _____
Patellarsehne: _____

Lateral longitudinal
Medial longitudinal   ☐ Normal-Befund

Knorpelver.: _____
Knochenver.: _____
Bursa: _____
Gelenkhöhle: _____
Muskelver.: _____

Dorsale Longitudinalschnitte   ☐ Normal-Befund

Knorpelver.: _____
Knochenver.: _____
Bursa: _____
Gelenkhöhle: _____
Zyste: _____
Aneurisma: _____

Dorsal condylär transversal   ☐ Normal-Befund

Knorpelver.: _____
Knochenver.: _____
Bursa: _____
Gelenkhöhle: _____
Zyste: _____
Aneurisma: _____

DIAGNOSE: _____

BEMERKUNGEN: _____

© :Berthold / Gruber / Harland 1998   **Unterschrift :**

Sachverzeichnis

A
Absorption 3
Abszess
- der Hüfte 154
- der Weichteile 27
Abtasttechnik, Hüftsonogramm
- Fingerstellung, Handhaltung 120–122
- Transducerstellung und Abtastvorgang 122–124
AC-Gelenk 55
- Veränderungen 83
Achillessehne 14, 209, 212
Acromion 48, 50, 51, 53, 54, 59
Anisotrophie 113
Antetorsionswinkel, Hüfte 141
- Bestimmung 142, 143
Apertur, Ultraschallimpuls 4
Artefakt 10, 11
- Bogenartefakt 10
- Schichtdickenartefakt 10
- Wiederholungsartefakt (Reverberationsartefakt) 10
Arterie/Arteria (A.)
- A. axillaris 58
- A. femoralis 155, 159
- A. poplitea 169, 171, 173, 174
- A. radialis 112
- A. ulnaris 112
Arthritis
- Arthritis urica (Podagra) 214
- Karpalarthritis 113, 114
- Kubitalarthritis 102
- Omarthritis (*siehe dort*)
- Psoriasisarthritis 71, 76, 215
- rheumatoide Arthritis
- – der Schulter 71–76
- – Weichteilveränderung 40
- reaktive Arthritis 71
- Sprunggelenkarthritis 212, 213
- Vorfußarthritis 214, 215
Arthrose
- Gonarthrose 179, 180
- des Großzehengrundgelenks 214
- Koxarthrose 151
- Kubitalarthrose 104, 105

Aufklappbarkeit, Sprunggelenk 209, 216
Auflösung, axiale/laterale 4

B
Baker-Zyste 28, 163, 191
Bandverletzungen
- des Knies 172, 182–186, 206
- des Sprunggelenkes 215, 216
Bankart-Läsion 78
Behandlung, sonographiegesteuert, Hüfte 137, 138
Beugung 3
Bizepssehne, lange 14, 58, 59
- Luxation 69, 70
- Ruptur 70
Brechung 3
Bursa
- B. coracobrachialis 71
- B. iliopectinea 155, 159
- B. infrapatellaris 167, 189
- B. olecrani 102
- B. praepatellaris 167, 189
- B. subacromialis 71
- B. subdeltoidea 51, 59, 71
- B. trochanterica 159
Bursitis
- Bursitis olecrani 102–104
- des Kniegelenks 179, 186–189
- des Schultergelenks 75

C
Canalis carpi 112
- Karpaltunnelsyndrom 115, 116
Capitulum humeri 47, 99, 105
Caput humeri 57
Caput ulnae 113
  Caput ulnae-Syndrom 115
Chondroblastom 36
Chondrokalzinose 207
Chondrom 36
Chondromatose 106, 182, 207
Chondromyxoidfibrom 36
Chondrosarkom 36
Codman-Dreieck 29
Coxa/Kox-
- Coxitis fugax 155, 156

- Koxarthrose 151
- – Gelenkhöhle, Bursen, Veränderungen 153
- – ossäre Veränderung 152
- eitrige Koxitis 156

D
Degeneration/degenerative Veränderung
- Darstellbarkeit 59
- der Rotatorenmanschette 58–63
- des Sehnengewebes 14, 15, 39
Destruktion, entzündliche der Schulter 57
Diabetes/diabetisch
- diabetische Polyneuropathie 215
- diabetischer Vorfuß 215
Dokumentation/-Richtlinien
- Ellenbogenuntersuchung 108, 109
- Hüftuntersuchung 161
- – der Säuglingshüfte 126
- Knieuntersuchung 191–193
- Schulteruntersuchung 85–94
- Weichteiluntersuchung 40, 41
Duplexsonographie, farbkodierte 2, 111, 219
Dysostose, enchondrale, Hüfte 149
Dysplasie, fibröse 39

E
Echogenität
  von Sehnengewebe 14
- Veränderung 9
Elementarwelle, schematische Darstellung 7
Ellenbogen (*siehe auch* Kubitus)
- Beurteilungskriterien 101
- Krankheitsbilder 102–106
- Sonoanatomie, normale 97–101
- Untersuchung
- – Dokumentation 108, 109

Sachverzeichnis

Ellenbogen
- – Hindernisse 97
- – Indikation 97
- – Lagerung, Untersuchungsgang 97

Endoprothese, Hüfte 143, 153–155
Epikondylitis 106
Epiphyse, Hüfte 144, 145
- Epiphysen-Metaphysenverhältnis 146, 149

Epiphysiolysis capitis femoris 143, 149–151
Erguß (*siehe* Gelenkerguß)
Erysipel 27
Ewing-Sarkom 29, 37
Exostose, kartilaginäre 28

F

Fairbank-Erkrankung 149
Fascia lata 153, 154
Femur 167
- Femurkondylus 168, 169–173

Fettgewebe
- normale Darstellung 8
- Tumoren 31

Fibrinexudation 18
Fibrom 29
- Knochenfibrom, nichtossifizierend 30

Fibromatose 29
Fibromatosis nodularis plantaris (M. *Ledderhose*) 215
Fibrosarkom 215
Fibrositis nodularis 215
Fibula 165, 209
- Fibulaköpfchen 168

Flüssigkeit, freie (*siehe auch* Gelenkerguß) 18, 57
Fokussierung 4
Fossa
- F. axillaris 57
- F. coronoidea 101, 102, 105
- F. infraspinata 49, 66
- F. olecrani 97, 98, 102, 105
- F. poplitea 189
- F. radii 99, 102

Fraktur, proximaler Humerus 83
Fremdkörper, Weichteilverletzung 25
Frequenzen, Übersicht 1, 2
Fuß (*siehe auch* Sprunggelenk)
- Krankheitsbilder 212–216
- Sonoanatomie, normale 209
- Untersuchung
- – Indikation 209
- – Lagerung und Untersuchungsgang 209
- – Stellenwert 217

G

Ganglion 18
- der Hand- und Fingergelenke 116
- des Meniskus 206

Gefäße/-Erkrankungen
- Darstellung, normale 5
- Diagnose 219
- Gefäßalteration 190
- Tumoren 33

Gelenkerguß
- des Ellenbogens 102, 104
- der Hand 113
- der Hüfte 143, 145–147, 151–157
- des Knies 163, 174
- der Schulter 57, 59, 64, 75

Gelenkkörper, freie
- des Ellenbogens 106
- des Knies 182, 207

Geräte, Auswahl 1, 119, 195
Gichttophus/-Knoten
- am Ellenbogen 104
- an Hand- und Fingergelenken 117
- der Weichteile 25

Gonarthrose 179, 180
Graf-Einteilung, Säuglingshüfte 127
Grauwertabstufung 2
Grenzflächen, akustische 3
Grundlagen, physikalische 2–4

H

Hämangiome, kavernöse 33
Hämatom 22, 27, 79, 153, 182, 215
Hand
- Beurteilungskriterien 113
- Krankheitsbilder 113–117
- Sonoanatomie, normale 111–113
- Untersuchung
- – Indikation 111
- – Lagerung, Untersuchungsgang 111
- – Stellenwert 117

Handwurzel 18
Hill-Sachs-Delle 73
Histiozytom 30
Hoffa-Fettkörper 165
Hüfte
- Beurteilungskriterien 145, 146
- Hüftsonographie, intrauterine 139
- Hüfttypen (nach *Graf*) 127–130
- Krankheitsbilder 146–159
- Meßpunkte 143
- Säuglingshüfte (*siehe dort*)
- Sonoanatomie, normale 144, 145
- Untersuchung
- – Dokumentation 160, 161
- – Hindernisse 143
- – Indikation 141
- – Lagerung 141–143
- – Stellenwert 160
- – Untersuchungsgang 141
- – Vorsorgeuntersuchung (Neugeborenenscreening) 137

Humerus, distaler, ventraler Querschnitt 101
Hyperplasie, synoviale 18, 175, 176
Hypertrophie, synoviale 18, 157, 182
Hypothenar 111

I

Impedanzunterschied 3
Impingement, Schulter 76
Indikation, Sonographie
- Ellenbogen 97, 223
- Hand 111, 224
- Hüfte 141, 224
- Knie 163, 224
- Schulter 45, 223
- Sprunggelenk 209, 225
- Weichteile 225

Infraspinatussehne 61, 67
Instabilität
- des Knies 164
- der Säuglingshüfte 133
- Schulter, Instabilitätsimpingement 76

J

"jumper's knee" 186

K

Kalkaneus 209
Kapsel, Tumor umgebende 28
Karpalarthritis 113, 114
Karpaltunnelsyndrom 115, 116
Kippfehler 133–136
Knie (*siehe auch* Meniskus)
- Sonoanatomie, normale 165–173
- Untersuchung
- – Dokumentation 191–193
- – Indikation 163
- – Lagerung 163
- – Stellenwert 191
- – Untersuchungsgang 163–165

Knochen
- Darstellung, normale 4, 5
- Knochenmetastasen 34

- Knochennekrose (*siehe* Osteonekrose)
- Knochenzyste
- – aneurysmatische 39
- – juvenile 39
- Tumoren, knochenbildende 34, 35
Knochenmarksgeschwülste 37, 38
Knorpel
- Faserknorpel, normale Darstellung 8
- hyaliner Knorpel 5, 124
- Tumoren, knorpelbildende 36, 37
Koxarthrose/Koxitis (*siehe* Coxa-/Kox-)
Kreuzband 172
- Verletzungen 182–186, 206
Kubitalarthritis 102
Kubitalarthrose 104, 105

L
Labrum acetabulare 125
Lachmann-Zeichen 184
Lagerungsschale 119, 120
Ledderhose-Erkrankung 215
Leiomyosarkom 32
Leitstrukturen, Stütz- und Bewegungsorgane 4–8
Ligamentum (Lig.)
- Lig. capitis femoris 124
- Lig. collaterale mediale 168
- Lig. coracoacrominale 52
- Lig. fibulotalare anterius 209
Lipofibrom 115
Lipom 31
Luxation
- der langen Bizepssehne 69, 70
- der Schulter 77–82, 85
- – habituelle Schulterluxation 82
Lymphom, malignes 37

M
Malleolus 165, 212
Mausbett 181
Meniskus 169
- Beurteilungskriterien 201
- Meniskusganglion 206
- Meniskusriß 201–206
- Sonoanatomie, normale 198
- Untersuchung
- – Dokumentaion 197
- – Indikation 195
- – Untersuchungstechnik 195–197

Metastase
- Knochenmetastase 34
- Weichteilmetastase 28, 34
Metatarsalköpfchen 212
Morbus *Fairbank* 149
Morbus *Ledderhose* 215
Morbus *Osgood-Schlatter* 182
Morbus *Panner* 105
Morbus *Perthes* 143, 146–149
Morbus *Ribbing* 149
Muskel/Muskulatur (M.)
- Darstellung, normale 5
- M. abductor digiti minimi 111
- M. abductor pollicis brevis 111
- M. adductor pollicis 111
- M. biceps brachii, Ruptur 16
- M. biceps femoris 171
- – Bursitis 186
- M. brachialis 20, 101
- M. brachioradialis 99
- M. coracobrachialis 55
- M. deltoideus 48–51, 54, 59, 66–68, 78, 79, 83
- M. extensor carpi radialis longus et brevis 113
- M. flexor digiti minimi 111
- M. flexor hallucis longus 22
- M. flexor pollicis longs et brevis 111, 113
- M. gastrocnemius 22, 169
- – Bursitis 186
- – Ruptur 16
- M. glutaeus maximus/minimus/medius 145, 159
- M. iliopsoas 22, 145
- M. infraspinatus 20, 49, 50, 53, 58, 63–66, 79
- M. latissimus dorsi 58
- M. lumbricales 115, 116
- M. opponens digiti minimi 112
- M. palmaris longus 112
- M. pectoralis 58
- M. pronator teres 101
- M. rectus femoris 145
- – Ruptur 16
- M. sartorius 145
- M. semimembranosus 169
- – Bursitis 186
- M. semitendinosus 169
- M. subscapularis 53, 58, 63, 64, 68–70, 78
- M. supinator 99
- M. supraspinatus 50, 58, 64, 79
- M. tensor fasciae latae 145
- M. ters major 64
- M. teres minor 50, 58, 64, 66, 79
- M. triceps brachii 97

- M. vastus lateralis 145, 153, 154
- Richtungsänderung 20–22
- Ruptur 16, 22–24
- Tumoren 31, 32
- Veränderung 20–25
Muskelfaser, Hyper-/Hypotrophie 22
Myopathien 24, 25

N
Narbe 22, 23
Nekrose
- des Hüftkopfes 151
- Knochennekrose (*siehe dort*)
Neokapsel, Hüfte 143, 153, 155
Nervus medianus 112, 115
Nervengewebe, Tumoren 32, 33
Neugeborenenscreening, Hüfte 137
Neurinom 32, 115
Neurofibrom 32

O
Olecranon 97
Omarthritis 71
- Gelenkhöhle, Bursa, Veränderungen 75, 76
- ossäre Veränderungen 74, 75
- spezifische Zeichen 73, 74
- unspezifische Zeichen 71
- Weichteilveränderungen 76
Os calcaneus 209, 213
Os hamatum 113
Os ilium 125
Os naviculare 112, 113
Os talare 209, 212
Os trapezium 113
Os trapezoideum 113
Os triquetrum 113
Osgood-Schlatter-Erkrankung 182
Osteochondrom 36
Osteoidosteom 34
Osteom 34
Osteonekrose
- des Ellenbogens, aseptische 105
- der Hüfte, avaskuläre (*siehe Perthes* Erkrankung)
- des Knies 180–182
Osteophyt, Hüfte 145
Osteosarkom 29, 34, 35

P
Panner-Erkrankung 105
Pannus, Gefäßversorgung 219
Panoramabilder 220, 221

Patella 165
- Patellarsehne 14, 182
- Patellaspitzensyndrom 186
Pectoralisrandschnitt 55
Perichondriumloch 124
Perthes-Erkrankung 143, 146–149
- Fragmentationsstadium 147, 148
- Initialstadium 147
- Kondensationsstadium 147
- Regenerationsstadium 148, 149
Pes anserinus 168
Phlebothrombose 191
Plasmozytom 37
Plicabildung, Knie 206
Podagra (Arthritis urica) 214
„processing", „prä-/postprocessing" 2
Processus (P.)
- P. coracoideus 53
- P. coronoideus 101
- P. styloideus 115
Projektion, Hüftgelenksonogramm 126
Pseudousur 11
Psoriasisarthropathie/-arthritis 71, 76, 215

Q
Quadrizepssehne 165, 167
- Ruptur 16

R
Recessus (Rec.)
- Rec. axillaris 57
- Rec. popliteus 171
- Rec. subpopliteus 198
- Rec. suprapatellaris 182
Reflexion 3
- Reflex-/Echomuster 9
- Reflexumkehr (Anisotrophie) 113
Reifungskurve, Säuglingshüfte 130–132
Retinaculum flexorum 112, 115
Retrotorsionswinkel, Schulter 45
- Bestimmung 46–48
Rhabdomyosarkom 31
Rheuma/rheumatische Veränderung
- des Ellenbogens 102
- des Fußes 212, 214, 215, 217
- der Hüfte 157, 158
- des Kniegelenks 175–179
- der Schulter 71–76, 85
- der Sehnen 18–20
Rheumaknoten (Rheumagranulome)

- im Bindegewebe 25
- am Ellenbogen 104, 106
- an Hand- und Fingergelenken 116, 117
Ribbing-Erkrankung 149
Riesenzellgeschwülste 38
Rotatorenmanschette
- degenerative Veränderung 58–63
- Ruptur 64–71
Ruptur
- der langen Bizepssehne 70
- Muskelruptur 16, 22–24
- der Rotatorenmanschette 64–71
- Sehnenruptur 16–18

S
Sarkom
- Chondrosarkom 36
- Ewing-Sarkom 29, 37
- Fibrosarkom 215
- Leiomyosarkom 32
- Osteosarkom 29, 34, 35
- Rhabdomyosarkom 31
Säuglingshüfte
- Behandlung, sonographiegesteuerte 137, 138
- Beurteilungskriterien 126–128
- Hüfttypen (nach Graf) 127–130
- Reifungskurve 130–132
- Sonoanatomie, normale 124, 125
- Sonometer 130–132
- Untersuchung
- - Abtasttechnik 120–124
- - Befundbeschreibung 127
- - Dokumentationsrichtlinien 126
- - Geräte 119
- - Kippfehler 133–136
- - Lagerung 120
- - Position des Arztes 120
- - Vorbereitung 119, 120
- - Vorsorgeuntersuchung 137
Scapula 48, 49
Schall
- Schallkopf 1
- Schallschattenbildung 4
- Schallverstärkung 3
Schenkelhals 144
Schnittführungen
- Ellenbogen 97–101, 223
- Hand 111–113, 224
- Hüfte 141–143, 224
- - Säuglingshüfte 120–125, 224
- Knie 165–173, 224, 225

- Meniskus 195–200
- Schulter 49–58, 223
- Sprunggelenk 209–212, 225
- Weichteile 225
Schubladenphänomen
- beim Sprunggelenk 209, 216
- vordere Schublade, Knie 185
Schulter/Schultergelenk
- Beurteilungskriterien 58
- Instabilität 76, 77
- Krankheitsbilder 58–84
- Meßpunkte 48
- Sehnenruptur 16
- Sonoanatomie, normale 48–58
- Stabilität/-prüfung 45, 46, 48, 76, 78, 82
- Untersuchung
- - Dokumentation 85–94
- - Hindernisse 48
- - Indikation 45
- - Lagerung 45
- - Stellenwert 84, 85
- - Untersuchungsgang 45–47
Sehne
- Darstellung, normale 5, 6
- Form der Sehne 14
- Ruptur 16–18
- Veränderung 13
- - degenerativ 14, 15, 39, 58–64
- - entzündlich-rheumatisch 18
- Verletzung, Knie 186
Seitenband, Verletzungen 182–186
„Sie Scape" 220
Sonometer, Säuglingshüfte 130–132
Spondylitis, ankylosierende 71
Sprunggelenkarthritis (siehe auch Fuß) 212, 213
Stabilität/Stabilitätsprüfung
- des Sprunggelenkes 212
- der Syndesmose 216
- des Knies 174
- der Schulter 45–48, 76, 78, 82
Stellenwert
- der Ellenbogensonographie 106
- der Fuß/Sprunggelenksonographie 216, 217
- der Handsonographie 117
- der Hüftsonographie 160
- der Schultersonographie 84, 85
- der Weichteilsonographie 39, 40
Stoffwechselerkrankung 15, 186

Strahlbefall, Psoriasisarthropathie 215
Streßtest
- Säuglingshüfte 133
- Knie, Varus-/Valgusstreß 185
Streuung 3
Sulcus intertubercularis 46, 52, 53, 54, 59, 70
Supraspinatussehne 61, 67
- Supraspinatussehnensyndrom 59
Syndesmose, Stabilität 216
Synovia, Hyperplasie/Hypertrophie 18, 157, 175, 176, 182
Synovialitis 57, 64, 174, 175

T
Talus 209, 212
Tendopathie
- des Ellenbogens 106
- des Knies 186
Tenosynovitis, Hand 114, 115
Tenovaginitis 20
- der Hand 114, 115
Thenar 111
Tibia 169, 209
Tibiatorsionswinkelbestimmung 164, 165
Tiefenausgleich 2, 4
Totalendoprothese (siehe Endoprothese)
Tractus iliotibialis 168
Trizeps surae-Sehne, Ruptur 16
Trochanter major 144

Trochlea humeri 47, 105
Tuberculum (T.)
- T. majus 46, 50, 51, 53, 54, 58, 59
- - Abrißfraktur 83
- T. minus 46, 53, 54, 69
Tuberositas tibiae 174
Tumoren
- bindegewebige/bindegewebsbildende Tumoren 29–33
- des Fettgewebes 31
- der Gefäße 33
- knochenbildende Tumoren 34, 35
- Knochenmarksgeschwülste 37, 38
- knorpelbildende Tumoren 36, 37
- Läsion, tumorähnliche 39
- des Muskelgewebes 31, 32
- des Nervengewebes 32, 33
- Riesenzellgeschwülste 38
- der Schulter 83, 84

U
Überbein (siehe Ganglion)
Ultraschalluntersuchung, dynamische, Technik 195–197
Untersuchung, dynamische der Säuglingshüfte (Streßtest) 133

V
Valgus-/Varusstreß 185
Vene/Vena (V.)
- V. axillaris 58

- V. poplitea 164, 190, 191
Veränderung
- degenerativ (siehe Degeneration)
- entzündlich-rheumatisch (siehe Rheuma)
Verkalkung 23
Vorfußarthritis 214, 215
Vorsorgeuntersuchung (Neugeborenenscreening), Hüfte 137

W
Weichteile 13–41
- Beurteilungskriterien 8–10
- Dokumentation der Untersuchung 40, 41
- Metastasen 34
Winkel, Säuglingshüfte 128, 130

Z
Zehengrundgelenk 212
Zyste
- Baker-Zyste 28, 163, 191
- des Ellenbogens 102
- der Hand- und Fingergelenke 116
- der Hüfte 158, 159
- des Knies 189, 190
- - sonographische Kriterien 190
- Knochenzyste 39
- des Sprunggelenks 213

Springer und Umwelt

Als internationaler wissenschaftlicher Verlag sind wir uns unserer besonderen Verpflichtung der Umwelt gegenüber bewußt und beziehen umweltorientierte Grundsätze in Unternehmensentscheidungen mit ein. Von unseren Geschäftspartnern (Druckereien, Papierfabriken, Verpackungsherstellern usw.) verlangen wir, daß sie sowohl beim Herstellungsprozess selbst als auch beim Einsatz der zur Verwendung kommenden Materialien ökologische Gesichtspunkte berücksichtigen.
Das für dieses Buch verwendete Papier ist aus chlorfrei bzw. chlorarm hergestelltem Zellstoff gefertigt und im pH-Wert neutral.

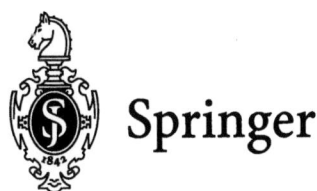

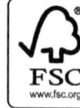

MIX
Papier aus verantwortungsvollen Quellen
Paper from responsible sources
FSC® C105338

If you have any concerns about our products,
you can contact us on
ProductSafety@springernature.com

In case Publisher is established outside the EU,
the EU authorized representative is:
**Springer Nature Customer Service Center GmbH
Europaplatz 3, 69115 Heidelberg, Germany**

Printed by Libri Plureos GmbH
in Hamburg, Germany